JN326320

脳科学が教える新しい自分になる方法

あなたという習慣を断つ

ジョー・ディスペンザ　著
東川恭子　訳

ナチュラルスピリット

BREAKING THE HABIT OF BEING YOURSELF

by Joe Dispenza

Copyright©2012 by Joe Dispenza
Originally published in 2012 by Hay House Inc.USA

Japanese translation published by arrangement with Hay House UK Ltd.,
through The English Agency(Japan)Ltd.

目次

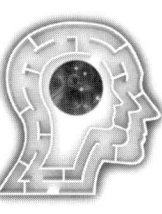

序文

ダニエルG・アーメン

脳はあなたが何かについて考えるとき、感じるとき、行動するとき、他人とどう折り合っていくかまで、あなたがやることのすべてにかかわっている。つまり脳は人柄やキャラクター、知性、そしてすべての決断をつかさどる臓器だ。これまで二十年以上にわたり、世界中からやってくる何万人という患者に対して脳画像診断を行ってきた私の経験から明確に言えることがある。それは脳が正常に働いていれば人生もうまくいき、脳に問題がある人は人生にも問題を抱えているということだ。

健全な脳の持ち主は幸福で健康で、裕福で賢く、正しい判断力があるためますます成功し、長寿になる。しかし頭部損傷や過去の感情的トラウマなど、脳に何らかの不健全要因を持っている場合、その人はふさぎがちで病弱になり、貧しく愚かで、人生の敗者となりやすい。

トラウマが脳にダメージを与えることはわかりやすいが、否定的な思考回路や、過去の失敗に基づく否定的プログラミングなどもまた脳に悪影響を与えることは研究によって明らかになっている。

たとえば私は幼い頃からいじめっ子の兄とともに大きくなった。常に緊張と恐怖の中で過ごしていたため、私は大きな不安感や落ち着きのない思考パターンを身につけていった。いつ何どき悪いことが起きるかわからないため、いつでも警戒心を持つようになった。ずっと後になってこれを克服する方法を学ぶまで、その恐怖心は長期にわたり、私の脳の恐怖中枢の過活動を引き起こしていた。

私の同僚であるディスペンザ博士は、『あなたという習慣を断つ』の中で、あなたの脳のハード・ソフト両面の最適化を行い、新しい意識の境地へと導いてくれるガイド役だ。この新作は、確かな科学的根拠に基づき、受賞映画作品"What the Bleep Do We Know!?"（日本語字幕版DVD「超次元の成功法則～私たちは一体全体何を知っているというの!?」）や、処女作である"Evolve Your Brain"同様、やさしく聡明に語りかける。

私は脳を、ハードウェア、ソフトウェアを含めたコンピュータのようにとらえているが、ハードウェア（脳の物理的機能）は、ソフトウェア、つまり人生で常に行われるプログラミングとそれに伴うルート変更から切り離されているわけではない。ハードとソフトは相互にドラマティックに絡み合っている。

私たちは誰でも何かしらのトラウマを経験し、その傷を抱えたまま日々を生きている。脳の構造の一部となってしまったそのトラウマを解消することは、想像を絶するほどのヒーリング体験となる。もちろん、適切な食習慣やエクササイズ、脳に良い栄養素の摂取など、脳の健康に配慮した習慣は脳が正しく機能するためには不可欠だ。しかしこれに加え、ほんの一瞬心によぎる想念も、その内容によってはパワフルなヒーリングとなったり、あるいは逆に脳にダメージを与えたりするのだ。過去の出来事が脳の過剰反応を引き起こす場合もまた同様のことが言える。

アーメンクリニックでは、「脳SPECT画像診断」と呼ばれる研究を行っている。SPECT（単一フォトン放射CT）とは、脳の血流と活動パターンを観察する核医学分野の研究を指す。脳を解剖学的に観察するCTスキャンやMRIと異なり、SPECTは脳がどのように機能するかを観察するものだ。私たちのSPECT研究は、現在までで七万スキャンを超えるが、これにより私たちの脳について、次のような重要な結論が得られている。

●脳の損傷は人の人生を台無しにし得る。
●アルコールは脳にとってよくない食品であり、SPECTスキャンでも多くの場合重大な損傷が認められる。
●一般的な抗不安性薬物療法などにより人々が日常的に服用している薬物のいくつかは、脳によくない。
●アルツハイマー病などの病気は症状が出始めるより数十年前に脳内で発症している。

SPECTスキャンにより、社会全体としてもっと脳を愛し、リスペクトする必要があること、そして子供たちにサッカーやホッケーなどの接触スポーツをさせるのはあまり感心できないことなどもわかっている。

なかでも私が一番衝撃を受けたのは、否定的な信条を改め、ディスペンザ博士の瞑想のプロセスを取り入れるなど、定期的に脳を健全化する習慣を行えば、文字通り脳を変えることができるということだ。

私たちが出版した一連の研究結果の一つに、ディスペンザ博士が推奨するような瞑想を行うと、人の脳の思考をつかさどる前頭前野の血流を増加させるというものがある。八週間の間、毎日瞑想を行うと、休息時の前頭前野は強くなり、記憶力も増加することがわかっている。脳を癒やし、最適化する方法はほかにもたくさんある。

私の願いは、読者諸氏が私同様に「美脳願望」を強く抱き、よりよい脳機能を求めるようになることである。私の人生は、現在私たちが行っている脳画像診断によってすべてが変化した。一九九一年にSPECTスキャンによる診断を取り入れた直後、私は自分の脳を診断してみた。当時私は三十七歳だった。汚くでこぼこした自分の脳画像を見たとき、それが健康でないことはすぐにわかった。私はほとんど酒を飲まず、煙草も違法ドラッグも吸ったことがない。それなのに私の脳はなぜこれほど悪い状態なのだろうか？ 脳の健康についてよく理解するようになる以前の私には脳に悪い習慣がたくさんあった。ファストフードをしょっちゅう食べ、ダイエットソーダは恋人のような存在。睡眠時間はせいぜい四、五時間で、心の傷は手当てすることなく放置していた。エクササイズをせず、慢性的にストレスを抱え、体重は標準より13・6キログラムオーバーだった。私は自分を痛めつけているものの正体を知らず、その破壊力は半端ではなかった。

私の最新のスキャン画像は、二十年前の画像よりずっと健康で若々しい。私の脳は文字通り年齢に逆行している。つまり脳を正しくケアしようと決心さえすれば、あなたの脳もそれくらい変われるということだ。初めて脳のスキャン画像を見たとき、私は脳を変えたいと思った。本書はあなたの脳を変える一助となるだろう。

私がそうであったように、あなたにも本書を楽しんでいただけることを願っている。

ダニエルG・アーメン ● 医師
Change Your Brain, Change Your Life" 著者
（邦訳:『愛と憂鬱の生まれる場所』はまの出版）

はじめに
真っ先に断つべきはあなたという習慣

理想の人生を手に入れるというテーマの指南書の数々を見る限り、人々は依然として正当な科学的根拠に裏付けられた、実用的なやり方を求めていることがよくわかる。しかし、脳と身体、理性や意識に関する最新研究や物理学の飛躍的進化は、私たちが薄々知っていた潜在能力の大きな可能性を示唆している。

顧客を多く抱える総合ヘルスクリニックの経営者で現役カイロプラクターとして、また神経科学、脳機能、生物学、脳化学の教師として、私にはこれらの分野の最先端研究のいくつかに携われるという特権があった。私は研究に参加するだけでなく、新しい科学的発見を私たちのような一般人に応用し、効果を検証する機会に恵まれた。つまり新しい科学的可能性が現実となる瞬間に立ち会ってきたと言える。

こうして私は、意識が完全に変化すれば、個人の健康や生活の質（ＱＯＬ）も大幅に変化するということを目の当たりにしてきた。これまで数年にわたり、私は死に至る、あるいは回復不能とみなされる重篤な健康状態を克服した人々にインタビューする機会があった。現代医学で言えば、これらの回復例は「自然寛解」として分類される。

しかし彼らの内面の過程について徹底的に精査した結果明らかになったのは、そこには意識が強く関与していること、そして物理的変化は自然発生的に起きたわけではなかったということである。この発見により、私の大学院での脳画像診断、神経可塑性、後成的遺伝学、精神神経免疫学の研究はさらに進化した。そこでわかったことは、何らかの変化が脳と身体の特定個所で起き、その変化が反復されているに違いないということだ。本書では、私がこれまで学んできたことを読者と共有し、意識と外界がどのように関連し合っているかを探り、身体だけでなく生活のどの側面にもこれらの法則を応用できるということを示していきたい。

知る知識から使える知識へ

私の処女作“Evolve Your Brain : The Science of Changing Your Mind”(HCI,2008)を読んだ人々の多くが、(かなりの数のポジティブなフィードバックとともに)正直で切実なリクエストを送ってきた。たとえばこんな風に。

「あなたの本は素晴らしくて二回読みました。科学的な見解は詳細で示唆に富んでいました。しかしやり方を教えてくれませんか?どうすれば脳を進化させられるのでしょうか?」

この要望に応え、私は心身に永続的変化を起こす、誰にでもできる実用的かつ段階的なノウハウをワークショップで教え始めた。この結果、説明できないようなヒーリングが起きる、過去の心理的感情的トラウマを手放す、いわゆる解決困難な問題を解決する、新たな機会が開かれる、素晴らしく豊かになるなど、無数の変化を経験する人々が続出した（このうちの数人と、本書で遭遇することになる）。

本書を読むにあたり、私の前作を把握しておく必要はない。しかしすでに前作を読まれた方には、私が『あなたという習慣を断つ』を"Evolve Your Brain"（前掲）の実用ハウツー本として書いたということをご承知いただきたい。私はこの本をできるだけシンプルでわかりやすくすることを心がけて執筆した。しかしときにはやむなく、私が開発してきた学説を裏付ける最先端の知識に言及している。本書の目的は、私たちがどうすれば変われるかを理解するための、現実的・実用的な人格変容モデルを構築することにある。

『あなたという習慣を断つ』は、私の情熱の産物であり、人生を劇的に変える力が誰にでも手の届くところにあるという神秘のヴェールをとり、万人にわかりやすく伝えたいという真摯な努力の結果である。いま私たちはただ知識を得るだけではなく、その知識を活用したいという時期にある。最先端の科学的理論と、伝統的な知恵の両方を各個人レベルでどのように応用、適用すればより豊かな人生を送れるか？　科学が現実の本質を明らかにしていく過程で見つかった点と点を私たちが結ぶことができたら、そして日常の経験にそれらの法則を応用することを自らに許したら、私たち一人ひとりがそれぞれの人生の神秘主義者であると同時に科学者となるだろう。本書に書かれた提案のすべてを実行に移し、結果を客観的に評価することを読者諸氏にお勧めしたい。なぜならあなたが思考や感情といった内的活動を変える努力をするとき、外的環境はあなたの意識の変化が外界に影響を及ぼしていることを知らせるべくあなたにフィードバックを与え始めるからだ。そうでなければ努力する意味はない。あなたが学んだ知的情報を哲学として取り入れ、その知識をすっかりマスターするまでじゅうぶん時間をかけて実践していると、あなたは哲人から求道者へ、さらには達人《マスター》へと究極的な変貌を遂げるだろう。それが実現可能であるという科学的証拠が本書に網羅されている。

はじめにお願いしたいのは、本書で段階を一つずつ踏みながら理論を構築していけるよう、オープンな心でお読みいただきたいということだ。ここに書かれていることはすべてあなたが行動を起こすためのもので、そうでなければ夕食時の気の利いた話題提供程度にはなるだろうか。あなたが物事の真相に際してオープンな姿勢でいれば、そしてあなたがこれまで現実を枠にはめるために慣れ親しんできた、既成概念による条件付けを手放したら、あなたの努力は実を結ぶことになるだろう。それこそが私の願いだ。

本書に書かれている情報はあなたにインスピレーションを与え、あなたが神なる創造者であると確信するために存在している。

常識的でないことを実践するにあたり、科学的な裏付けを待つべきではない。そんなことをしたら、科学を一つの宗教に祭り上げることになるのだから。私たちは既存の枠組みにとらわれることなく、何度でも繰り返し、勇敢に自らの人生について考える必要がある。これができるとき、私たち個人の持つ力は一段とパワーアップすることになるだろう。

私たちが自らの信条を深いところまで精査するとき、備わった力は本物となる。精査の過程では、条件付けのもとになっていたのは宗教や文化、社会、教育、家族、メディア、あるいは遺伝子だったと気づくこともあるだろう（遺伝子によるものとは、本人の人生や先祖から引き継いだ感覚的経験による刷り込みを指す）。そして私たちはこうした古い考えと、より今の自分にふさわしい新しいパラダイムを比較検討してみる。

私たちは変革期のさなかにある。より大きな現実に気づくにつれ、私たちは大きな変革の波の一部となっていく。既存のシステムや現実を形成している枠組みは崩壊寸前で、新しい秩序が生まれつつある。世界中で政治、経済、宗教、科学、教育、医学、そして人と環境の関係も十年前とは違った様相をなしている。時代遅れになったものを手放し、新しいものを取り入れるのは簡単なことに見える。しかし"Evolve Your Brain"（前掲）で指摘したように、私たちが学んだことや経験したことのほとんどが生物学的「自我」に取り込まれ、衣服のように身につけているのだ。

しかし私たちは、今日真実だったことが明日も真実とは限らないということも知っている。原子が固形物だとする概念が覆されたように、現実そのものや現実と私たちとのかかわりは進化を続け、概念や信条は常に書き換えられている。長年慣れ親しんだ生き方を捨て、するりと新しい生き方へと移行するのはあたかも鮭が川を遡上するようなものだ。つまりそれは努力なしにはできないし、正直心地よいものではない。しかもその過程では、既存の価値観にしがみついている連中からの嘲笑、異端者扱い、反論、中傷などに見舞われる。

社会通念から逸脱した発想の、理論的に受け入れ難い概念ではあるが内心では自分の中に脈々と生きている考えを、世間の風当たりに耐えて持ち続けられる人はどれほどいるだろうか?? 歴史を振り返れば、異端者や馬鹿者と罵られ、一般人からの虐待に耐えてきた人々があとになって天才、聖人、達人と崇められたことが一体何度あっただろうか?

あなたは孤高の道を行く勇気があるだろうか?

外圧からでなく、自主的に変化する

人間性というものはどうやら、物事がいよいよにっちもさっちも行かなくなり、通常の生活ができないほど不快な状況に陥るまで、変化することをためらうものらしい。これは社会にも個人にも当てはまる。危機的状況やトラウマ、喪失、病気、悲劇などに見舞われて初めて、自分が何者か、何をしているのか、どう生きるのか、何を感じているのか、何を信じ、何を知っているのかなどについて真剣に向き合い、ようやく変化する覚悟を決めるのだ。自らの健康や人間関係、仕事、家族、未来について、そのように起こす変化は多くの場合最悪のパターンとなる。なぜそうなるまで待つ必要があるのか？ これが私の主張だ。

痛みや苦しみのなかから学び、変化することは可能である。喜びとインスピレーションの中で進化することだって可能である。しかしほとんどの人は前者の道を受け入れる。後者の道を選択するには、変化の過程では少しの間予定調和を手放し、未知の領域に身を置くことになり、ほんの少しの不快感や不便さをおそらく感じるだろうと知った上で変化する決意をする必要がある。

ほとんどの人は、未知の領域に身を置くという一時的不快感には慣れていることだろう。何でも最初は努力して学び、それが自然にできるようになるまでつまずきながら乗り越えていく。バイオリンやドラムを習い始めた子供を防音室に閉じ込めたいと、両親は願うものだ。必要な知識はあるものの、練習によってしか得られない技術を持たない医学生が、初めて採血をする実験台にされた患者は不運で気の毒だ。

知識を吸収し（知ること）、それを実践してスキルが身体に沁み込むまで実体験を積む（知識の活用）というやり方で私たちはほとんどの能力を習得し、それはやがて私たちの存在の一部（知識の完了形）となっていく。これと同様に、人生を変える方法を学ぶ過程には知識と、その知識の応用が不可欠だ。このため本書は包括的に三つの部分に分かれている。

第1部と第2部で私は概念を順に積み上げ、読者一人ひとりの状況に落とし込むための大まかで概括化されたモデルを構築する。同じ概念が繰り返されているように感じたら、それは読者が忘れないようにという私の意図の表れだ。反復は脳の回路を強化し、しっかりした神経のつながりを作る。それはあなたが自信を喪失した時、あっさりあきらめないようにするためだ。じゅうぶんな知識ベースを頭に入れてそのまま第3部を読み進むと、あなたが読んだばかりの知識の「真価」を実体験できる。

第1部　あなたのサイエンス

最初に、哲学的、科学的パラダイムの概論の最新研究、たとえば現実の性質、あなたとは何か、多くの人々にとってなぜ変化が困難なのか、人に開かれた可能性などについて解説する。第1部はすらすら読めることをお約束する。

――第1章　量子のあなた

まず量子物理学について解説するが、心配はご無用。あなたの意識(主体)があなたの世界(客体)に影響を及ぼすという概念をまずご理解いただくことが重要なため、ここから始めることにしたのだ。量子物理学の観察者効果が示すのは、観察者が意識を向けた対象にエネルギーが注がれるということだ。こうしてあなたは物質界(ちなみにほとんどがエネルギーでできている)に影響を及ぼす。ほんの一瞬でもこれを信じられるなら、あなたはほしくないものに意識を集中させるのをやめ、ほしいものだけについて考えるようになるだろう。そしてこう考えるかもしれない。

「原子の99・99999パーセントがエネルギーで、0・00001パーセントが物質であるとしたら、(1) 私は物質というよりむしろほとんど空洞でできている！　それなら物質界のわずかなものにばかり注意を向ける代わりに、もっと大きな存在である自分自身について考えた方がいいのではないか？　自分の五感で知覚したことをベースに今の現実を定義することは、自分を制限する最大の元凶ではないか？」

第2章から第4章までは、変化することの意味——環境、身体、時間を超越すること——について解説する。

——第2章　環境を克服する

あなたの考えがあなたの人生を作るということについては理解できたことと思う。しかし第2章のなかでは、もしあなたの思考や感情が外界にコントロールされることをあなたが許した場合、外界はあなたの脳が何を見てもすでに知っているものと〝同等〟だと認識するような思考回路を作るというメカニズムについて論じている。その結果、あなたは同じものを作り続けることになる。つまりあなたの脳はあなたが抱える問題、個人や人生の状況についていつでも同じことの繰り返しだと考える習得回路を作る。したがって変えるためには人生にかかわる物質界のすべてを超越する必要がある。

——第3章　身体を克服する

ここでは引き続き私たちが、まるで顕在意識の背後でコンピュータプログラムが作動しているかのように、記憶された一連の行動様式や思考、感情的反応などを無意識に反復しながら生きていることについて考察を深めていく。ポジティブシンキングだけでは不十分なのはこのためで、私たちの人格のほとんどは体内のネガティブエネルギーとして無意識に住みついているからだ。本書を読み終える頃には、無意識のＯＳ（オペレーティングシステム）を開き、古いプログラムを永遠に書き換える方法を習得することになる。

――第4章　時間を克服する

未来の出来事の予測に耽る、あるいは繰り返し過去の記憶をたどる、あるいはその両方をしているうちに、身体が現在ではない時間を生きていると感じるようになることについて論じている。最近の研究により、私たちには思考だけで脳と身体を変える能力が自然に備わっていることがわかっている。その結果、生物学的には未来の出来事がすでに起きたように見えることもある。私たちは思考を何よりもリアルにとらえることができるため、正しく理解さえすれば脳細胞から遺伝子まで人格を形成するすべてを変えることが可能なのだ。意識の向け方を覚えて現在にアクセスできるようになると、あなたはすべての潜在能力を備えた量子的領域の扉を開けることになるだろう。

――第5章　サバイバルVS創造

ただ生き延びることと創造的に生きることの違いについて解説する。生き延びることとはストレスを抱え、物質主義者として行動する生き方で、内的世界より外界のほうがリアルだという考え方に根差している。もしあなたの神経系が銃口を突き付けられているような戦闘モードにあり、有害な化学物質の混合物によって操られていたら、あなたは自分の身体、身近な環境にある人やモノ、そして時間の強迫観念だけについて考えるようなプログラミングになっていることになる。あなたの脳と身体はバランスを失っている。あなたは予測可能な生活を送っている。しかしあなたが真に優雅な創造の境地にいるとき、あなたは身体ではなくなり、周囲のモノや時間ですらなく、自分自身を忘れている。あなたは純粋な意識体となり、外界の現実を使ってあなたが自分自身だと思い込んでいるアイデンティティーの鎖からも自由になるのだ。

第2部　脳と瞑想

――第6章　三つの脳　思考↓行動↓存在

思考から行動へ、そして存在へと至る三つの「脳」という概念について論じる。自分の置かれた環境や身体、時間を自分の関心の埒外に置くことができれば、行動モードは簡単に、何をする必要もないという存在モードへと移行できる。存在モードにあるとき、脳は外界で起きている現実と、心の内面で起きていることを識別しない。つまり、思考の中だけで望ましい経験をイメージすると、それが現実に起きる前から、それを経験したときの感情が湧き起こるようになる。この時点であなたの意識と身体は一体となって機能し、あなたは新しい存在モードへと移行する。あなたが意識を向けてきた望ましい未来の現実がすでに今起きていると感じ始めたら、あなたはそれまで自動的に反復してきた習慣や態度、その他のネガティブな行動パターンを引き起こす無意識プログラムの書き換えをしていることになる。

――第7章　ギャップ

本章ではあなたの記憶に組み込まれて人格の一部となっている感情の呪縛を解くことについて論じる。そしてあなたが一人でいるときや心の内面に存在する本来のあなた自身と、外界の世間の人々の目に映るあなたの姿との間にあるギャップを埋める方法について解説する。私たちはみなある時点に達すると、もうそれ以上学ばなくなり、外界で何があっても過去に培われた感情の記憶が損なわれることはないと気づく。

もしあなたが未来の人生経験から湧き起こるどんな感情も、過去に経験したことのある感情にあてはめられるとしたら、そこには新しい何かが生まれる余地はない。このときあなたは人生を未来ではなく過去の視点から見ている。これに気づくことが魂を解放して自由になるか、過去に囚われたまま終わるかという人生の分岐点だ。本章であなたは感情エネルギーを解放する方法について学び、その結果本来のあなた自身と、世間の人が見るあなたとの間のギャップが埋まっていく。あなたが究極的に生み出すのは透明性だ。他人の眼に映るあなたと、あなたの本質とが同じになるとき、あなたは真の意味で自由になる。

――第8章　瞑想、神秘の解明と未来の波

第2部の最後は第8章「瞑想、神秘の解明と未来の波」。ここでの私の意図は瞑想の神秘について説明し、瞑想中あなたが何をするのか、なぜそうするのかがわかるようにすることであ

る。脳波テクノロジーについて簡単に論じ、あなたが何かに集中しているときと、何らかのストレス要因によって興奮しているときを比較し、脳が電磁的にどう変化するかを示す。

瞑想の真の目的は、左脳的分析思考を超越して無意識領域に入り、現実に恒久的変化を及ぼすことにあるということをあなたは学んでいく。瞑想を終えたあなたが、瞑想前のあなたと全く同じなら、その瞑想はどのレベルでも何の変化も起こさなかったことになる。瞑想により大いなる力とつながることができたとき、あなたは自分の思考や感情との整合性を生み出し、それを記憶することになる。つまり外界の現実に属するどんなモノ、人、状況、場所、時間も、そのエネルギー状態にいるあなたに作用することはできないということを理解するだろう。ここまでくればあなたは環境、自らの身体、そして時間を超越している。

第3部　新たな運命への第一歩

第1部と第2部に書かれているすべての情報は、第3部のハウツー情報を応用する際に必要な知識として書かれたものだ。第3部ではそれまでに覚えた知識を実際に経験していただく。ここでは徹頭徹尾、具体的訓練に自分をあてはめ、日常の中で実践していくことに尽きる。これは段階的な瞑想のプロセスで、本書に書かれた理論を体験するために作られている。

ところで私が段階的なプロセスと言ったとき、あなたはちょっと引いただろうか？　もしそうなら、それは誤解である。あなたが一連の行動について学ぶことは事実だが、段階と言っても簡単なものが一つか二つしかないことにすぐに気づくだろう。たとえば車を運転するときでも、たくさんの段階的行動を知らずにやっている（座席を調節してからシートベルトを着用し、バックミラーをチェックしてエンジンをかける。ヘッドライトを点灯し、周囲を見渡してウインカーをつける。ブレーキを踏む。シフトレバーをドライブやバックにする。アクセルを踏む、などなど）。運転の仕方を覚えてしまえばこれらのプロセスは簡単に、ほとんど自動的にできるようになる。第3部のプロセスもこれと全く同じだと今から保証しておこう。

すぐに第3部を読みたい、第1部と第2部をどうして読む必要があるのかと疑問に思う人もあるかもしれない。気持ちはわかるし私もそう思いがちだ。しかし第1部、第2部で根拠となっている知識について示したのは、それらが頭に入っていれば第3部を読んだ際に憶測や推論の機会や、教理について考える余地がなくなっているからだ。瞑想について段階的に学び始めるとき、あなたは自分が何をしているか、なぜそれが必要かについて熟知していることになる。瞑想とは何か、なぜ必要かがわかっていると、実践に伴い知識は増えていき、知れば知るほど知識の活用の仕方も拡がっていく。意識を本当に変えるという実地エクササイズをするとき、前段の知識はあなたにパワーとやる気を授けることになる。

第3部のステップに沿って実践を始めるうちに、あなたはいわゆる人生の不可能な状況でさえ、潜在的に変える力を持っているということを受け入れるようになるだろう。本書を通じてそれまで触れたことのなかった概念に親しんだあなたは、それ以前には想像もしなかったような新しい現実認識を取り入れるようになり、非常識なことをやってみたくなるだろう。本書を読み終わる頃には、読者にそうなってほしいというのが筆者の願いである。

前段を飛ばして第3部に行きたいという誘惑に打ち勝つことができたら、第1部と第2部に書かれた知識は第3部であなたに力を授けてくれるとお約束する。私はこのアプローチを三つのワークショップにして世界中で教えているが、成果はそこで実証済みだ。実践について完璧に理解できるまでの知識を習得してあり、その知識の応用方法を効果的に教わる機会に恵まれると、まるで魔法のように、あなたの努力の成果は日常的に外界の変化という形でフィードバックが現れるようになる。

第3部であなたが習得するのは、あなたの心と身体のどこかを変えることにより外界に影響を与えるための瞑想スキルだ。あなたが自分の内面に与えた変化が外界に現れたことに気づくと、同じ要領で繰り返せるようになる。あなたの日常に新しい経験が顕現するようになると、あなたは高揚する感情という形でこのエネルギーを感じるようになる。このエネルギーは力、畏怖、とてつもない感謝の念といったものからなり、このエネルギーを燃料にして変化を無限に起こしていける。そこまで来ればあなたは真の進化の軌道に乗っていることになる。

第3部に書かれた瞑想のステップは、前段として本書に書かれた重要な情報に連動している。瞑想の背後にどんな意味があるのかについてじゅうぶんな知識が身についているため、目指す方向を見失ったり、曖昧さに戸惑ったりすることはない。一般に新たなスキルを習得するときと同様、瞑想により脳を進化させる方法を覚えるには全力で意識を集中させる努力が必要になる。その過程で、思考と行動が完全に一致するためには、それまでの習慣的行動を極力控え、外界の刺激に意識を散らすことなく、自分の行為に集中する必要がある。

初めてタイ料理の作り方を覚えたとき、ゴルフを教わったとき、サルサダンスを初めて踊ったとき、マニュアルシフトの車を初めて運転したときのように、新しいスキルを習得する際はいつでも、一つひとつのステップを心と身体に覚えさせるために繰り返し訓練をする必要がある。

ほとんどのプロセスは心と身体が連動して活動できるように小さなステップでできていることを付け加えておきたい。やり方がわかったら、あなたがたどってきた小さな一つひとつのステップは、大きく流れるようなプロセスへと変わっていくだろう。方法論に則った段階的アプローチはやがて包括的で切れ目のない、努力を必要としない、統一された行為として完成していく。そこまで来ればもうその人の所有物となる。時に退屈な訓練もあるかもしれないが、意思とエネルギーをある程度つぎ込んでいけば、満足のいく成果が得られるだろう。

何かを習得するために必要な知識を持っていると悟ったとき、あなたはすでにそれをマスターする軌道に乗っている。世界中の多くの人々はすでに本書に書かれた知識を活用し、それぞれの人生に変化を起こしていることをここにご報告できることをうれしく思う。彼ら同様、あなたもあなたという習慣を断ち、望み通りの人生を手に入れることに、私の心からの情熱を捧げたい。

それでは始めよう……。

第1部

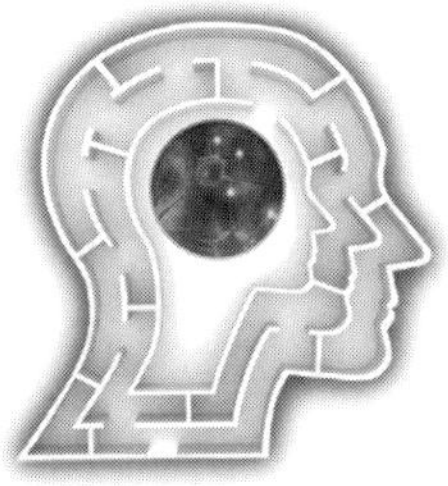

あなたのサイエンス

第1章 量子のあなた

昔の物理学者は世界を物質と思考とに分類していた。のちに物質とエネルギーに替わったが、どちらのセットも互いに重なり合うことのないものとしてとらえられていた。しかし真実はそうではない！ とはいえこの思考と物質という二元性が私たちの初期の世界観、つまり現実はあらかじめ決まっていて、自分の意志や行動によって外界を変えることはほとんど不可能だという考えのもとになっている。

時代を早送りして現代人の世界観を見てみよう。私たちは目に見えない巨大なエネルギーの場の一部であり、そこにはすべての現実があり、私たちの思考や感情に呼応している。今日の科学者が思考と物質の関係について研究しているように、私たちもまた日常の中で同じような探求をしている。私たちはこう問いかける。

「思考を使って現実を変えることができるだろうか？」

その答えがイエスなら、そのスキルは誰でも習得できて、なりたい自分になり、経験してみたい人生を作ることができるのだろうか？

完璧な人などどこにもいない。これは事実だ。私たちが自らの外見、気持ちの持ち方、精神のあり方のどれを変えたいと願おうと、それは同じ一つの願望を表している——自分の考える、実現可能と思われる理想の自分となって理想の人生を送りたいという願望だ。鏡の前に立ち、わき腹についた贅肉を見るとき、鏡に映った幾分ぽっちゃりした姿は目に入らない。またその日の気分によって、引き締まった身体に見えたり、ずっしりと太っているように見えたりすることもある。現実はいったいどっちだろう？

夜ベッドに横たわってその日の言動を振り返り、自分は今日一日忍耐強くいられたか、感情をうまくコントロールできたかと考えることはあっても、簡単な依頼に速やかに応えられなかっただけなのに子供を厳しく叱る鬼親のようだった自分について振り返ることはない。私たちがイメージする自分自身には、苦しみながら耐えている無実の被害者のような天使の姿、はたまた子供の自尊心を台無しにするような人食い鬼の姿ということもある。これらのイメージのどちらが本当の姿なのだろうか？

答えは、その全部だ。両極端な二つの例に限らず、最良から最悪に至るまでの無限の中間イメージもみなリアルだということだ。それはいったいどういうことだろう？　いろんなバージョンの自分像がほかのどの自分像と比べても大差ないということを理解するにあたり、まずあなたが持っている、時代遅れの現実認識を打ち砕き、新しいものに差し替える必要がある。

それ自体が大がかりな作業に思えるし、実際その通りでもある。しかしあなたが本書を手にしているということは、おそらくこれまであなたは自分の身体、感情、精神などのどこかを恒久的に変えたいと願い、努力をしたがうまくいかなかった経験をお持ちなのだろうということも確かだ。その努力が報われなかった理由は、意思が弱いとか、時間が足りないとか、勇気や想像力の欠如などにあるのではなく、なぜそういう人生に至ったかについてのあなたの認識の仕方にある。

変わるためにはいつでも、新しい知識を取り入れ、新しい経験ができるように自分自身や世界についての理解を改める必要がある。

本書は読者諸氏がそれをするために書かれている。

過去の失敗の原因はつまるところ、ある大きな見落としに起因している。「あなたの思考が与える影響が強いため、それらが現実化している」という真実にコミットしていないという点だ。私たちがみな祝福された存在だというのは事実である。建設的な努力は本来すべて報われることになっている。今目の前にある現実に甘んじなくてはならないという道理はない。自ら選択するだけでいつでも新しい現実を生み出せるのだ。私たち全員がその能力を持っている。良くも悪くも思考が現実の世界に影響を及ぼすからだ。

これは目新しい概念ではないだろう。しかし大多数の人々がこれを心底信じているかどうかは疑問に思う。私たちの考えが外界に具体的な変化を生み出せるという考えを心から理解していれば、起きてほしくない経験のことなど、一瞬でも脳裏によぎらせることをしなくなるのではないか？　そしてトラブルにばかり気を取られて気に病む代わりに、望ましい結果にフォーカスするのではないだろうか？

考えてみてほしい。この原則が正しいと本当にあなたが思うなら、望ましい運命を意思により実現するために一日だって無駄にしなくなるのではないだろうか？

人生を変えるには、現実認識を変えてみよう

本書の狙いは、あなたが世界の仕組みに対する見方を変え、あなたは自分で思っているよりパワフルだと確信するよう導き、あなたが考えることや信じることがあなたの世界に深遠なる影響を及ぼしていることを示し、インスピレーションを与えることにある。

目の前の現実に対するこれまでの見方と決別できるまでは、あなたの生み出す変化は場当たり的で永続しない。望ましい出来事が起こり、しかも永続するには、出来事がなぜ起きるのかに対するあなたの思い込みをオーバーホールする必要がある。それには、現実や真実に対する新しい解釈に対して心を開く必要がある。

この思考モードにシフトし、あなたが選択した人生を顕現させるにあたり、ちょっとした宇宙論（宇宙の構造と力学の学問）をお話しする必要がある。ただし心配はご無用。「現実認

識基礎講座」に駆け足でちょっと触れ、現在のいくつかの現実認識に至った経緯について振り返る程度のことだ。これらはみな、思考がなぜあなたの運命を形成できるのかについて必要最低限の、簡潔な説明をするためのものだ。

本章は、顕在意識、無意識のレベルにプログラミングされている、これまでのあなたの現実を作ってきた考え方を捨てる意思の本気度を試すことになるだろう。現実を構成する基本的な力や要素に対する新しい概念を得ると、それは一直線上に連なる秩序だった日常の法則を支える古い認識と相容れなくなってくる。モノの見方考え方を根本的に変える心の準備をしてほしい。

実際のところ、新しい見方を取り入れるにつれ、あなた自身の人としての気質にも変化が現れるだろう。私の願いは、あなたが本書を初めて手にとったときのあなたとは別人になることだ。

おわかりのように、私は今あなたに挑戦しようとしている。しかし私はあなたに全く共感していることもわかってほしい。何故なら私もそれまで真実だと思っていたことを手放し、未知の世界に飛び込んでいくのだから。私たちを取り巻く世界に対する新しい思考方法に徐々に慣れていくにはまず、思考と物質が別物だという古い認識がどのように私たちの世界観を形成してきたかについてみてみよう。

物質か、意識か？

観察可能な外界、物質界と、意識からなる内面の世界を結びつける行為は科学者や哲学者にとって常に大きな挑戦となってきた。今日でも多くの人々は、意識が物質界に計測し得る影響を与えることはほとんどないと考えている。物質界が私たちの意識に影響を与えることについてはおそらく誰もが合意するが、意識がどうやって私たちの日常の物質世界に変化を及ぼすことができるんだ？と。意識と物質は別物のように見える。それは、物質界のゆるぎないモノたちがどんな風に存在するかという認識に変化が起きない限りは真理である。

そのようなパラダイムシフトは確かにあった。シフトがいつ起きたかをたどるには、それほど遠くまで戻る必要はない。歴史家が近代と呼ぶ時代の大半において人類は、宇宙はある法則に基づいて作られていて、すべては予測可能、説明可能だという説を信じてきた。一七世紀の数学者・哲学者のルネ・デカルトは現代の数学やほかの分野でもまだ通用する理論をたくさん考え出した（「我思う、ゆえに我あり」というフレーズを覚えておいでだろうか？）。しかし彼の理論の一つに、現代に照らしてみると功績より弊害の方が上回っているものがある。デカルトは機械論的世界観（宇宙は予測可能な法則によって制御されているという考え方）の主唱者だった。

デカルトは人の意識に関してはかなりのハードルに直面していた。人の意識には変数が多く、一つの法則でくくることができないからだ。デカルトは物質界をつかさどる法則と人間の意識を説明する法則を統一化できなかったが、どちらも存在する理由を説明するために、気の利いた心理戦《マインドゲーム》を思いついた。曰く、意識《マインド》は客観的・物理的世界の法則に当てはまらない。したがって人の意識は科学的探究の枠から完全に外れたところにある、と。物質の研究は科学の専門領域（物質重視、意識は無視）だが、意識は神の道具である。したがって意識の研究は宗教の専門領域（意識重視、物質は無視）となる。

要するにデカルトは意識と物質という二つの概念の二元論を押し付ける信念体系の始祖なのである。何世紀にもわたり、この二元論は現実のありようを表しているとして広く受け入れられてきた。

デカルトの哲学を永遠の価値観としてぶち上げたのがアイザック・ニュートンの実験と理論の数々である。このイギリス人数学者・科学者は機械論的世界観をゆるぎないものにしただけでなく、物理的世界を統べる秩序をひも解けば、人間が万物を正確に決定、計算、また予測できるという物理法則を考え出した。

ニュートンの「古典」物理学モデルによると、すべての物質は固体だった。たとえばエネルギーは物体を動かす力、あるいは物質の物理的状況を変える力として説明されている。しかしおわかりのようにエネルギーは物質に与える外的な力だけではない。エネルギーはすべての物質の基礎をなすものであり、意識にも反応するものだ。

拡大解釈するとデカルトとニュートンの打ち立てた理論は、現実が機械的原則によって動いているのなら、人間がそれに変化を加える影響力はほとんどない、という思考回路を確立させたことになる。現実のすべてはあらかじめ確定している。そういう世界観の中では、人間が自分の行動次第で何かが変化するという概念を受け入れられないことに何の不思議もない。ましてや人の思考や自由意思が、物事の大前提となる物理法則に何らかの影響力を持つという概念などもってのほかだ。今でも人間など被害者よりちょっとましなくらいな存在だと、顕在意識、無意識を問わず考えている人々が相当数いるのではないだろうか？

何世紀にもわたり権勢をふるい、親しまれてきた信念体系であることを考慮すれば、デカルトとニュートンに反旗を翻すにはかなり革命的思考が必要となる。

アインシュタイン――宇宙全体に物議を醸した人

ニュートンから約二百年後、アルバート・アインシュタインはかの有名な $E=mc^2$ を生み出した。この等式はエネルギーと物質は根本からつながっているため、両者は一つであり同等だということを示している。要するに彼の理論によれば、物質とエネルギーは完全に入れ替え可能であるということだ。これはニュートンとデカルトと真っ向から対立し、宇宙の法則の解釈に新風を吹き込むことになった。

アインシュタインは、私たちのそれまでの現実認識を独力で覆したわけではない。しかし古い概念の基礎部分をぐらつかせ、視野の狭い、融通の利かないモノの考え方のいくつかを最終的に崩壊させる力となった。彼の理論は、不可解な特性を持つ光の研究へと続く道を開いた。こうして科学者たちは、光が時として波動のような特性を持ち（角に沿って曲がるときなど）、別の時は粒子としての特性を持つことを発見した。光はどうして波動であると同時に粒子でもいられるのか？ デカルトとニュートンの世界観において、それは不可能だ。現象はどちらか一つでなければならないからだ。

二元論的デカルト・ニュートンモデルは、最も基礎的な素粒子レベル（素粒子とは電子、プロトン、ニュートロンなど、原子を構成する粒子。つまりすべての物質の構成要素）において欠陥があることがすぐに明らかになった。私たちの物質界の最も基本的構成要素が、観察者（後述）の意思により波動（エネルギー）になったり粒子（物質）になったりするのである。世界を動かす法則を理解するにあたり、一番小さい構成要素に目を向ける必要があったのだ。

かくしてこれらの実験の結果、新しい科学分野が生まれた。量子物理学だ。

足場はしっかりして…いない

この変化は、私たちが住んでいる世界に対する認識を完全に差し替えるほどの大変革だ。

古典的原子

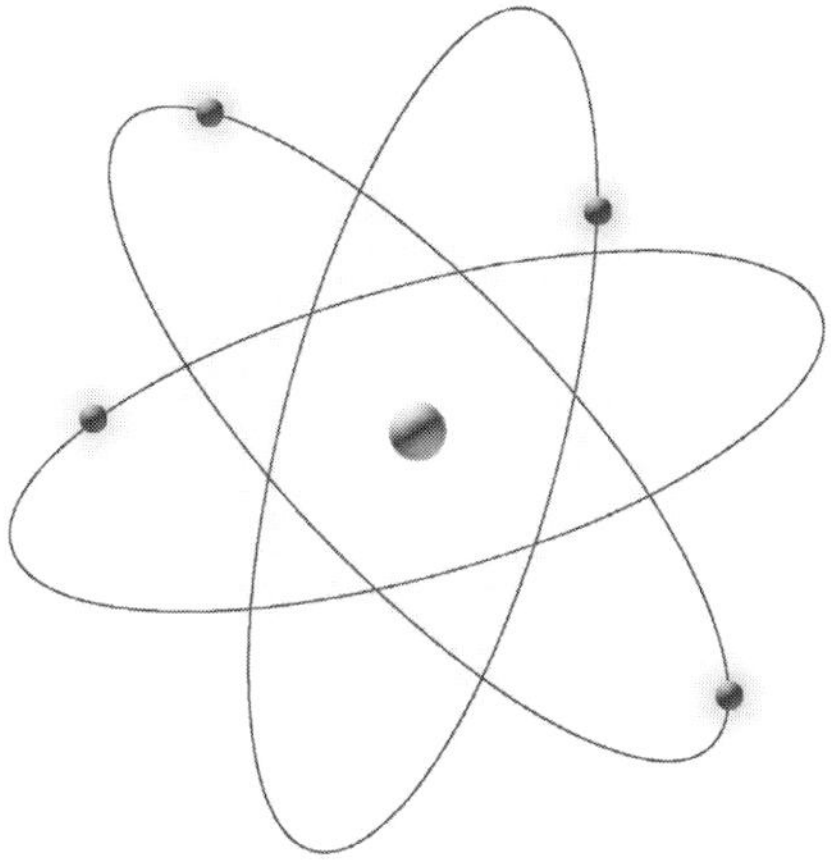

《図版1A》古典学説によるニュートン型原子。焦点は主に物質。

あたかも馴れ親しんでいた絨毯が足元からはぎ取られ、盤石だと思い込んでいた地面から足をすくわれるような経験へとつながっていった。でもどうやって？　あの昔ながらの、楊枝と発泡スチロールのボールでできた原子モデルをご想像いただきたい。量子物理学が登場する前、原子は比較的固い核でできていて、その内部や周りには小さくてやや柔らかい物質があると信じられていた。ところが強力な機器さえあれば、原子を構成している素粒子の測定（質量の計算）、計測（数）が可能だという考え自体が、その対象物を草を食べる牛並みに不活性化するということがわかったのだ。原子は固体でできているんじゃなかったっけ？《図版1A》

原子は固体という考えほど真実から遠いものはないということが、量子モデルによって明らかにされた。原子はほとんどが空っぽの空間で

量子的原子

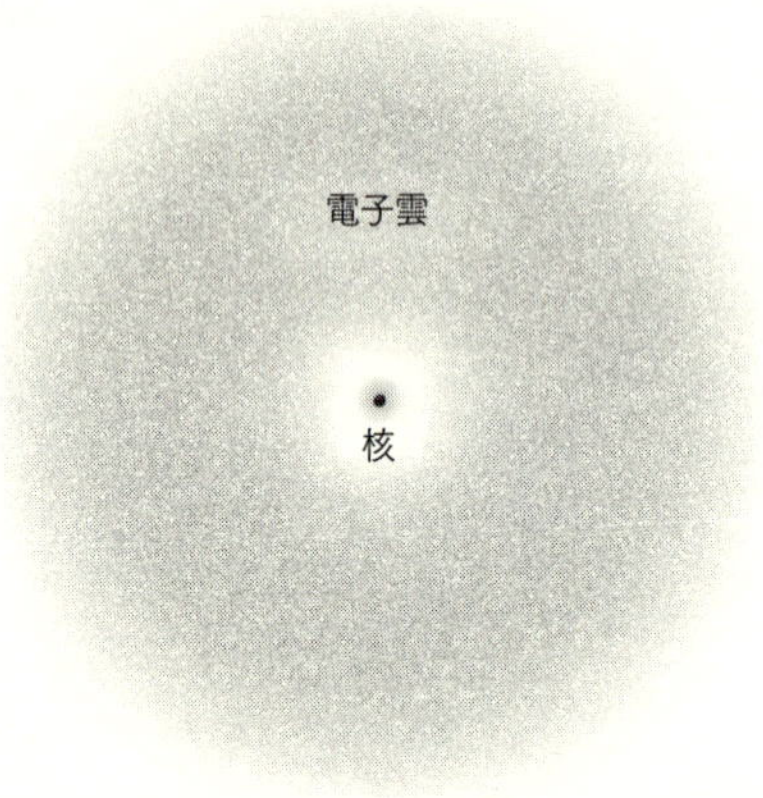

《図版１B》新学説による量子的原子と電子雲。原子は 99.99999％がエネルギーで、0.00001％が物質からなる。物質としてはほとんど存在しない。

できている。原子とはエネルギーである。考えてほしい。あなたの世界にあるどの物質も個体の物質ではなく、むしろエネルギー場であり、情報の周波数パターンだということを。万物は何かの物質（粒子）というよりは、何もない空間（エネルギー）だということだ。《図版1B・1C》

もう一つの謎：素粒子と大きい物質では物理法則が異なる

しかしこれだけで現実の性質を説明するには足りない。アインシュタインと科学者たちにはもう一つ、解くべき謎があった。すべての物質が同じ物理法則に従うわけではないということだ。物理学者が原子の世界を観察・計測し始めたとき、素粒子レベルでは原子の基本的要素が、他の大きい物質のように古典的物理

実質量子的原子

《図版1C》　原子モデルの中で最も現実に近いもの。物質的にはほとんど存在しないがすべてのモノを潜在的に宿している。

法則に従わないことに気づいたのだ。

「大きい」世界の物質をめぐる運動は予測可能、再生可能であり常に一定だ。伝説のリンゴが木から離れて地球の中心に向かって移動する話では、リンゴがニュートンの頭にぶつかるまで質量の加速は一定の速度に従っていた。しかし電子は粒子として予測不能で異常な運動を見せた。原子核と接触し、中心に向かうとき、電子はエネルギーを増やしたり減らしたりし、現れたり消えたりし、時間空間の境界を無視してあらゆるところに出没するように見えた。

小さい世界と大きい世界では物理法則が全く異なるということだろうか？　電子のような素粒子レベルの物質は自然界の万物の構成要素だ。万物には一定の物理法則が当てはまるのに、なぜその構成要素が万物とは別の物理法則に基づいているのだろうか？

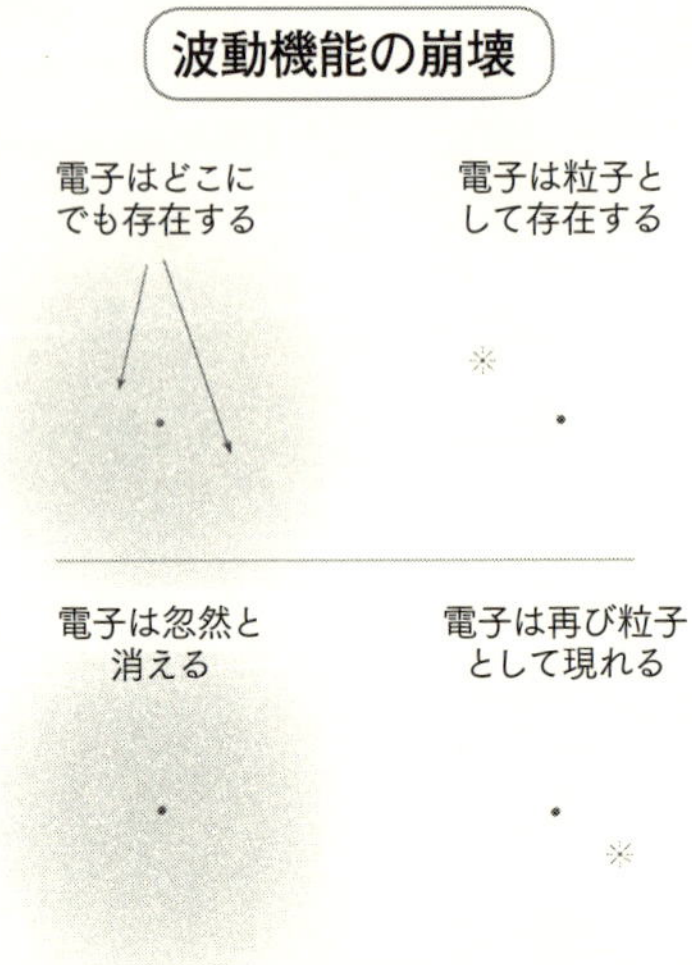
波動機能の崩壊
電子はどこにでも存在する
電子は粒子として存在する
電子は忽然と消える
電子は再び粒子として現れる

《図版１D》電子はある時点で確率的に波動として存在し、次の瞬間固体の粒子として現れ、再び忽然と消え、そのあと別の場所にまた現れる。

物質からエネルギーへ粒子は自在に姿をくらます

科学者たちは電子レベルで波長や電圧などのエネルギー特性を測定できる。しかしこれらの素粒子の質量は限りなくゼロに近く、ほとんど存在しないに等しいくらい、かすかな存在なのだ。

素粒子の世界のユニークさがここにある。物質としての特性を持つだけでなく、エネルギーとしての特性も持っている。つまるところ、原子より小さい世界で物質は一時的現象として存在しているのだ。つかみどころがなく、常に現れたり消えたりを繰り返し、三次元に現れたかと思うとたちまち量子場の、時空の彼方へと消えてしまい、粒子（物質）から波動（エネルギー）へ、またその逆へと変貌を繰り返す。

でも粒子が姿を消すとき、それはどこに消えるのだろうか？《図版1D》

現実の創造：エネルギーは意識の集中に反応する

古典学派の原子構造を示す楊枝と発泡スチロールのボールの模型を思い出してほしい。あの当時、私たちは電子というものは惑星が太陽の周りの軌道をめぐるように、核の周りを回っているると習いはしなかったか？もしそうなら、電子のいる場所をピンポイントで見つけられるのではないか？その答えはある意味ではイエスだが、その理由は私たちの予想を裏切るものだ。

原子を構成する小さな粒子を観察あるいは計測する人が、対象となる粒子の動き方やエネルギーに影響を与えるということを量子物理学者は発見した。量子実験が示したのは、電子は無限の可能性、あるいは確率で、目に見えないエネルギー場に存在しているということ。しかし観察者がどれか一つの電子のある場所に注目したときだけ、電子が現れる。つまり粒子は、観察されない限り現実（私たちがよく知っている時間空間）には存在できない。[1]

量子物理学ではこの現象を「波動機能の崩壊」または「観察者効果」と呼ぶ。観察者が電子を探すとき、その瞬間と場所で電子のすべての確率が崩壊し、物理的存在となって出現することは周知の事実となっている。この発見以来、意識と物質はもう二つの分離したものだと言えなくなった。主観的意思が計測可能な変化を、客観的物理的世界にもたらすという意味で、両者は本質的につながっている。

この章のタイトルがなぜ「量子のあなた」なのか、そろそろおわかりだろうか。素粒子レベルにおいて、あなたが意思をどこかに振り向けるときエネルギーはそれに反応し、物質化する。あなたがもし観察者効果をうまく利用して、無限の波動の確率を崩壊させてあなたが選択した現実を物質化できるようになったら、あなたの人生はどのように変わるだろうか。望ましい人生のありようを、うまく観察できるようになるだろうか。

無限の可能性を秘めた現実が観察者を待っている

考えてみてほしい。物質宇宙に存在するすべてのものは電子のような極小の素粒子でできている。これらの粒子が純粋な可能性として存在しているとき、その性質上誰にも観察されていないときは波動の状態にある。観察される瞬間まで、粒子は潜在的に「すべてのモノ」であると同時に「存在しないモノ」である。観察される瞬間まで、粒子は潜在的に「どこにでもある」と同時に「どこにもない」のである。したがって、物理的現実に存在するものはすべて、純粋な可能性として存在しているということだ。

もしも素粒子が同時に無数の場所に存在できるなら、私たちは潜在的に無数の現実を、確率崩壊により生み出すことが可能になる。言い換えると、たとえばあなたの将来の夢の一つが未来に実現する様子を想像できるなら、その現実は量子場ですでに可能性として存在し、あなたに注目されるまで待機していることになる。あなたの意識が電子の出現に影響を与えられるなら、理論上どんなものでも出現させる可能性があることになる。

つまり、あなたが健康でリッチで幸せで、あなたが思い描く理想のあなたが持っている性質や能力のすべてを手にしているという現実が、量子場においてすでに存在しているということだ。このままお付き合いいただければ、意思をある一点に集中させ、新しい知識を忠実に応用し、毎日繰り返すうちに、あなたは観察者として意識の使い方を習得し、量子レベルの粒子の膨大な確率の波動を崩壊して、あなたの人生経験という望ましい物理的存在に変換できることがわかるだろう。

無限の可能性を内包するエネルギーはあなたの意識、思考によって粘土のように成形できる。万物がエネルギーでできているのなら、意識（この場合ニュートンとデカルトが「マインド」と呼んだもの）とエネルギー（量子モデルによる「物質」）は密接なかかわりを持っていて、両者は一つのものだということに合点がいく。意識と物質は完全に絡み合っている。あなたの意識（マインド）はエネルギー（物質）に影響する。なぜなら意識はエネルギーであり、エネルギーには意識があるからだ。物質に影響を与えるパワーがあなたに備わっているのは、最も原初的レベルにおいてあなたが意識を持つエネルギー体だからだ。あなたは意識を持った物質だ。

量子レベルにおいて、物理的宇宙は実体のない、相互に絡み合った、統一された情報の場であり、潜在的にはすべてであり、物理的には無に等しい。量子宇宙は観察者（あなたや私）がやってきて、潜在的物質の状態にあるエネルギーに、思考と意識（＝エネルギー）を使って確率的エネルギーの波動をとりまとめて物質化することにより影響を与えるのを待っている。可能性の波動である電子が一瞬の具体的な出来事によって粒子として顕現するように、私たち観察者は粒子や粒子の集合体が人生の出来事という物理的経験として顕現するのを促す。

これはあなたの行動が作用を起こすこと、あるいは人生に変化を起こすことができるメカニズムを理解する意味で重要なポイントだ。あなたの運命を意図する方向に変えるための観察スキルを磨くとき、あなたはすでに理想形のあなた自身となって、理想の人生を生きる未来へと舵を切っているのだ。

量子場ですべてはつながっている

宇宙の万物同様、ある意味で私たちは物理的時空次元を超えたところで情報の海につながっている。量子の場では何かに影響を与えたり受けたりするのに、その対象物に物理的に触れる必要も、近くにいる必要もない。物理的な身体はエネルギーと情報が組織的に組み合わさったものであり、量子場においてそれはほかのすべてのものと統合されている。

私たちは一人ずつ異なる独自のエネルギーのパターンを外界に向けて発信している。実際のところどんな物質にもそれぞれ独自のエネルギーのパターンがあり、それらを発信している。そのエネルギーは情報を運んでいる。顕在意識・無意識にかかわらずあなたの心が揺れ動くとき、その様子はエネルギーの質が刻々と変わることにより外界に伝達されている。あなたは単なる物質ではなく、肉体と脳を動かし、多様な思考の局面を表現する意識体なのだ。

私たち人間と量子場がつながっていることを表すもう一つの見方に「量子もつれ」、あるいは「量子の非局所的つながり」と呼ばれる理論がある。つまり二つの粒子が何らかの形でつながると、それらは時空を超えても常につながっているという理論だ。その結果、粒子の一つに何らかの変化を加えると、どれほど離れた場所にあったとしても、もう一つの粒子にも同じ変化が現れる。これが意味するのは、私たちだって粒子でできているのだから、私たちも暗黙のうちに時空を超えてつながっているということだ。他人に対して行う行為は、私たち自身に対して行っているのと同じだということになる。

これが何を意味するのか考えてみよう。この理論の通りに意識を操るとすると、未来に確率的に存在する「あなた」はすでに、時空を超えた次元において、今ここにいる「あなた」とつながっているということを受け入れざるを得ない。どうかこのままお付き合いいただきたい。本書を読み終える頃にはこれが当たり前に感じられるようになるだろう。

奇妙なサイエンス：過去に影響を与えられるか？

私たち全員が時空を超えてつながっているのなら、それはつまり私たちの考えや気持ちが過去や、思い描いている未来の出来事にも影響するのではないか？

二〇〇〇年七月、イスラエル人の医師、レオナルド・リーボヴィチが三三九三名の入院患者を対象に、二重盲検ランダム対照臨床試験を行った。入院患者を対照群（訳注：効果を比較するための基準となる、何もしないグループ）と実験群とに分け、祈りが患者の病状に効果を及ぼすかどうかの比較を行ったのだ。[2]祈りの実験は離れたところにある物質に対して意識が作用する例の代表格だ。しかし早合点は禁物。いつでも予想通りに運ぶわけではない。

リーボヴィチが選択したのは敗血症（感染症）に罹患した入院患者たちで、患者をランダムに二つのグループに分けた。一つの患者グループには祈りを捧げ、もう一つの患者グループには何もしないという指示を出した。彼は実験結果を、①熱がどれくらい続いたか、②入院日数、そして、③敗血症により死亡した患者の人数、に分類して比較した。

前者の患者グループは熱が早く治まり、入院日数が少なかった。死んだ患者の数については有意な違いは見られなかったものの、前者グループのほうが少なかった。

これは思考と感情を量子場に向けて発信することにより、私たちの意思が伝わること、つまり祈りの効用を如実に示す実験だったといえる。しかしこの話にはもう一つ、お伝えすべき事柄がある。二〇〇〇年七月に、一つの病院内で三千症例を超えるほどの感染症が同時に起きたということに少し違和感を覚えなかっただろうか？　よほど衛生管理が悪い病院だったのか、あるいはパンデミックのように一気に蔓延したのだろうか？

実際のところ、祈りを行った人々は二〇〇〇年に罹患した患者たちの回復を祈っていたわけではなかった。彼らには知らされなかったが、祈りの対象となった患者たちは一九九〇年〜一九九六年にかけて入院していた、つまり実験の四〜十年前に罹患した患者だったのだ！　二〇〇〇年に実施された実験で祈りを捧げられた患者たちは九〇年代に回復していた。別の言い方をしてみよう。二〇〇〇年に祈ってもらった患者たちは全員その健康状態に計測可能な変化を起こしたが、その変化は数年前に起きたものだった。

この実験の統計的分析結果は、祈りには偶然をはるかに上回る効果があることを立証した。私たちの意思、思考、感情、そして祈りは私たちの現在と未来に影響するのみならず、過去にまで影響を及ぼすことを、実験が明らかにしたのだ。

そこで次の質問が浮かぶ。あなたがよりよい人生を手に入れるために祈り、あるいは意図したとき、それはあなたの過去、現在、未来に影響するのだろうか？

量子の法則が示すのは、すべての潜在的可能性は同時に存在するということ。私たちの考えや気持ちは人生のすべての面において、時空の彼方にまで影響を及ぼす。

意識の基本姿勢：心と身体が一つなら

はじめにお断りしておくが、本書全体において私は「心のありよう」と「意識の状態」を同意語として使っている。たとえばあなたの考え方と感じ方が心のありようを作ると言える。私が「心のありよう」、あるいは「意識の状態」という言葉を使うとき、身体はその「ありよう、状態」の一部だということをご理解いただきたい。実際、後述するが、身体イコール意識という状態になっている人は少なくない。この人々はほとんど身体に独占支配され、身体が感じる欲求の言いなりになっている。このため観察者が対象に影響を与える話では、脳が働いて物質に影響するだけでなく、身体も司令塔に加わるのだ。心と身体が一つであるとき、観察者として外界に影響を与えるのはあなたの心のありようなのだ。

思考＋感情が試験管で結果を出す

私たちは主として思考と感情を通じて量子場とコミュニケーションをとっている。思考はエネルギーなので――周知の通り脳が生み出す電気刺激は、脳波のように機器で簡単に計測できる――、私たちが外界に発信する信号のうち最も基本的ツールの一つなのだ。

この仕組みの詳細について解説する前に、私たちの思考と感情が物質にどのように影響するかを示す驚嘆すべき研究についてご紹介したい。

細胞生物学者、グレン・ライン博士は治療者が生物システムに影響を与える能力を試すいくつかの実験を考案した。ＤＮＡは細胞やバクテリア培養物などに比べて安定しているため、彼は治療者たちにＤＮＡ入りの試験管を持ってもらい、実験を行うことにした。(3)

この実験はカリフォルニアのハートマス研究センターで実施された。ここの研究者たちは感情の生理学、心臓と脳の関連性など多数の類まれな研究を行ってきたことで知られている。一言で言うと彼らとほかの研究者たちは、感情の状態と心臓のリズムには特定のつながりがあるという研究結果を発表した。否定的な感情（怒りや恐れなど）を抱いているとき、私たちの心臓のリズムは不規則で乱れがちになる。これとは対照的に、肯定的な感情（愛や喜びなど）は非常に安定して一貫したパターンを生むことを、ハートマス研究所の研究員たちは「心臓干渉（ハートコヒーレンス）」と呼んだ。

ライン博士の実験で、彼はまずハートマスが教える心臓干渉を生み出す手法に熟達した一〇名について実験を行った。彼らはその手法を使って愛と感謝といった、強く高揚した感情を心に抱き、そのあと純水の中で漂うＤＮＡサンプルの入った試験管を二分間手に持った。これらのサンプルを分析したところ、統計的には何の変化も見つからなかった。

次に同じように訓練を受けた参加者からなる第2グループが同様の実験を行った。前回と異なる点は、愛や感謝といった肯定的な気持ち（感情）を抱くだけでなくＤＮＡの螺旋を解く、あるいは強く巻き込むという意思（思考）を同時に抱くようにしたことだ。このグループの実験結果は、ＤＮＡサンプルの組成（形状）に統計的に顕著な変化を引き起こした。なかにはＤＮＡの螺旋が25パーセントも解かれたり、巻かれたりしているケースも見られた！

訓練された参加者からなる第３グループが行った実験では、ＤＮＡを変化させる明確な意思を持ち、しかし肯定的な感情の状態を作らないように指示された。言い換えるなら、物質を変えるのに思考（意思）のみを用いた実験だ。結果はどうかって？　ＤＮＡサンプルに変化は起きなかった。

第１グループが実施した肯定的感情の状態だけではＤＮＡに変化を起こすことはなかった。別のグループによる、感情をともなわずに明確な意思という思考だけの場合も効果を表さなかった。高揚した肯定的感情と明確な目的の両方がそろったときにだけ、意図したような効果が現れたのだ。

意図をともなう思考にはエネルギー補助、あるいは媒介が必要で、そのエネルギーとは高揚した感情なのだ。それは感情と思考の共同作業だ。気持ちと考えが合体し、一つの心のありようを生み出す。心のありようが二分間でＤＮＡの螺旋を解いたり巻いたりできるなら、私たちが現実を創造する能力について何が言えるだろうか？

ハートマスの実験が立証するのは、量子場は願望、つまり感情的リクエストだけでは反応しないということ、そして目標、つまり思考だけでは反応しないということ。これら両方がそろい、干渉性《コヒーレンス》を持ったとき、つまり両者が同じ信号を発信しているときにだけ反応するのだ。高揚した感情とオープンな心、明確な思考のもとに具体的な意図が合わさったとき、私たちは量子場に対し、驚くべき反応を誘発するような信号を送っている。

量子場は、私たちが何を求めているかに応えるのではなく、私たちがどんな存在であるかに応えるのである。

思考と感情：電磁信号を量子場に発信する

宇宙に存在する潜在的可能性はすべて電磁場を持つ確率の波動であり、エネルギー的な性質を持っている。ゆえに私たちの思考と感情もこの例外でないことはたやすく理解できる。

思考を量子場の電荷、感情を量子場の磁荷と捉えるモデルは明解で有用だ。[(4)] 私たちが巡らす思考は電気信号を量子場に向かって発信する。逆に湧き起こる感情は磁力として外界の出来事を引き寄せる。この相乗作用により、私たちの考え方と感じ方が心の状態を形成する。このセットは本人特有の電磁的特性を生み出し、外界のすべての原子に影響を与える。そこでこんな疑問が生まれる。顕在意識、無意識を問わず、私は日常的に何を発信しているだろう、と。

すべての潜在的経験は量子場において独自の電磁信号として存在している。才能、富、自由、健康などを生み出す潜在的電磁信号はすでに特定の周波数を持つエネルギーとして無数に存

量子場における潜在的電磁エネルギー

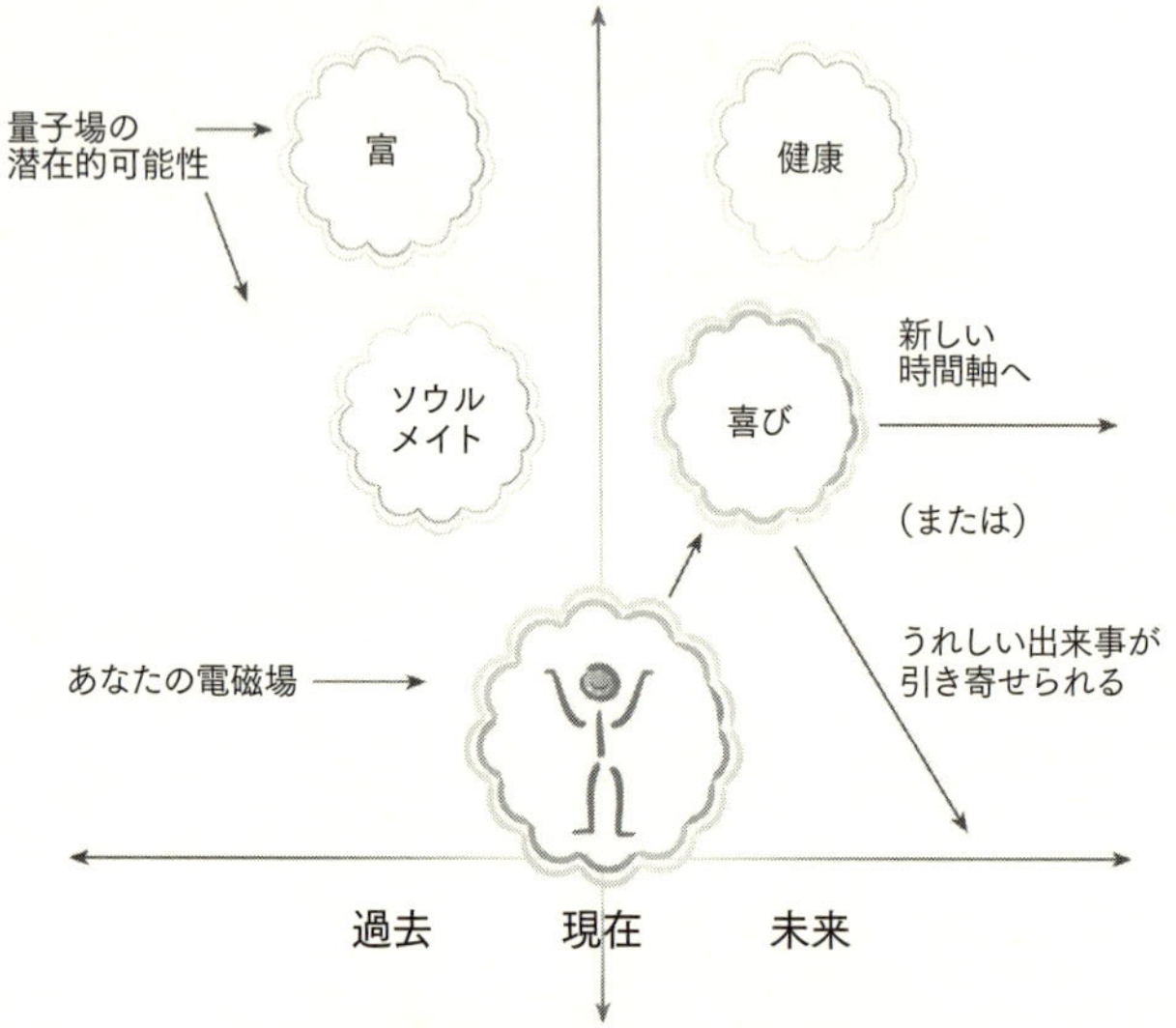

《図版1E》すべての潜在的経験は無限の可能性の海として量子場に存在する。あなたが独自の電磁信号を、量子場にすでに存在する周波数と同調させると、あなたの身体はその出来事に引き寄せられて新しい時間軸に進入する、あるいはその出来事があなたの新しい現実として引き寄せられてくる。

在しているのだ。あなたが自分の心の状態を、無数に存在する量子場の情報にマッチするような周波数に変えることにより新しい電磁場を作り出せば、あなたの身体はその出来事に引き寄せられる、あるいはその出来事があなたのほうに引き寄せられてくるだろうか？《図版1E》

変化とは、新しい意識で新しい結果を観察すること

当たり前のことだが、私たちの日課、習慣化した考えや

気分などは、同じ心の状態を永遠に生み続ける。同じ心の状態は同じ行動、同じ現実を再生し続ける。したがってもし私たちが現実の何かを変えたいと思ったら、自分の考え、気持ち、そして行動を新しいやり方で行う必要がある。外的経験に対する反応の仕方も、それまでとは違っていなくてはならない。新しい意識の状態を作ることにより、いつものあなたではない誰かにならなくてはならない。

量子的な言い方をすると、私たちは観察者として異なる意識の状態を形成し、新たに独自の電磁信号を作る必要がある。それをする際、電磁的可能性としてのみ量子場に存在している潜在的現実に、私たちの電磁信号を同調させる。私たちの意識の状態、つまり私たちが発信する電磁信号と、量子場にある電磁的潜在性との間に同調が起きたとき、私たちはその潜在的現実に引き寄せられるか、その現実がこちらに向かってやってくる。

来る日も来る日も似たようなうまくいかない結果の繰り返しでは鬱憤もたまるだろう。しかしあなたが同じ人でいる限り、そしてあなたが発信する電磁信号に変化が起きない限り、いつもと違った結果は期待できない。あなたの人生を変えるとは、あなたのエネルギーを変えるということ――それはつまりあなたの思考と感情を根本から変えることを意味する。

新しい結果がほしいなら、今のあなたでいる習慣を断ち、新しいあなた自身を再発明しなくてはならない。

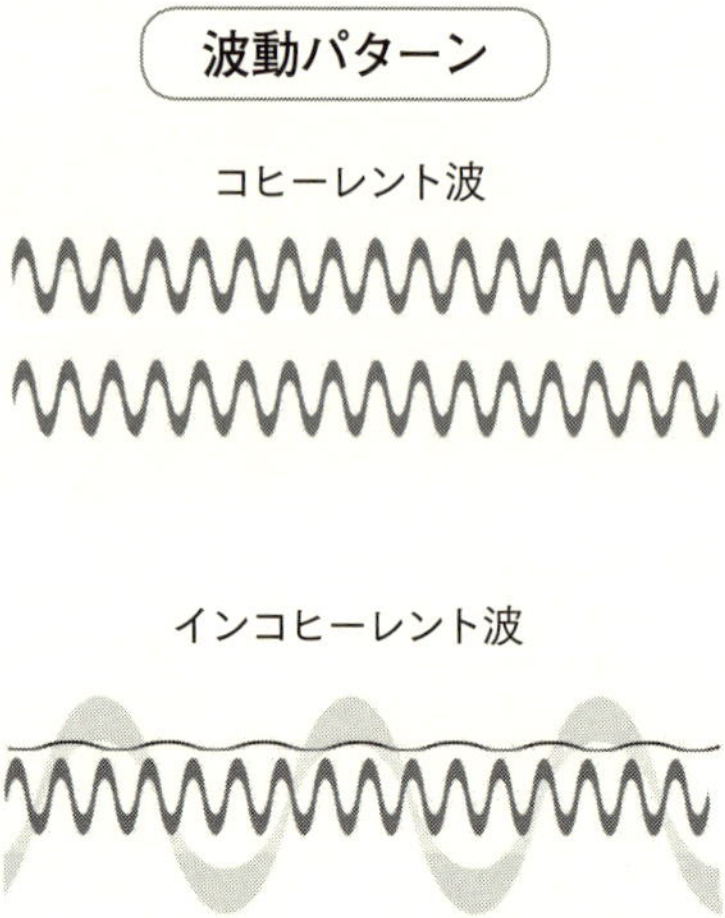

《図版1F》波動が同相でリズミカルなときは、波動が同相でないときよりもパワフルになる。

変化には干渉性《コヒーレンス》が不可欠：思考と感情の調整

意識の状態とレーザーとの間にはどんな共通点があるだろうか？　人生を変えたいのなら知っておくべきことについて解説しながら、これらの共通点を見つけていこう。

レーザーはコヒーレント信号の代表格だ。物理学者がコヒーレント信号と言うとき、それは「同相」の波動でできた信号のことを指す。同相とは、波動の最低点と最高点が並んでいることを指す。波動がコヒーレントのとき、その威力が格段に増す。《図版1F》

信号となる波動は、波形がそろっているかいないか、コヒーレントであるかないかのどちらかである。人の考えや感情にも同じことが言える。何かを生み出そうとしているとき、頭では実現可能だと思っていても、気持ちの面ではそれが信じられないという葛藤をこれまでに何度経験したことがあるだろうか？　あなたが発信したそのコヒーレントでない、位相の異なる信号はどんな結果を生んだだろうか？　何一つ実現しなかったのはどうしてだろうか？　ハートマスでの研究結果を見てきたように、量子における創造は、あなたの思考と感情がそろったときにしか起きないのだ。

信号の波動がコヒーレントなときその威力が最大になるように、あなたの思考と感情がそろったとき、その信号は最大のパワーを発揮する。あなたの目標に対する思考が純粋でぶれず、そこに情熱的な感情移入が同時に存在すれば、その電磁信号は強く送信され、望む現実に向かって強く引き寄せられていくだろう。

私はたびたびワークショップで参加者に私の祖母の話をする。祖母は保守的なイタリア人で、パスタにかけるトマトソース作りの伝統へのこだわりに負けないほど強くカトリック教徒的罪悪感が染みついた人だった。彼女はいつでも何かについて祈っていて、新しい人生を夢見ていたが、幼い頃から植え付けられている罪悪感が、彼女の願いの「信号」を混乱させていた。その信号が結果的に生み出していたのは、彼女がもっと罪悪感に苛まれるべき理由の数々だった。

あなたの意図や願望がしかるべき結果を引き寄せていない場合、おそらくあなたはコヒーレントでない信号、つまり一貫性のないメッセージを量子場に発信し続けているのだろう。富を手に入れたくて、豊かさに思考を集中させていても、あなたの感情が貧しさを感じていれば、財政的豊かさがあなたのもとにやってくることはない。なぜ来ないのかって？　思考は脳の言語で、感情は身体の言語だからだ。あなたは一つのことを考え、同時に別のことを感じている。意識が身体の逆位置にあるとき（そしてその逆も）、量子場は安定した反応を示さない。

意識と身体が協力し合っているとき、思考と感情は同調している。私たちが新しい意識の状態にあるとき、私たちは目に見えない電磁波の場に向かってコヒーレント信号を送信していることになる。

量子的顕現がサプライズをもたらす理由

ここでもう一つ、パズルのピースを埋めるとしよう。現実を変えるには、私たちが引き寄せる結果が現れるときにはサプライズ、あるいは驚嘆の衝撃をともなう必要がある。その新しい創造物が顕現する際、それが私たちの予測の範囲内にあってはならない。予想外の、考えもしない形でなくてはならない。その出来事は、私たちがどっぷりとつかった習慣的現実から目覚めさせるものだからだ。新しい現実の出現は私たちの意識が知恵の海である量子場にアクセスしたことを表し、もっともっと顕現させたいというインスピレーションを感じられるように明確である必要がある。これがいわゆる創造の喜びというものだ。

量子的サプライズがなぜ必要なのかって？　結果が予測の範囲なら、別に目新しいことは何もない。それはこれまでの延長線上で自動的に起きることで、すでに何度も経験していることになる。予測できる結果とは、以前と同じあなたが作る結果に他ならない。実際のところ、あなたが望む結果をコントロールしようとしているのなら、あなたはニュートン物理学的世界観の中にいる。ニュートン（古典）物理学とは出来事を予測する方法論であり、原因と結果がすべての学問だ。

創造する能力をニュートンモデルに当てはめるとどうなるだろうか？　それは外界が内的環境（思考や感情）をコントロールするという概念だ。原因と結果だ。

そうではなく、内的環境（モノの考え方や感じ方）を変え、その結果外的環境がどれほど変化するかを見てほしい。見たこともないものを創造し、全く新しい未来の経験を紡ぐべく努力をしてほしい。そうすれば期待をはるかに上回るような出来事が起きたとき、あなたは喜びに飛びあがらんばかりになるだろう。このときあなたは量子的創造者になっている。あなたは「原因と結果」のパラダイムから、「結果を引き寄せる」パラダイムへと移行したのだ。

手に入れたいものを具体的に心に描き、ほしいという明確な意図を持っているものの、どうやって手に入れるかはあまり考えず、予測不能な量子場に委ねる。あなたの人生の中にしっくり収まるような形で届けられるよう、量子場に采配をお任せしよう。あれこれ予測したいなら、予測不可能だということを予測すればいい。すべてを量子場に委ね、信頼し、来るべき出来事がどんな風にやってくるかを完全に意識の外に追い出そう。

ここがたいていの人にとって最大のハードルとなる。私たち人間はいつも過去の現実に照らして未来の現実をコントロールしようとする習慣が抜けないのだ。

量子的創造：手に入る前に感謝する

ほしいものを手に入れるには思考と感情がそろっていなくてはならない。ただしその過程で、どうやって実現するかについては関与するな、という話を先ほどした。これは盲信的ではあるが、退屈で同じことの繰り返しの人生を、ワクワクの連続で喜びと量子的サプライズに満ちた人生と交換するための必須要件だ。

ここに、ほしいものを現実に引き寄せるためにもう一つ盲信するべきことがある。あなたは感謝の気持ちを何に対して感じるだろうか。答えはこんなところだろうか。「素晴らしい家族、快適な家、よき友人たち、そして仕事に恵まれたことに感謝したい」と。共通点は、あなたがすでに手にしているということ。一般に私たちは起きたことや、人生にすでに存在することに対して感謝する。あなたも私も喜びを感じるには理由が要る、感謝するにはその動機が要る、愛を感じるにはその条件を満たす必要があると刷り込まれてきた。これは私たちの内的現実で感じることが、外的現実に依存しているということであり、つまりニュートンモデルだ。量子的創造者である私たちにとって、物理的現実が変わったという証拠を見る前に、意識、身体、思考、感情といった内的環境を変えるというところに、新しい現実創造モデルの難しさがある。

起きてほしい出来事が現実に起きる前にありがとうと言い、気分を高揚させられるだろうか？　未来のその瞬間を仔細にイメージし、まるで今、その未来にいるような錯覚を感じられるだろうか？

量子的創造をするにあたり、量子場に潜在的可能性として存在し、まだあなたの現実には起きていないことについてあなたは感謝できるだろうか？　もしできるなら、あなたは原因と結果（外界の何かがあなたの内的現実を変えてくれるのを待つというやり方）のパラダイムから、結果を引き寄せる（あなたの内的現実を変えることで外的現実を変化させる）パラダイムへとシフトし始めたことになる。

あなたが感謝の気持ちを抱くとき、あなたは量子場に、その出来事がすでに起きたという信号を送っている。感謝するという行為は単なる知的思考過程だけではない。今この瞬間にあなたの望むものが現実に存在するかのような臨場感で感じる必要がある。するとあなたの身体（身体は感情しか受容しない）は、未来の経験からくる感情指数を感知し、すでに今起きていることだと確信するのだ。

普遍的知性と量子場

ここまでの解説で、量子モデルの基本的概念（すべての物理的現実は、基本的に広大な時空に広がる巨大なクモの巣のような相互につながり合ったエネルギーのネットワークであるということ）について大体ご理解いただけたことと思う。この量子場というネットワークは、思考（意識）、観察、感情、そして心の状態を通じて現実を生み出す元となっている潜在的可能性を内包している。

しかし、現実とは電気的刺激に反応して起きる無機的な電磁エネルギーに過ぎないのだろうか？私たちの持つ生命感あふれる精神は単なる生物学的確率の所産でしかないのだろうか？私はそう考えている人々と議論を重ねた結果、以下の対話のような結論を引き出した。

Ｑ：私たちの心臓の鼓動の原動力である知性はどこにあるのでしょうか？
Ａ：自律神経の働きの一つです。
Ｑ：それはどこにあるのですか？
Ａ：脳です。脳の辺縁系は自律神経の一部です。
Ｑ：脳の内部に心臓の鼓動をつかさどる組織があるのですか？
Ａ：はい。

Ｑ：その組織は何でできていますか？
Ａ：細胞です。
Ｑ：細胞は何でできていますか？
Ａ：分子です。
Ｑ：分子は何でできていますか？
Ａ：原子です。
Ｑ：原子は何でできていますか？
Ａ：素粒子です。
Ｑ：素粒子は基本的に何でできていますか？
Ａ：エネルギーです。

私たちの身体、つまり生理学的乗り物が、宇宙を構成する物質と同じモノでできているという結論に至ったとき、そして私たちの身体を動かしているものがエネルギー（あの物理的宇宙を満たしている９９・９９９９パーセントは空洞の物質）だという概念に直面したとき、この議論をしてきた人々は肩をすくめて立ち去る人と、統一原理がすべての物理的現実に浸透していることにかかわる何かがありそうだと気づいた人に分かれた。

これが事実なら、私たちが０・０００１パーセントしかない物質にすべての関心を寄せていることが皮肉に見えないだろうか？　私たちは何かを見落としていないだろうか？

この無の中に情報が詰まったエネルギーの波動があり、その力が私たちの物理的身体とその機能を維持管理しているとすれば、量子場は目に見えない知性であるという概念は全く理に適っている。エネルギーはすべての物理的現実の根本にあるのだから、ここで言う知性が自らを物質へと変質させていることになる。

前述の対話を、知性が現実を生み出す過程の鋳型として振り返ってみよう。量子場とはエネルギーが粒子になり、原子になり、分子になり、最終的にあらゆるモノになっていく可能性を内包した、目に見えない潜在的エネルギーの海である。生理学的見地から見ると、それは分子が細胞になり、組織になり、臓器になり、器官系統になり、そして最終的に一人の人間の身体になる。別の言い方をすれば、潜在的エネルギーがその波動の周波数をどんどん下げていき、ついに個体にまでなっていく過程である。

この普遍的知性が量子場に生命を吹き込み、その他のすべてを生み出した結果の一例としてあなたと私がいる。この力は物質宇宙のすべてのモノを動かす普遍的意識と同じものだ。この知性が私たちの心臓の鼓動を促し、胃が食物を消化するよう促し、各細胞内で毎秒無数の化学的反応を起こさせている。さらに言えば、この同じ意識が樹木に実をつけさせ、銀河の果ての天体たちを形成、崩壊させている。

それはどの場所、どの時間にも存在し、私たちの内面、外界の両方に作用するという意味で、この知性は個人的であると同時に宇宙にあまねく偏在している。

この知性の延長として、私たちも同じことができる

この普遍的知性にはまた、個人の人格のような意識、あるいは心といったものがあることをご理解いただきたい。この力は普遍的で客観的ではあるが、意識（物質宇宙で行動するための自意識と能力）も併せ持っている。

普遍的知性はすべてのレベルにおいて注意力を持っている——自らについてだけでなくあなたや私についてもだ。この意識体はあらゆるものに目が行き届くため、私たちを観察し、注目している。それは私たちの思考、夢、行動、そして願望についても見通している。それはあらゆるものが物質化する過程を観察している。

すべての生命を生み出し、エネルギーと意思を消費して私たちが生きていけるように身体のすべての機能を調節し、深くて尽きることのない関心を寄せている意識体が、純粋の愛でなかったら何だろうか？

この意識体には二つの側面——量子場における客観的意識、あるいは知性、そしてもう一つは自由意思と自意識を持つ個人としての主観的意識——があるという話をした。私たちがこの意識体と同じように振る舞うとき、私たちも創造者になれる。この愛すべき知性の意識

体と共鳴するとき、私たちはこれと同化している。この知性は出来事やエネルギー反応の統括管理を行い、主観的意識が量子場に送信してくる多様な意思とのマッチングをしている。私たちの意思とこの知性の意思が、私たちの思考とこの知性の思考が、そして私たちの生命愛とこの知性の生命愛がマッチするとき、私たちは宇宙の意識と一体となる。私たちはそのとき、過去を超越し、現在を癒やし、未来の扉を開ける高次の力となる。

発信したものが返ってくる

出来事の流れは実際の生活のなかでこんな風に起こる。たとえば苦しみを経験するとき、私たちの意識と身体がその苦しみを受け止める。苦しみの経験を映した思考と感情はエネルギー信号として量子場に向かって発信される。普遍的知性はこれに反応し、私たちの日常に同じような知的感情的反応を起こさせるような苦しみの経験を送り返してくる。

思考が信号〝私は苦しい〟として発信され、感情〝私は苦しい〟が同等の感情的波動、つまり苦しみの要因を引き寄せる。非常に現実的な意味で、私たちは常に普遍的知性の存在の証を求めていて、普遍的知性もまた常に私たちの外的環境にフィードバックを返している。私たちはそれほどパワフルだということだ。

本書の根底にある疑問はこんなことだ。

「私たちはなぜ望ましい結果を生み出すような信号を発信しないのか？」

私たちの発信する信号が望ましい出来事とマッチングするために、私たちはどう変わればいいだろうか？　自分の発信する思考・信号を選択することにより観察可能で予測不能な出来事を生み出すということを私たちが心の底から信じたとき、私たちは変わる。

客観的な知性のもとで、私たちは自ら犯した罪（思考、感情、行動など）のために罰を受けることはないが、その罪自身が私たちを罰する。過去の不愉快な経験によって生まれた思考や感情（苦しみなど）に基づく信号を量子場に発信するとき、量子場が同じネガティブな波動で反応してくるということに何か違和感があるだろうか？

「信じられない。どうしてこういう災難がいつも自分に降りかかってくるんだ？」という嘆きをあなたはこれまで何度口にしただろうか？

現実の性質に関する新しい解釈に照らしてみれば、原因と結果の被害者になるというニュートン・デカルトモデルをあなたが受け入れていることをこのコメントが示しているのがおわかりだろうか？　あなた自身が結果を引き寄せる原因を作れることがおわかりだろうか？　さっきのコメントのように受け身になる代わりに、こう自問すればいい。

「望ましい結果を生み出すために私は自分の考え方、感じ方、動き方をどのように変えればいいだろう？」

私たちの使命は、普遍的知性につながれる意識の状態に意図的に移行し、可能性の海の量子場と直接つながり、私たちが真に変わり、望む結果を現実の世界にフィードバックとして受け取る用意があるという明確な信号を発信することだ。

量子フィードバックを要求する

何かを創り出そうと意図する際、量子の意識体にあなたがつながったことを示す徴《しるし》を要求してほしい。あなたが望んだ具体的な結果を連想させるような共時性（シンクロニシティ）を見せてほしいと言おう。あなたがそうするとき、あなたは毅然としてこの量子意識は実在し、あなたの努力に気づいていることを確認したいと要求している。ここまで受け入れることができたら、あなたは喜びとインスピレーションの境地の中で創造することができる。

この原理は私たちがすでに知っていると思っていることを手放し、未知に身を委ねることを求め、私たちの人生にフィードバックという形でやってくるのを観察するものだ。これは人が学び得る最良の方法だ。身の周りにポジティブな兆し（外界が好ましい変化を表すとき）が見え始めたら、それは内面でしてきたことが正しかったことの証となる。当然ながら私たちは同じことをもう一度できるよう、このパターンを記憶しておく。

あなたの身近にフィードバックが起き始めたら、何かを発見しようとしている科学者のようになるといい。些細な変化の観察を通じて宇宙があなたの努力を評価している様子を確認し、あなたがこれほどパワフルな存在だという証拠を探そうではないか？

それではどうすればその意識の状態とつながれるのだろうか？

量子物理学は〝非感覚《ナンセンス》〟

ニュートン物理学では、常に予測可能、反復可能な出来事が一直線上に連なっていることを前提としている。たとえばA＋B＝Cのとき、C＋D＋E＝Fであるといった具合だ。しかし量子モデル的現実の風変わりな世界では、情報を内包した高次元の量子場ですべてがつながり合っていて、しかもそれは私たちの知っている時空を超越し、全体が絡み合っている。やれやれ！

量子物理学が掴みどころがない理由の一つには、私たちがものごとを感覚《センス》的に考えることに長年慣れ親しんでいることが挙げられる。現実を感覚的に計測し、確認している限り、私たちはニュートンモデルにはまっている。

量子モデルが求めるのは、感覚に基づき現実を理解するのをやめることだ（量子物理学は非感覚《ナンセンス》）。量子モデルで未来の現実を創造する過程において、意識が創造したモノを経験するにあたり、感覚は後回しでなくてはならない。一番最後に経験するのが感覚的フィードバックなのだ。なぜかって？

量子は人の感覚を超越した多次元現実であり、それは身体も物質も時間もない領域だ。したがってその領域に踏み込み、量子のパラダイムに基づいて創造するとき、あなたは身体感覚をしばし忘れる必要がある。同時に外的環境、あなたの日常を形成するすべての要素から関心を一時的に逸らす必要がある。あなたの配偶者、子供、所有物、そして抱えている問題などはみなあなたのアイデンティティーを形成するものだ。これらを通じてあなたは外界とかかわっている。そして最後に、過去から未来へ一直線に進む時間の概念を手放す必要がある。つまりあなたが潜在的未来の出来事を観察するとき、あなたは今という瞬間に集中しなくてはならず、あなたの意識は過去の思い出や「変わり映えのしない」未来の予測などしている暇はないからだ。

皮肉なことだが、あなたの現実(環境)を変え、身体を癒やし、あるいは未来(時間)の出来事を変えるにあたり、あなたは外界を完全に手放し(物質がない状態)、身体の感覚を手放し(身体がない状態)、時間の感覚を忘れる(時間がない状態)――、要するに純粋な意識体になる必要がある。

こうすればあなたは環境、身体、そして時間(愛情を込めて私はこれらをビッグスリーと呼ぶ)を支配することになる。そして素粒子レベルの量子の世界は純粋な意識でできているため、あなたも純粋な意識体になること以外に、そこに入ることはできない。身体を持つ存在のまま扉を開けて量子場に入ることはできない。身体を消していく必要があるのだ。

脳にはこのスキル(後述するので待ってほしい)を活用する力が備わっている。そのための装備はすべてあなたに備わっていると理解でき、この世界をあとにして時空の彼方の新しい現実の世界に入ったとき、あなたはごく自然にこれを日常に取り入れられるようになる。

時空を超えていく

時空を超えるとはどういうことだろう？　時空とは、場所や時間の感覚にかかわる物理的現象を説明するために人類が作った概念だ。たとえばテーブルの上にコップがあるというとき、私たちはコップのある場所（空間）と、その場所にどれくらい（時間）置いてあるかの両方の意味でとらえている。人間はこれら二つの概念にほとんど取り憑かれている。

「自分はどこにいるのか」「どれくらいここにいたのか」

「あとどれくらいここにいるのか」「次はどこに行くのか」

時間を感じることはできないが、私たちは空間を感じるのと同じように時間の経過を意識している。たとえるなら椅子に身体が沈むような、大地に足を踏みしめるようなリアルさで、何秒、何分、何時間と、刻々と過ぎていく時間を体感している。

量子場において、無から現実を生み出す無限の可能性は時空を超越している。何故ならそこにあるのは潜在性のみで、まだ何もないからである。何もなければそこには時間も空間もない。物質的存在を持たないモノ（潜在性の波動が崩壊し、量子の現実になっていないモノ）

はすべて、時空を超越した存在といえる。

量子場は非物質の潜在性に他ならないため、時空の外に存在している。無限の可能性のどれかを観察して物質的現実に変えた瞬間に、それは時間・空間という二つの特性を帯びることになる。

量子場に入るには、それに近い状態を作ること

ブラボー！　私たちは量子場の可能性の中からより取り見取りで望むような現実を物質化する力がある。しかしそれには量子場にアクセスしなくてはならない。私たちはいつでもつながってはいるが、量子場からフィードバックをもらうにはどうすればいいだろう？　私たちがひっきりなしにエネルギーを発信して情報を量子場に送り、同時に情報をダウンロードしているのなら、そのやりとりをもっと効果的にするにはどうすればいいだろう？

次の章から、量子場に入る方法について詳細に解説していく。今ここで知っておいてほしいのは、時空を超越した量子場に入るためには、あなたも量子場に近い状態にならなくてはならないということだ。

あなたは時空が消えたような感覚を経験したことがあるだろうか？　たとえば車を運転中にある悩みごとについて真剣に考え込んでいる状況を想定してみよう。そのときあなたは身体

のことを忘れ（五感で周辺環境を感じない）、周辺環境のことを忘れ（外界が消滅する）、時間を忘れる（どれくらい我を忘れて没頭しているかわからなくなる）。このようなとき、あなたは普遍的知性にアクセスできる量子場の入口に立っていると言える。言い換えれば、そのときあなたは思考を他の何物よりもリアルな存在にしているということだ。

定期的にこの意識状態に入る方法について、量子場にアクセスして万物を活性化する普遍的知性と直接交信する方法については後ほど解説する。

意識を変える。人生を変える

本章を通じて私は、意識と物質が別物だとする概念から、それらは不可分だとする量子モデルへと読者諸氏を導いてきた。意識は物質であり、物質は意識である。何かを変えようと何度も試みてきた間、あなたの考え方には根本的に欠陥があったのではないだろうか。

おそらくあなたは、変わるべきなのは外的環境だと信じてきたのではないだろうか。「もしこんなに忙しくなければもっと体重を減らすことができて、幸せになれるだろう」などなど。それぞれのテーマと似たりよったりのバリエーションを掲げ、もしこうなら、ああなる、と。原因と結果。

もしあなたが時空の外にある意識、思考、感情、そして心の状態を変えることができたらどうだろう？　もしあなたが時間に先行して変わり、内面の変化を外界から見つけることができたらどうだろう？

それは可能だ。

私の人生、そして多くの人々の人生を根本からポジティブな方向に変化させたものは、「意識を変えることにより新しい経験と洞察を得ることとは単に自分でいるという習慣を断つことだ」と気づいたことだった。感覚を克服し、自分が過去に縛られてはいないと気づき、あなたが身体と環境と時間を超えて生き始めるとき、あらゆることが可能になる。万物を活性化させる普遍的知性はあなたを驚かせ、かつ喜ばせるだろう。この知性はあなたが望むものすべてにアクセスできるようサポートすること以外何も望んでいない。

つまり、意識を変えれば、人生が変わる。

娘の成功体験

話を先に進める前に、人生に大きな変化を起こすべく大いなる知性とつながることがどれほどパワフルかを示す例をご紹介しよう。

今は成人した私の子供たちが、本書第3部に書かれた過程に似た瞑想をした。そのテクニックを実践した結果、彼らはあっぱれな大冒険をやってのけた。幼少の頃から我が家ではほしいモノや実現したい経験を決めて努力することを義務付けてきた。我が家のルールでは、目標実現にあたり親が一切支援も干渉もしないということだった。子供たちは自分の頭で考えて、量子場にアクセスしながら自力で実現しなくてはならない。

二十代の私の娘は大学で美術を勉強している。ある春の日、私は娘に夏休みの目標は何かと訊ねた。彼女はやりたいことの長いリストを作っていた！　普通の大学生のように夏じゅうバイトに明け暮れる代わりに、彼女はイタリアで仕事をして、新しいことを学び経験し、少なくとも六都市をめぐり、友達が住んでいるフィレンツェに一週間滞在するという内容だった。彼女の計画では初めの六週間で仕事をしてお金を稼ぎ、残りの休暇を家で過ごすということだった。

私は娘がやりたいことについて明解なビジョンを持っていることを褒めたうえで、彼女の夢の夏がどんな風に実現するかについて考えるのは普遍的知性の仕事だと助言した。娘の仕事は「何」をしたいかを決めることで、「どのように」手に入れるかは大いなる意識の仕事の領域だ。

娘は夢が実現する前に考え、感じるという芸術的な訓練を積んでいたため、私は娘の来るべき夏がどんな風になるか（彼女がどんな人々と出会い、どんな出来事に遭遇し、どの都市を訪問するかなど）という意思を毎日確認するだけでなく、それらを経験したらどんな気持ちがするかも感じるようにと助言した。私は娘に、その夢の思考があまりにはっきりとリアルなため経験となり、脳のシナプスが現実だと誤認し始めるようになるまで繰り返し意識の中に光景を作るように言った。

もし娘が大学の寮の一室でイタリア行きを夢見ているだけだったら、同じ現実をそのまま生き続ける同じ人物以外の誰でもない。その時点でまだ三月だったが、その日から娘は夏の半分をイタリアで過ごした若い女性として生き始めなくてはならなくなった。

「オーケイ」と娘が言った。娘にとってそれはミュージックビデオを見て、その中に自分も入りたくなったとか、ほしいモノを好きなだけ買いまくりたいとかいう願望で、すでに実証済みの経験だった。これらは両方完璧なまでの優美さで実現していった。

私は娘にさらに釘を刺した。

「意識の中に作った経験を心に描いて椅子から立ち上がるとき、座っていたときと同じ君ではいけないよ。生涯忘れられない夏を過ごしたばかりの人であるかのように立ち上がらなくてはならないんだ」と。

「わかった」と娘が言った。娘はそれから毎日、新しい意識の状態を作り続けなくてはならないという私の助言を実践した。娘は毎朝意識の中でイメージを作り出したあと、その経験ができたことへの高揚した感謝の気持ちを抱きながら一日一日を過ごした。

その数週間後、娘から電話があった。

「パパ、大学がこの夏イタリアで夏期講座を開くんだって。この講座代と渡航や滞在などの費用を通常七千ドルかかるところ四千ドルで行けるんだけど、支払いを手伝ってくれる？」

親として娘に協力したくないわけではないが、それは娘が当初目標としていた経験ではないと私は感じた。量子場がすべての展開を決めるのを待つ代わりに、娘は夏の経験の結果をコントロールしようとしていた。私は娘に、イタリア旅行のイメージの中に本当に住んでいるように過ごし、それすら忘れるまで徹底的にイタリア語で考え、感じ、話し、夢を見るように助言した。

数週間後、娘からまた電話があった。娘は明らかに興奮した様子だった。娘はある日図書館で美術史の教師と雑談をしていたが、途中から会話がイタリア語に替わった。二人とも流暢なイタリア語が話せる。そのとき彼女の教師がこう言った。

「そうそう思い出した。私の同僚の一人がこの夏、イタリアに留学するアメリカ人学生のためにイタリア語初級の教師を探していたよ」

私の娘はもちろん雇われた。聞いてほしい。娘は語学教師としての給料（すべての経費込みで）をもらっただけでなく、六週間のイタリア滞在中に六つの都市をめぐり、フィレンツェで最後の一週間を過ごしたのだ。娘は夢の仕事を現実に引き寄せ、初めに描いた夢のリストを残らず実現した。

これはある若い女性が夢をつかもうと、伝統的な固い意志のもと、インターネットでリサーチし、教授をしつこく追いかけ回したりして、あれこれプランを物色した結果実現したという話ではない。原因から結果を引き出すという順序で進む代わりに、私の娘は結果を引き寄せられるところにまで意識の状態を変えたのだ。彼女は量子の法則を体現した。

彼女は量子場に存在していた望ましい運命に電磁的につながり、その結果身体が未来の出来事に引き寄せられていったのだ。経験が彼女を見つけたのだ。結果は予測不能だった。彼女が全く予想しないところから話がやってきて、共時的であり、内面に向かった彼女の努力の結果だということは明白だった。

これについてしばし考えてほしい。量子場からあなたを見つけようとしているのはどんな機会だろう？今この瞬間、あなたはどんな波動を発信しているだろう？次の瞬間はどうだろう？あなたの波動は望むモノを引き寄せるようなメッセージを発信しているだろうか？

あなたは意識の状態を変えられるだろうか？ひとたび新しい意識の中に住めるようになれば、新しい未来を観察することになるのだろうか？これらの答えはすべて、本書を最後まで読み進めばわかる。

第２章 環境を克服する

そろそろ主観的な意識が客観的外界に影響を与えることが何となくわかってきただろうか。波動の状態にある電子を崩壊させて素粒子に変えることにより観察者は素粒子の世界に影響を与え、具体的な出来事を創出できることがしっかりインプットされたことだろう。ここまで私がご紹介してきた量子力学の、意識が直接微小な量子の世界をコントロールしている（これらの最小粒子はもともと意識とエネルギーでできている）ことを立証する科学的実験についても信じていただけたことと思う。これが量子物理学の現在進行形だ。

しかし現実として意識があなたの人生に計測可能な影響を起こすことについてはまだ半信半疑なのではないだろうか？　それはこんな自問かもしれない。

「私の人生を変えるために、意識がどうやって大きな出来事に作用できるんだろう？　近い将来手に入れたい、新しい経験という具体的出来事を現実にするためにはどうすれば電子を崩壊できるんだろう？」

物質界の大きなサイズの現実を起こすなどということが自分にできるだろうかといぶかるのはうなずける話だ。私が目指すのは、思考が現実を創出することを受け入れるベースとして科学的な根拠を理解し、実際に機能するところを確認してもらうことだ。疑り深い読者には、その考え方が直接あなたの人生にインパクトを与えているという点について考えてほしい。

いつもと同じ思考と感情がいつもと同じ現実を再生産する

このパラダイムがあり得る話だと思えるなら、以下のことも可能だと信じるしかないだろう。あなたの個人的な世界の中で、いつもと同じ現実以外の何かを創出するには、あなたが日常的に考え、感じている内容を変える必要があるということを。

今日のあなたが昨日や一昨日のあなたと同じことを繰り返し考え、感じているとしたら、あなたはいつもと同じ状況を毎日再生産し、その状況があなたに同じように感じるように仕向け、その感情がいつもと同じ考え方を生み出していることになる。

ここでちょっとリスキーな比喩をしてみよう。この状況を輪の中を無限に走るハムスターと比較することをお許しいただきたい。意識的、無意識的を問わず、あなたが絶えず同じ問題について考えていると、あなたは似たような問題を繰り返し自分のために作り出すことになる。絶えず同じ問題について考えずにいられないのは、もしかしたらあなたの考え方そのものに起因しているのかもしれない。あなたが直面する問題がリアルに感じられるのは、その問題に直結した感情をたびたび思い起こしているせいかもしれない。あなたの人生の状況とマッチした思考と感情に固執している限り、あなたは同じ現実の状況を毎日再確認することになるだろう。

それではこれからいくつかの章にわたり、あなたが変わるために知っておくべき事柄について解説していこう。

変わるには、環境、身体、時間を超越しよう

人は大体以下の三つを何より大切にしている。環境、身体、そして時間だ。大切にしているだけでなく、それらと一体化していると思っている。しかし、あなたという習慣を断つために、あなたは自らの人生の状況を超越し、身体が記憶した感情を超越し、新しいタイムラインを生き始める必要がある。

変わりたいというからには、今の自分とは異なる理想の自分像——あなたの現在の環境、身体、時間軸に存在しているあなたより上等で、真似したいと願う理想形——があるはずだ。歴史に名を残す偉人たちはみなこの方法を知っていた——これから解説する概念やテクニックをマスターすれば、あなたも自分の人生を変えて偉大な人物になれる。

本章では環境をどのように克服するかについて論じている。これは次の二つの章で論じる

身体と時間を超越するというテーマの土台となる。

記憶が内的環境を作る

あなたという習慣を断つ話を始める前に、あなたの常識に訴えることをしたい。延々と同じ考え方、同じ感じ方をする習慣はそもそもいつ頃始まったのだろうか？

その答えは、思考と感情の出発点である脳について語る以外にない。最新の神経科学理論によると、脳は私たちが住む環境の中で、私たちが「知っている」ことを映し出すようにできていることがわかっている。人生の中で知り得たすべての情報は、知識と経験として脳のシナプス結束に収められている。

知遇を得た人々との関係、多様な所有物や見知ったモノたち、人生のどこかの時点で行ったことや住んだことのある場所をはじめ、人生で経験した無数の出来事はみな、脳の構造の中に収められている。一生を通じて毎日繰り返され、記憶された行動や態度もずらりと遠くまで並ぶ記録として脳の灰白質の襞の中にしっかりと刻み込まれている。したがって、私たちの人生のいろんな時期や場所で遭遇した人々やモノのすべてが文字通り私たちの脳を構成するニューロン（神経細胞）のネットワークに反映されているということだ。

人生のいろんな時期や場所で経験した人々やモノからなるこれらすべての記憶のことを集

合的に何と呼ぶだろう？ これを外的環境と呼ぶ。ほとんどの場合において、脳は私たちの環境、個人的な過去の記録、これまで生きてきた人生の記憶と同等のものだ。

朝起きてから夜寝るまでの間、私たちはお決まりのやり方で外界からの多様な刺激に反応し、外的環境は多様な脳の回路を活性化させている。こんな風にほとんど自動的反応を繰り返した結果、私たちは自らの環境と一体化して考え、反応するようになる。環境が私たちに思考を促すとそれに関連した神経細胞のネットワークが反応し、すでに脳内に記憶されている過去の経験を呼び起こす。つまり過去の記憶から引き出した、慣れ親しんだやり方で考えるように自動的回路ができ上がっているのだ。

思考が現実を決めるなら、そしていつも同じ思考（環境の産物であり、環境を反映している）にとらわれているなら、あなたは来る日も来る日も同じ現実を生産し続けることになる。したがって、あなたの心の中の思考と感情は寸分違わずあなたの外的環境とマッチすることになる。なぜなら、問題や条件、状況などすべてを内包したあなたの外的現実が、あなたの内的現実である思考と感情のあり方に影響を与えているからだ。

過去の記憶が、同じ経験の再生産を促す

毎日あなたは同じ面々（上司、配偶者、子供など）と顔を合わせ、同じこと（車でオフィ

スに出勤し、決められた仕事をこなし、ジムに行って同じエクササイズをするなど）をして、同じ場所（お気に入りのカフェ、勤務先、近所のスーパーなど）に行き、見慣れたモノ（自分の車、自宅、自分の歯ブラシ、自分の身体など）たちを見ているうちに、あなたがよく知っている世界で繰り返された記憶があなたに同じ経験をするように促すようになる。

これは環境が実際にあなたの意識をコントロールしていると言ってもかまわないだろう。神経科学では意識を「行動する脳」と定義していることからわかるように、あなたは自分が何者だと思っているかを外界に照らして想起することにより、同じ意識レベルを何度でも再生産している。あなたは自分の外的環境を形成する要素との関係から自らを定義しているため、あなたの人柄はあなたの外側にあるすべてのものによって定義されていることになる。こうしてあなたは自らの現実を、環境と一体化した意識を使って観察しているため、量子場に無限に存在する可能性の波動を崩壊させてあなたの意識にぴったり合った現実の経験を創り出している。同じものを創り続けているのだ。

環境と思考はそこまで一致していないし、あなたの現実はそれほど簡単に再生産されてはいないと考えるかもしれない。しかしあなたの脳があなたの過去を完全に記憶していること、そして思考は意識の産物だということから考えれば、ある意味あなたはいつでも過去を基準に考えていることになる。

同じ脳のハードウェアで、過去の記録と照合させながら反応していれば、あなたは過去と全く同じ意識レベルを創造していることになる。何故ならあなたの脳は自動的に既存の回路を刺激してあなたがすでに知っていて経験済みの、したがって予測可能な出来事を呼び起こすのだから。量子の法則（ちなみにあなたもこれに当てはまる）によると、あなたの過去はあなたの未来となる。

その理由。過去の記憶の中から考えていれば、過去の経験しか生まれない。あなたの人生で「すでに知っている」ことのすべてがあなたの脳に、以前と同じように考え、感じるように仕向けることにより予測可能な結果を生み出し、あなたの知っている通りの人生を再確認し続けることになる。あなたの脳は環境と同じだから、毎朝あなたの五感が同じ現実に接続され、同じ一連の意識をスタートさせていることになる。

外界から感覚器官（視覚、嗅覚、聴覚、感覚、味覚）が受信し脳が処理する。脳はすでにあなたの現実に存在し、知っているモノとそれらの情報を同化させる。目覚めたときに隣で寝ている人はあなたの配偶者だとわかるのは、過去に一緒に過ごした経験に基づいている。ドアの外で犬の吠え声を聞き、あなたは犬が外に出たがっていると知る。背中に痛みを感じ、あなたはそれが昨日と同じ痛みだとわかる。

あなたは、外界の見慣れた世界と、あなたが知っているあなた自身を、この次元、この時空にいる自分を思い出すことにより照合している。

日課――過去の自分との接続

毎朝、自分が誰で何処にいるといった感覚的な情報が脳からインプットされ、脳内の慣れ親しんだ過去の自分と接続された後、私たちは何をするだろうか？　たいていは判で押したように決まった行動をとり、無意識に自動的行動を続け、過去の自分と接続されたままで過ごす。たとえば、朝起きるときはベッドの同じ位置にいる。いつも通りにガウンを着る。鏡を見ていつもと同じ自分だと確認する。自動的動作でシャワーを浴びる。それからみんながよく知っているあなたになるように身づくろいをして、記憶された通りに歯を磨く。いつものコーヒーマグでコーヒーを飲み、習慣となっているシリアルの朝食をとる。いつもの上着を着て無意識にボタンを留める。

次に自動的に車に乗って勤務先を目指し、便利で見慣れたルートを通る。オフィスでは熟練した仕事を自動的にこなす。オフィスにはいつもと同じ顔触れ。同じ人がいつでも同じ感情を呼び起こし、あなたはこの仕事と人生についていつもと同じ結論に至る。

一日が終わると、早く夕食をとるために急いで家に帰る。お気に入りのテレビ番組を早くみるために急いで夕食をとる。早くベッドに入るためにお気に入りのテレビ番組を急いでみる。明日同じことを一から繰り返すために急いでベッドに入る。一日の中で脳は何か違うことをしただろうか？

毎日毎日同じ考えを巡らせ、同じ行動をとり、同じことを感じているのに、どうして何か違うことが突然人生に出現しないかと密かに期待できるのだろうか？　それが起きたらまさに狂気ではないか？　私たち全員が人生のどこかでこの手の限定的な生き方の犠牲となっている。その理由はもうおわかりだろう。

先ほどの例で、あなたは毎日同じ意識レベルを再生していると言える。環境はあなたの意識の延長だ（そして意識と物質は一体だ）と量子の世界が示すなら、あなたが同じ意識でいる限り、未来は現状維持されることになる。

したがって、あなたの環境が変わらず、環境に反応する思考も変わらないなら、現実の量子モデルに照らして言えば、同じ毎日を再生産することは明らかではないか？　こんな風に考えてみよう。インプットが同じなら必然的にアウトプットも同じになる。それならどうすれば新しい何かを創出できるのか？

苦境に結びつく習得回路

毎日同じ生活をして脳の神経回路に同じパターンを起こしているとどうなるかについて、お伝えすべき点がもう一つある。同じ意識を再創出することによりいつもと同じ現実に反応している（つまり脳内の同じ神経細胞を同じように発火すること）と、それがいいことであれ悪いことであれ脳内に同じパターンの回路が強化されていく。

神経科学には「ヘブの法則」というものがある。簡単に言うと「ともに発火する神経細胞同士は結束する」ということだ。何度も何度も同じ一連の神経細胞を発火させ続けていると、一連の神経細胞を結束させて一緒に発火するようになることをヘブの原則が再現して見せた。こうしてこれらの神経細胞同士は長い付き合いになる。(1)

「強化される」というのは、一連の神経細胞が何度も同じパターンで活性化され続けていると、長持ちする関連付けが起こり、神経細胞同士が結束するようになることを意味している。神経回路の発火が起きれば起きるほど、神経細胞間の静的経路（スタティックルーティング）ができ、細胞同士が結束するようになる。こうしてしばしば繰り返される思考や行動、感情などは無意識で自動的な習慣となっていく。環境が思考にそこまで影響を与えるとき、あなたの居住環境が習慣となる。

同じ考えばかり巡らせ、同じ行動ばかりして、同じ気持ちになっていれば、脳の習得回路はあなたの限定的な現実をそのまま投影した限定的な回路として強化されていく。あとはそれに沿って同じ意識で一瞬一瞬を生き続けるほうがずっと簡単で自然になる。

この自動反応周期はあなたの脳、それから意識に対し、あなたの外界という特定の現実をますます強化していく。あなたが外界に反応して同じ回路を強化すればするほど、あなたは自らの脳と個人的世界を同化させることになる。すなわちあなたは神経化学的に人生の条件に付帯することになる。脳が限定的な回路しか活性化させないため、あなたはその枠内でしか考えないようになり、極めて限定的な意識状態を形成する。この意識状態を人格と呼ぶ。

あなたという習慣が生まれるとき

神経回路の習慣が確立した結果、内的意識と外的世界という二つの現実はほとんど不可分となる。たとえばあなたが抱える問題のことばかり考え続けていると、あなたの意識と人生は合体して一つになる。客観的世界はあなたの主観的意識という色眼鏡を通じて見え始め、その結果現実は思った通りであり続ける。こうしてあなたは夢の幻想の中に迷い込む。

これを轍《わだち》と呼び、私たちはみな轍にはまっている。しかしそれは行動にとどまらず、態度や感情もつられて繰り返すようになる。ある意味環境の奴隷となることにより、あなたは自分でいる習慣を身につける。思考は人生の状態と同化し、その結果量子の観察者であるあなたは、あなたの限定的現実の再確認しかしない意識を創造している。外界の、よく知っている、変化することのない世界に反応する――これがあなたがしていることのすべてだ。

非常に現実的な話として、あなたは自分の外にある状況がもたらした結果物となっている。あなたは自らの運命の舵取りを放棄しているのだ。映画『恋はデジャ・ブ』の主人公役のビル・マーレイと違って、あなたは単調で終わりのない今の自分のありようと人生の顛末に抗うことすらしていない。もっと悪いことに、あなたはこの無限に繰り返す時間のループを引き起こした、謎めいて得体のしれない力の被害者ですらない。ループはあなたが自分で作っているのだから。

これには良い面もある。ループはあなたが作ったのだから、ループをやめることもまた可能だ。現実の量子モデルが示唆するのは、人生を変えるには私たちの考え方、行動の仕方、感じ方を抜本的に変えなくてはならないということだ。意識の状態を変えなくてはならない。私たちの考え方、感じ方、行動パターンは究極的に人格で、この人格が個人的現実を作っている。したがって、新しい個人的現実、新しい人生を作るには、新しい人格を作る必要がある。自分以外の誰かにならなくてはならない。

つまり変わるとは、私たちの現状や環境を超越して考え、行動するということになる。

「超越する」とは環境を無視して夢にしがみつくこと

環境を超越してあなたという習慣を断つための方法論に入る前に、話しておきたいことがある。

目の前の現実を超越して考えることは可能だし、歴史の本にそれを成し遂げた人々がずらりと並んでいる。男女を問わず、マーティン・ルーサー・キング・ジュニア、ウィリアム・ウォーラス、マリー・キュリー、マハトマ・ガンディー、トーマス・エディソン、ジャンヌ・ダルクなど。どの人も、量子場に潜在的に存在していた未来の現実の概念を心に描いていた。そのビジョンは五感では感じることのできない可能性として内的世界に生き生きと存在し、彼ら全員がそのビジョンをあとで外的現実として顕現させている。

彼らに共通していたのは、全員が自分自身よりずっと大きな夢、ビジョンまたは目標を持っていたということ。彼らはみな未来の運命を信じ、それが彼らの意識の中であまりにも現実味を帯びていたため、それがすでに実現しているかのように感じて生き始めたということだ。その時点ではまだ見たり聞いたり味わったり匂ったり、感じたりできていない。しかし彼らはあまりに自分の夢にとり憑かれていたために、時間を先取りして潜在的現実を物理的現実として行動していた。つまりすでに現実になっている様子を見ているように振る舞った。

たとえば、一九〇〇年代初頭にインドを植民地化したイギリスの帝国主義者宣言はインド人を失意の底に落とした。にもかかわらずガンディーは同胞たちの人生にまだ現れていない現実を信じた。彼は平等、自由、非暴力という概念を不滅の信念として全身全霊を傾けて支持した。

ガンディーは「すべての人に自由を」と願ったが、その当時の独裁国家の現実やイギリスによるコントロールはかけ離れたものだった。あの時代を席巻していた思想は、彼の希望や大志とは両極端をなすものだった。彼がインドを変える運動を始めた当時、自由という経験は現実に存在しなかったが、彼は逆境の証拠だらけの外界の様子にひるむことなく自分の理想を貫いた。

外界からのフィードバックを見る限り、それから長い間ガンディーの活動が奏功しているようには見えなかった。しかし彼の心のありようがその環境の状態にコントロールされることはほとんどなかった。まだ視界には存在せず五感では経験できないが、心の中では生き生きと存在している未来を信じる以外考えられなかった。彼は物理的に現在の環境の中で生きながら、今とは異なる未来の人生を信奉していた。彼は自分の考え、行動、感情が現在の環境のありようを変えるということを理解していた。そしてついに現実が変わり始め、彼の努力が報われた。

行動が意思と合致するとき、行動が思考と同等になるとき、意識と身体が協力し合うとき、言葉と行動が一致するとき……、膨大なパワーがその人に宿る。

歴史上の巨星たち：その夢はなぜ非現実的たわごとなのか？

歴史に名を残す偉人たちは未来の運命に対して断固とした信念を持っていて、現在の環境からすぐにフィードバックが来なくても動じることはない。彼らが望んでいる変化を示すような五感で感じられる兆しや物理的証拠がなくても、彼らは気にしない。しかし彼らがゴールと定めた現実について、毎日のように考えていたに違いない。彼らの意識は現在の環境を超越していた。なぜなら彼らの思考は環境にコントロールされていなかったからだ。彼らは本当の意味で未来の時代を生きていたのだ。

これら著名な人々に共通するもう一つの基本的要素は、彼らが望んでいることについての詳細を、明確に心に描いているということだ（どのように実現するかは大いなる知性に委ねることを思い出してほしい。彼らはこれを知っていたに違いない）。

当時の人々は彼らを非現実的だと揶揄したことだろう。実際彼ら自身も彼らの夢も、完全に非現実的だった。彼らが思考、行動、感情の中で信奉していたものは、当時の現実には存在していないという意味で、現実的でなかった。無知で批判好きな人々は彼らのビジョンをたわごと《ナンセンス》だと言ったかもしれない。そして、感覚《センス》を超越して存在していたという意味で、反対論者は正しかったと言える。

もう一人の例を挙げよう。ジャンヌ・ダルクは無謀だと言われ、狂人とまで言われた。彼女の考えは当時の社会通念に真っ向から対立するものだったため、当時の政治権力にとって脅威となった。しかし彼女のビジョンが現実になったとき、彼女は比類なき偉人と称された。

人が環境を無視して夢を抱くとき、それを偉大さと呼ぶ。後述するが、環境を克服することは、身体と時間を克服することと分かち難くつながっている。ガンディーのケースで、彼は外界（環境）で起きていることに影響されなかった。彼は自分の感情や自分に起きること（身体）を気にかけることなく、自由という夢を実現するのにどれほど長く（時間）かかろうと気にしなかった。彼は、これらすべての要素は遅かれ早かれ彼の意思に従うことになると初めから悟っていた。

歴史上の巨星たちはみな、彼らの考えが意識の中であまりに鮮明に生きていたため脳のなかではすでに起きたことのようにとらえられていたのだろうか？ あなたも思考だけで別の人格になれるだろうか？

心の中でリハーサル：思考が経験になるとき

脳は変えられることを神経科学が証明している。したがって、考え方を変えるだけで（つまり環境を全く変えることなく）行動、態度、信条も変えられるということになる。心の中でリハーサル（行動をしている様子を繰り返し想像する）することにより、脳の神経回路は私たちの目標を反映した再組織化を行う。私たちは、あたかもその出来事がすでに物理的現実となったかのように脳が変化するまで思考をリアルにとらえることができる。外界で実際の経験となる前に、脳を変えられるということだ。

例を挙げよう。片手で弾くピアノ曲の練習を心の中のリハーサルとして五日間、毎日二時間行った（物理的に一度もピアノの鍵盤に触れていない）被験者グループが、実際にピアノを弾いて同じ曲の練習を同じ期間行ったグループと全く同じ脳の変化を示したという話を前

著“Evolve Your Brain”（前掲）で紹介した。(2)

機能的脳スキャンでは、被験者全員の脳の特定部分のニューロンの一団が活性化し、拡大したことを確認した。端的に言えば、心の中で音階をたどり練習したグループは、実際にピアノを弾いて練習したグループとほぼ同じ数の脳回路を作り出したということだ。

この実験が二つの重要なポイントを指摘している。ひとつは、考え方を変えるだけで脳を変えられること。そしてもうひとつは、心底ひたむきに一つのことに意識を集中させるとき、脳はそれが意識の内的世界なのか、外的環境で実際に経験しているのかを識別できないということ。思考は経験となり得る。

この概念はあなたが古い習慣を断ち（古い神経の結束を取り除く）、新しいものに入れ替えようとする（新しい神経ネットワークを作る）とき、それが成功するか失敗するかを握るカギとなる。それでは意識の中だけで、実際にピアノを一度も弾くことなく練習をした人々に起きた、学習の様子について詳しく見てみよう。

◇◆◇

物理的、あるいは意識の中にかかわらず、あるスキルを習得するにあたり脳を変える際にたどる以下の四つの要素がある。知識を学習する、具体的指導を受ける、注意を払う、繰り返す。

学習とはシナプスネットワークを作ること。指導とは、新しい経験を身体に覚えさせることで、これにより脳はさらに強化される。新しいスキルに注意を払い、何度も何度も繰り返すうちに、脳は変化する。

実際にピアノの鍵盤に触れて練習したグループはこの手法通りにやって新しい脳の回路を開発させた。

意識の中だけでピアノの練習を行ったグループもこの手法に従ったが、彼らの身体は一度も物理的にピアノに触れることがなかった。意識の中で、彼らは自分がピアノを弾いている様子を簡単に想像できた。

繰り返し意識の中で練習をした後、彼らの脳には、実際に鍵盤に触れて練習をしたグループの脳と同じ神経学的変化を見せたことを思い出してほしい。新しいニューロンのネットワーク（神経ネットワーク）が構築されたのは、彼らが物理的に経験することなく、事実上すでにピアノの練習を習得していることを証明している。彼らの脳はピアノを弾くという物理的出来事が起きる前から「未来に存在していた」と言える。

人類の肥大した前頭葉と、思考を何よりリアルなものととらえられる稀有な能力のため、前脳はごく自然に外的環境から聞こえてくるノイズの音量を下げ、ひたむきに考えている事柄だけに集中できるように操作できる。この手の内的プロセスにより私たちは意識のイメージングに没頭することができ、脳は実際に経験することなく回路の連結作業を行える。環境を無視して意識を変え、さらに辛抱強く集中を切らすことなく理想に意識を固定させるとき、脳は環境の先を行く。

これが心の中で行うリハーサルで、あなたという習慣を断つときの重要なツールとなる。私たちがあることだけを繰り返し排他的に考えているとき、思考が経験となる瞬間と遭遇する。これが起きると、神経のハードウェアが思考を経験ととらえて連結を再構築する。これが、思考が脳を変え、結果として意識を変えた瞬間だ。

神経学的変化は環境での物理的接触がなくても起こり得ると理解することは、あなたという習慣を断つために重要である。ピアノの練習実験が示す、もっと大きな意味合いについて考えてみよう。心の中でのリハーサルという同じプロセスを、私たちが願っている経験に当てはめるとしたら、それが現実の経験となる前に、脳は変えられる。

望ましい未来の出来事が起きる前に脳を変えられるのなら、あなたの人生の中で現実となる前にあなたの意思と一致する動きができるような神経回路を作り出せるということだ。今より望ましい考え、行動、ありようを繰り返し心の中でリハーサルをすることにより、あなたは新しい出来事の準備に必要な生理学的ハードウェアをインストールすることになる。

実際のところ、起きているのはそれ以上だ。本書では脳をハードウェアにたとえているが、このハードウェアは身体構造、骨格から神経細胞までを含んでいる。あなたの神経学的ハードウェアを繰り返しインストールし、補強し、改良していけば、その繰り返しの先にあるのは神経ネットワークであり、それはつまり新しいソフトウェアプログラムだ。コンピュータソフトウェアのように、このプログラム（たとえば行動、態度、あるいは感情の状態）は自動的に作動する。

新しい経験に対応するために、あなたはここまで脳を開発してきた。そして率直なところ、あなたは挑戦を受けて立つための心構えができていることと思う。意識が変われば脳が変わる。脳が変われば意識が変わる。

目先の環境下の状態とはかけ離れたビジョンを実践するときが来たら、あなたは確固としたブレない意思のもとで考え、行動する準備がすでに整っていることもじゅうぶんあり得る。実際、未来の出来事を生きる自分の行動のイメージを練りに練っているうちに、新しい意識の状態でいることがますます楽になっていく。

目に見えないし他の五感でも感じられない未来の現実（意識の中で何度も練ってきたために脳がすでに外的環境で実際に起きた出来事であるかのように変化している）を、あなたは信じることができるだろうか？　もしできるなら、あなたの脳は単なる過去の記録装置ではなくなり、未来地図となるだろう。

思考を変えることで脳を変えられるとわかったからには、あなたの身体も、望んでいる状況が実際に起きる前に起きているかのように変えられるだろうか？　あなたの意識はそこまでパワフルか？　次章で解明しよう。

第３章　身体を克服する

思考は真空状態で起きるわけではない。何かを思うとき、脳には生化学的反応が起き、化学物質が生成される。本章で明らかにしていくように、思考が起きると脳は特定の化学信号を身体に送り、この信号は思考のメッセンジャーとなる。脳からの化学メッセージを受け取ると、身体は瞬時に脳が考えていることに直結するような反応を起動して対応する。「身体は脳が考えているのと全く同じように感じている」という確認メッセージが、瞬時に身体から脳に送り返される。

普段どれほど思考と身体が一体化しているか、そして新しい意識をどのように作るかといった過程を理解するにあたり、あなたの人生に脳とその化学的性質が果たす役割の恩恵について知っておく必要がある。脳と、それ以外の身体がパワフルな電気化学的信号で交信していることが、過去二、三十年でわかってきた。私たちの両耳の間には大規模な化学工場があり、無数の身体機能の統合管理を行っている。難しい話ではないのでご心配なきように。これは

細胞の活動

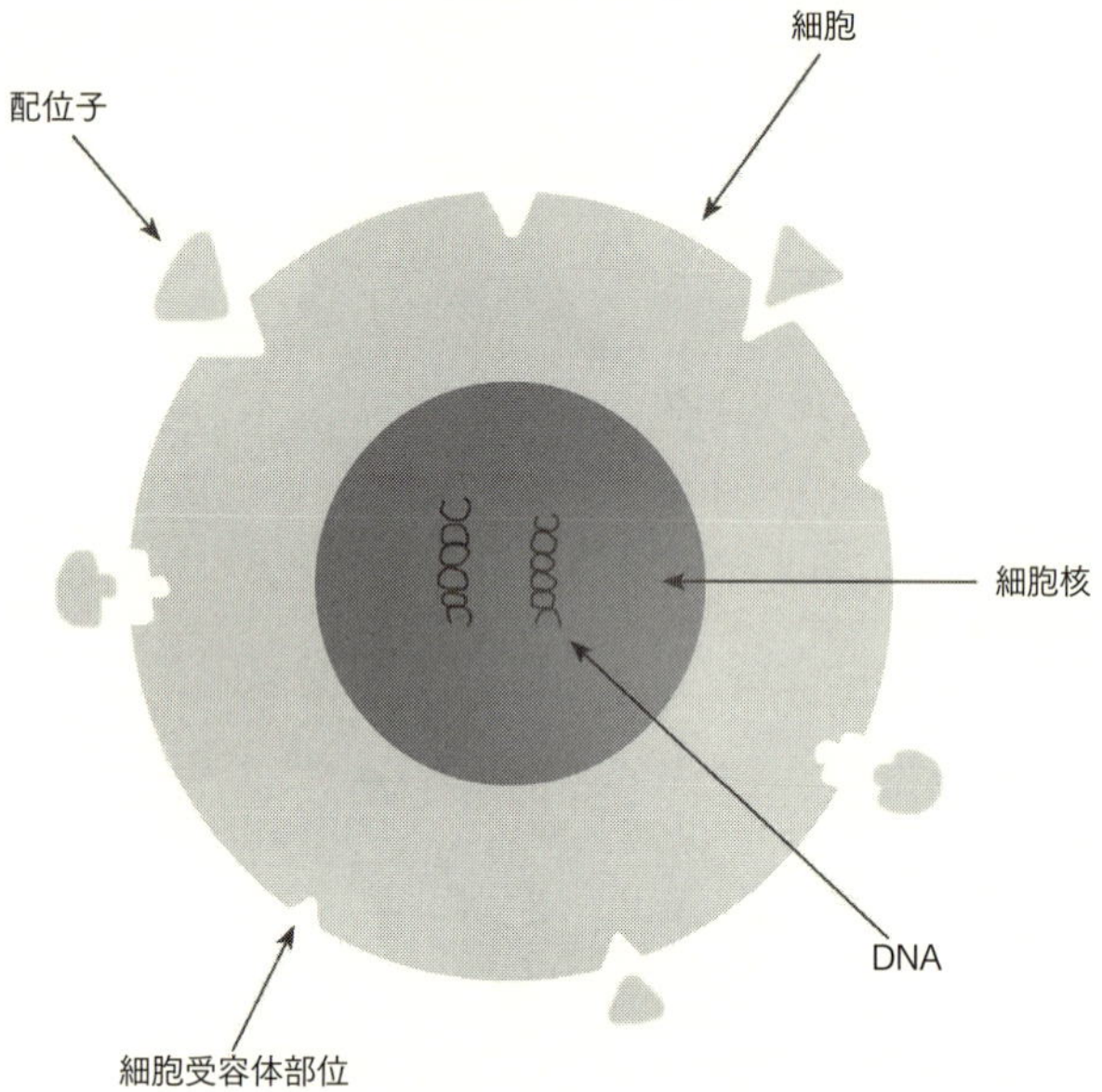

《図版 3A》細胞は受容体部位を通じ、細胞外から入ってくる重要な情報を受け取る。信号は細胞に無数の生物学的機能を行わせる。

脳化学初心者用講座で、学ぶべきことは数えるほどしかない。

すべての細胞の外側の表面には受容体部位があり、外から情報を受け取るようになっている。受容体部位と外から入ってきた信号とが化学的、周波数的、電荷的に合致したとき、細胞にスイッチが入り、仕事を始める。《図版3A》

神経伝達物質、神経ペプチド、ホルモンは、脳活動と身体機能の原因と結果をつかさどる化学物質だ。これら三つの化学物質は配位子《リガンド》（リガーとはラテン語で束ねる、の意）

脳と身体の配位子の役割概要

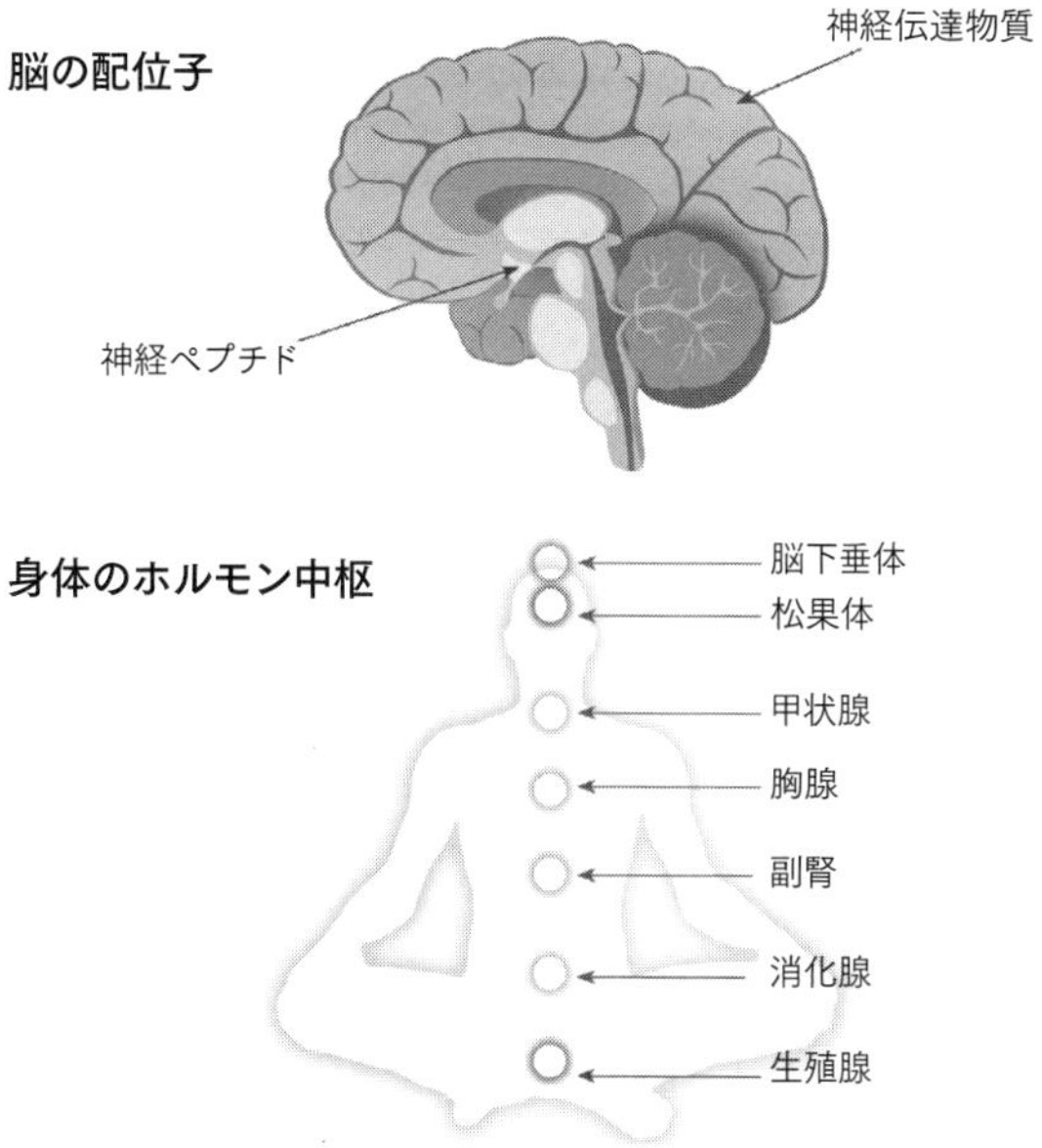

《図版 3B》神経伝達物質はニューロン間を結ぶ多様な化学メッセンジャー。神経ペプチドは体内にあるそれぞれの腺でホルモンを作る信号を送る化学の配達人。

と呼ばれ、千分の数秒のうちに細胞とつながり、交信し、影響を与える。

——神経伝達物質は主として神経細胞間に信号を送る化学メッセンジャーで、脳と神経系のコミュニケーションを行っている。神経伝達物質には数種類あり、それぞれ異なる活動をする。脳を高揚させるものや鎮めるもの、眠気を起こすもの、目覚めさせるものなどがある。これらの物質はニューロンの結束を外したり強化したりできる。ニューロンに送られたメッセージを書き換え、連結したすべての神経細胞に情報の更新を伝達することもできる。

——神経ペプチドは配位子の第2タイプで、メッセンジャーの大半がこれである。脳の視床下部というところでほとんどが製造される（近年の研究では免疫系もこれを作ることがわかっている）。この化学物質は脳下垂体を通り、特定の指示通りに全身に化学的メッセージを発信する。

——神経ペプチドが血流を通っていろんな組織（主に分泌系）の細胞にくっつく。そして配位子の第3タイプ、ホルモンのスイッチを入れ、人の感じ方に影響を与える。神経ペプチドとホルモンは人の感情をつかさどる化学物質だ。

本書の目的に合わせ、神経伝達物質を主に脳と意識からの化学メッセンジャーとして、神経ペプチドを脳と身体を結んで身体が特定の感情を持つように仕向ける化学信号として、そしてホルモンを主に身体的感情にかかわる化学物質として考えよう。《図版3B》

たとえば性的な妄想に耽るとき、これら三つの要素の全部に行動指令がかかる。第一に、妄想をいくつか思い描くと脳はすぐに神経伝達物質のいくつかを刺激してニューロンのネットワークを起動し、それがあなたの意識の中でイメージを結ぶ。これらの化学物質は特定の神経ペプチドを血流に送るように刺激を与える。それが生殖腺に到達すると、ペプチドはその組織にある細胞に結合する。こうしてホルモン系が起動し、ただちにことが起こる。妄想をリアルに思い描いたために身体が実際の性的体験に備えて事前に態勢を整えたのだ。これは心と身体がパワフルに結びついていることを表す好例だ。

同様にあなたの愛車に凹みを作った十代の息子にどう接したらいいかと考え始めると、神経伝達物質はあなたの脳で起きている思考プロセスに特定の意識レベルを生み出し、神経ペプチドは全身に特定の化学信号を送る。その結果あなたは身体全体でイライラを感じ始める。ペプチドが副腎に到達すると、副腎はアドレナリンとコルチゾールというホルモンを分泌するよう促される。そうなるとあなたは完全に興奮状態となる。化学的に言えば、あなたの身体は臨戦モードになっている。

思考と感情のループ

いろんな思考を巡らすとき、脳の回路はそれに対応した順番、パターーン、組み合わせを刺激し、その思考に合致した意識レベルを生み出す。思考に合致したニューロンのネットワークが起動すると、脳はその思考にぴったり合った特定の化学物質を作り、あなたは考えている内容にマッチした感情を体感する。

したがって、壮大な思考、思いやりの思考、喜びの思考を巡らすとき、それらはあなたに壮大で思いやりに満ち、喜びにあふれる感情を起こさせる化学物質を作る。これと同様に否定的な、恐怖にとらわれた、落ち着きのない思考はそれに見合った反応を生み、数秒もしないうち

思考と感情のサイクル

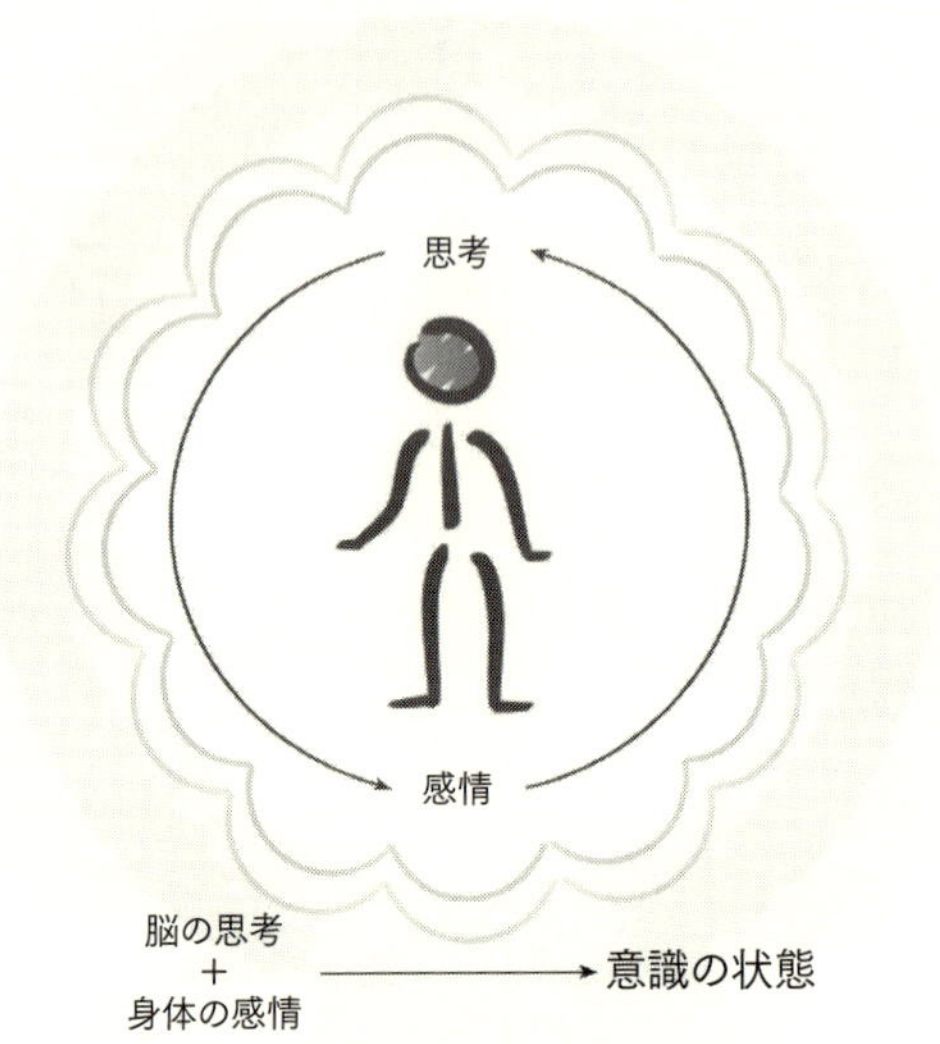

《図版 3C》脳と身体の神経化学的関係。ある思考を巡らすとき、脳はその思考に合致した感情を起こす化学物質を生み出す。思考にマッチした感情を抱くと、以後感情に合わせた思考をするようになる。切れ目のないサイクルは意識の状態と呼ばれるフィードバックのループを生み出す。

に否定的な、不安に駆られた、せっかちな感情が湧いてくる。

脳と身体の間には一瞬一瞬にある種の共時性が起きている。実際ある思考に見合った感情を抱くと――脳は常に感情と連動しているため――私たちは感情に見合った思考をするようになる。脳は身体が何を感じているかを常にモニタリングしている。身体から受信した化学信号のフィードバックに従って、脳は身体が感じているものと対応する化学物質をさらに生産するような思考を生み出す。すると脳は思考パターンに見合った感

情を初めから抱くようになり、感情パターンに見合った思考をするようになる。《図版3C》

本書の全編を通じてこの話をさらに掘り下げていくが、思考は主として意識（そして脳）とつながり、感情は身体とつながっていることについて考えてみよう。身体の感情が特定の意識状態から思考とつながると、意識と身体は一体となって働く。意識と身体が一致しているとき、その結果生じるものが「意識の状態」と呼ばれるものだということを思い出してほしい。四六時中同じことを考えて感じる、感じて考える過程が意識の状態を作り、それが現実に作用する結果を創造すると考えてもいいだろう。

意識の状態とは、あまりに慣れ親しんだ結果自分の個性の中核をなすに至った思考と感情の状態、考え方と感じ方を指す。そして私たちはそのときの考え方（そして感じ方）や心のありようを以って自分自身と捉える。

私は怒っている。私は苦しんでいる。私は感銘を受けた。私は不安だ。私は否定的だ……。しかし何年もの間同じ思考にはまり、それにともなう感情にはまっていると、思考は感情に取り込まれ（ハムスターの輪）、意識の状態は記憶される。そうなると「私は○○だ」というとき、それは断固とした絶対的宣言となる。つまりその時点で私たちはその意識の状態によって自らを定義している。思考と感情の融合だ。

たとえば私たちはこんなことを言う。

「私はこれまでずっと怠け者だった」「私は心配性だ」「いつも自分のことがわからない」

「自尊心に問題がある」「私は怒りっぽくせっかちだ」「私はあまり頭がよくない」などなど。

これらの記憶された感情はほかのすべての人格に影響を及ぼす。

警告：感情が思考を規定するとき、あるいは自分の感情の枠内でしか考えられないとき、私たちが変わる可能性はゼロだ。変わるとは感情の枠外で考えるということだ。変わるとは、記憶された自分像が慣れ親しんでいる感情を超越した行動を取ることだ。

実例を挙げよう。あなたが朝車で勤務先に向かう途中、数日前に同僚と激しく言い争ったことを思い出したとしよう。その同僚とそのシーンにまつわる思考をたどるとき、あなたの脳は特定の化学物質を放出し、それは全身を駆け巡る。すぐにあなたは思考に合わせて感じ始める。あなたはおそらく怒っているだろう。

あなたの身体は、「全くだ。ムカついているよ！」というメッセージを脳に返信する。もちろん、常に身体と交信し、体内の化学物質の状態をモニタリングしている脳は、あなたの身体が感じた突然の感情の変化の影響を受ける。結果、思考も変化する（思考に合致した感情を抱いた瞬間、あなたは感情に合致した思考を始める）。怒りと不満の思考を抱き続けることにより、あなたは無意識に同じ感情を補強し続ける。するとそれがさらなる怒りと不満の感情を呼び起こす。それはつまり感情が思考をコントロールしていることになる。身体が思考を操縦している状態だ。

このサイクルが回り続けるうちに、怒りの思考はどんどん怒りの化学信号を体内に送り、怒りの感情に連結したアドレナリンを放出する。こうして今あなたは怒りに震え、攻撃的になる。顔が紅潮し、胃がキリキリ痛み、頭はガンガンし、筋肉が硬直してくる。高揚した感情は体内にあふれかえり、身体の生理学的組成を変える。合成された化学物質は脳の特定の回路のスイッチを入れ、激しい感情に合致した思考を起こさせる。

こうしてあなたは同僚に、心の中で怒りのセリフを十通りくらいぶつけてみる。怒りに震えながらあなたは今の怒りを正当化できる数々の過去の証拠を集め、これまでずっと耐えてきた不満を訴える手紙を書くためのブレインストーミングを始める。心の中であなたは勤務先に着く前に上司にその手紙を渡している。あなたは放心状態で車を降り、ほとんど自殺しかねないくらいの狂気にとらわれている。怒る人の見本の出来上がりだ……。これらすべてが、一つの思考から始まっている。この時点で、感情の枠を超えた思考は不可能に思える。変わることの難しさがここにある。

脳と身体のコミュニケーションサイクルの結果、私たちはこの手の状況を予測して反応するようになる。同じ思考と感情のパターンを作り、無意識に自動的に反応し、そのルーティーンに埋没する。これが化学的見地からみたあなたの機能のからくりだ。

意識が身体の司令塔か、身体が意識の司令塔か

変わることはどうしてこれほど困難なのか？

たとえばあなたの母親が苦しみを愛していると想像してほしい。長い間近くで見ていて、あなたは彼女の行動パターンが人生でほしいものを実現させてきたことを無意識に刷り込んでいる。あなたもまた人生でいくつかの困難を経験し、苦しみを味わったとしよう。そのつらい記憶は今でも思い出すとそれにまつわる人々や場所、時間が想起され、当時の感情が鮮明に蘇る。あなたは当時の記憶をしょっちゅう思い出しているため、当時の状況が簡単に、ほとんど自動的に再現できるようになる。さて、あなたが苦しみについて考え感じ、感じて考え、のサイクルを二十年以上繰り返したらどうなるか想像してほしい。

実際あなたは過去の出来事をいちいち思い出さなくても、その感情を抱くようになる。いつも通りの感情以外の考えに基づいて行動することは不可能となる。繰り返し想起される思考と感情（苦しみを感じた出来事やその後の出来事なども含め）により、あなたは苦しみの体験をすっかり暗記している。こうしてあなたの自分像と人生は、被害者感情と自己憐憫によって色付けされていく。二十年以上にわたり同じ思考と感情と付き合ってきたおかげで、あなたの身体は意識的に何も考えなくても苦しみの感覚を覚えている。ここまで来ればそれはごく自然なノーマルモードとなっている。それはあなたそのものだ。ここであなたのどこかを変えようとしても、その道は常に元いた場所に舞い戻り、慣れ親しんだ自分に逆戻りしてしまうだろう。

ほとんどの人は気づいていないが、何か感情が高ぶる状況に遭遇するとき、私たちの脳はそれ以前の同等の経験と全く同じ順番とパターンで着火する。こうして前回と同じ回路を補強して、さらに盤石なネットワークにしている。脳と体内に（程度の差によって量は異なるが）全く同じ化学物質を作り、あたかも前回と同じ経験をしているような状態になる。こうするうちに化学物質は身体にこの感情を記憶させるように働く。思考と感情が誘発した化学物質、感情と思考、そしてニューロンにスイッチが入り連結するといった一連の動きにより、意識と身体は限定的な自動プログラムに従って作動するようになる。

人の一生の中で私たちは過去の体験を何千回と繰り返し生きることができる。こういう無意識の繰り返しは、意識と同等あるいはそれ以上の影響力で、身体に特定の感情の状態を記憶させていく。意識より先に身体が反応するようになるとき、身体は意識そのものとなり、それを習慣と呼ぶ。

私たちの個性や人格は三十代半ばで完全に固定すると心理学者はいう。だとすれば三十五歳以上の私たちは、無意識にプログラミングされた行動パターン、態度、信念体系、感情的リアクション、癖、スキル、体系化した記憶、条件反射、知覚といった一連のセットを記憶しているということになる。身体が意識となっているため、これらのプログラムは自動的に私たちを動かしている。

それが意味するのは、私たちが同じ考えを繰り返し考え、同じ気持ちを繰り返し感じ、外界の刺激に全く同じように反応し、同じ行動パターンで生活し、同じ信条を支持し、いつでも同じ現実認識を持っているということを指す。中年期[1]までには人格の95パーセントが一連の無意識プログラムで、車を運転する、歯を磨く、ストレスで過食する、将来の不安に駆られる、友人を批判する、日常の不平不満を言う、両親を責める、自分を信じない、いつでも不幸だと嘆く、など自動プログラムは枚挙にいとまがない。

起きているように見えるだけ

身体が無意識の思考母体となったので、身体イコール意識となっている状況下での行動に、顕在意識の存在意義はほとんどなくなることは容易にわかる。何かを考え、感じ、反応した瞬間に身体が自動プログラムを作動させる。私たちは意識を失った状態にある。

例を挙げよう。ある母親がミニバンを運転して子供を学校まで送っていく。その最中に彼女はどうやって渋滞を避け、議論を終わらせ、コーヒーを飲み、ギアを入れ替え、息子が鼻をかむのを手伝うといった動作を同時にできるのだろうか？ コンピュータプログラムと同じようにこれらは自動運転機能で、流れるように楽々と作動するようになっている。何度も繰り返した結果、ママの身体はこれら全部のやり方を暗記しているので、すべてを上手にこなせるのだ。それぞれの動作をどうやるか、いちいち考えてはいない。これらはみな習慣化している。

考えてほしい。わずか5パーセントしかない顕在意識が、自動プログラムを操作している

95パーセントに必死に立ち向かっているということを。私たちは一連の動作をしっかり暗記しているため、私たちは自動的習慣的身体＋意識となっている。実際のところ、身体が思考、行動、感情などを、身体が意識と一体になるまで暗記すると、私たちは私たち自身の記憶そのもの（の状態）となる。そして三十五歳までに私たちの95パーセントが記憶された行動や習慣的感情や反応の自動プログラムだとしたら、私たちの一日の95パーセントは無意識状態にあることになる。起きているように見えるだけだ。やれやれ！

ある人が意識的にハッピーで健康で自由になりたいと願っても、それまでの二十年間の経験が苦しみに見舞われ、痛みと自己憐憫の化学物質のサイクルを幾度となく繰り返していれば、身体は習慣的に苦しみモードでいることを暗記していることになる。自分が今何を考えているか、しているか、感じているかを意識しなくなったとき、私たちは習慣で生きている。私たちは無意識になる。

最も断たなくてはならない習慣は、自分でいるという習慣だ。

身体が采配を振るうとき

習慣モードにある身体の具体例を示そう。電話番号をどうしても思い出せなかった経験があるだろうか？　どれほど頑張っても電話をかけるために必要な全部どころか三桁分も思い出せないということが。にもかかわらず受話器を取ってダイヤルに手をかけた途端、すらすらと電話番号が出てきたという経験はないだろうか? あなたの顕在意識、思考する脳は番号を忘れてしまったが、何度も同じ番号に電話をかけて指が練習を積んでいたため、身体は脳よりもよく番号を記憶していたのだ(この例は短縮ダイヤルや携帯電話が登場する前に大人になった人向けだ。ATMでPINコードを入力するとき、同じ経験をするかもしれない)。

似たような例で、私が通っているジムではダイヤル式のロッカーを使っていた。あるとき私はエクササイズを終え、あまりに疲れていたために暗証番号を思い出せなかった。ダイヤルを見つめて三つの数字を何とか思い出そうとしたが駄目だった。しかしダイヤルを回した途端、ほとんど魔法のように暗証番号が浮かんだ。これもまた、同じ動作を繰り返した結果、身体が顕在意識を上回る記憶力を発揮した例と言える。

三十五歳までに私たちの人格の95パーセントは無意識の記憶システムとなっていることを思い出してほしい。身体は自動運転で一連の行動パターンや感情的反応のプログラムを回している。言い換えれば、身体が采配を振るっている。

召使いが主人になるとき

実のところ身体は意識の召使いだ。したがって身体が意識になったとき、召使いが主人になったことになる。かつての主人(顕在意識)はスリープモードに入る。意識はまだ身体を支配しているつもりかもしれないが、身体は記憶された感情に匹敵する決断に影響を与えている。

さて、意識がコントロールを取り戻したいと思ったとしよう。身体は何と言うだろうか？

「今まで一体何をしていたんだよ？　また眠っていろよ。私が全部うまくやっているよ。あんたは無意識に私の命令に従ってきたし、私が今までこなしてきた仕事をする意思も粘りも知覚能力もないじゃないか。あんたを楽にしてやろうと思って、何年もかけて受容体部位の改造までやったんだぞ。あんたが仕切ってきたつもりかもしれないが、私が陰でずっと支えてきたんだ。慣れ親しんだ感情に見合った決断をするように導いてきたんだよ」

覚醒している5パーセントが無意識の自動プログラムを作動させている95パーセントに逆らうとき、95パーセントは非常に反射的になり、ほんの一筋の迷いや、外界からのちょっとした刺激に反応し、自動プログラムを回し始める。そうして元の古い、変わり映えのしない、同じことばかり考え、同じ行動を繰り返す自分に戻ってなお、何か違うことが人生に起きてほしいと期待している。

コントロールを取り戻そうとするとき、身体は脳に信号を送って意識の目指すゴールをあきらめさせようとする。いつも通りの意識の状態の習慣からはみ出るべきじゃない、いつもと違うことをするべきでないなど、逆らう根拠をずらりと並べたて、私たちの内面では葛藤が起こる。身体は意識の弱点を知り尽くしている上に助長までしてきたため、弱みをひとつ残らず突いてくる。

私たちは心の中に最悪のシナリオを思い描き、慣れ親しんだ感情の枠内に留まれるようにする。なぜなら第二の天性となっている体内の化学物質の秩序を乱すと、身体はカオスに陥るからだ。身体の内なる声はくどくどと不満を言い、私たちは多くの場合耐えきれなくなって身体に屈服する。

無意識に介入して書き換える

どんなプログラムが作動しているかを知っているのは無意識だけだ。コンピュータで何か作業をしている最中に突然自動プログラムが立ちあがり、あなたはそれを止められないという経験はあるだろうか？　意識の力で身体に組み込まれた自動的無意識プログラムを止めようとすることとは、たとえるなら突然誤作動を始めたコンピュータ（複数のプログラムが同時に作動していて、処理不能のエラーメッセージのウインドウが次々に出てくる状態）に向かって怒鳴っているようなものだ。

「おい、やめてくれ！」

しかしコンピュータは全く意に介さない。何らかの介入（あなたがオペレーティングシステムに入り、設定を変える）がない限りコンピュータは同じ動きを続ける。

本書であなたは無意識に介入し、新しい戦略にプログラムを書き換える方法を学んでいく。事実上あなたは古い思考・感情パターンを白紙に戻し、連結したものをばらばらに解いたあと、なりたい自分像に沿った新しい思考・感情パターンを脳に再学習させ、再結合させなくてはならない。新しい意識に合わせて身体を調節すれば、両者は相反する動きをやめて調和するようになる。ここが変わるためのスタート地点だ……自分創造というゴールへの。

推定有罪

暗記されている感情の状態を断ち切って意識を変える決心をするとどうなるか、実際の状況に当てはめてみよう。私たちが誰でも味わったことのある心の状態——罪悪感だ。思考と感情のサイクルがどのように抵抗するかについて、罪悪感を例にとってみよう。それから脳＋身体のシステムが司令塔の座を守り、好ましくない意識の状態をキープするために行う努力の数々について示していく。

あなたが何かにつけてしょっちゅう罪の意識を感じているとしよう。ちょっとした行き違いにより、誰かが理由なくあなたに怒りをぶつけるとかいったきっかけで、人間関係がうまくいかなくなったときでも、あなたは自分が悪かったという結論に達し、心を痛める。あなたが「自分のせいだ」と習慣的に発言したり考えたりするタイプの人だと想定してみよう。

自分に対して二十年間それをやり続けた結果、あなたはいつでも自分が悪いと感じ、自動的に罪悪感を意識するようになる。こうしてあなたは自分が悪いという環境を作り出した。ほかの要素もこれに手を貸しているが、ここではあなたの思考と感情があなたの意識の状態と環境を作ったという概念でとらえておこう。

罪悪感を意識するたびに、あなたは身体が特定の化学物質を作って罪悪感を感じるよう信号を送っている。あなたはこれをあまりに頻繁にやってきたため身体中の細胞が罪悪感の化学物質の洪水状態となる。

各細胞の受容体部位は罪悪感に直結した化学物質をより効率よく取り込み、処理できるように態勢を調節している。罪悪感をあまりに大量に浴び続けてきたため、各細胞はその状態をノーマルモードと捉え、最終的には身体がノーマルと捉えるものは心地よいと解釈するようになる。それはさながら空港の近くに何年も住んでいるようなものだ。飛行機の爆音に慣れてしまい、あえて聞こうとしなければ聞こえなくなる。気がつくのはジェット機が通常の軌道より低空飛行して、普段よりずっと大きな騒音を発するときだけだ。細胞でもこれと同じことが起きる。罪悪感の化学物質を大量に浴び続けた結果、細胞は文字通り鈍感になる。感知するためにはより強くパワフルな感情、つまりより強い刺激がないとスイッチが入らなくなる。そしてより強い罪悪感の刺激をもたらす化学物質が身体のスイッチを入れるとき細胞は、コーヒー好きが朝一のコーヒーをひとすすりした際のように、刺激にピンと反応する。

それぞれの細胞が寿命を迎え、分裂して子供の細胞を作るとき、新しくできた細胞の外側にある受容体部位のスイッチが入るには、親の細胞よりさらに強い罪悪感の限界値を持つ刺激が必要となる。こうして身体は自らが生きていると感じるために、さらに強くほとばしるような罪悪感を要求するようになる。あなたは自らの行為により、罪悪感依存症となった。

あなたの人生で何かうまくいかないことやつまずきがあるたびに、あなたは自動的に自分に罪があると判断する。これは今やあなたにとってノーマルモードだ。罪悪感を意識する必要すらなく、あなたはそういう人なのだ。あなたのどんな言葉や行為によって罪悪感が生まれたのかと意識しないばかりか、身体はいつもの慣れ親しんだ罪悪感のレベルを感じたがっている。あなたが身体をそのように訓練したからだ。かくしてあなたは無意識にいつでも罪悪感を感じ、身体は罪悪感という意識そのものになっている。

たとえば友達に「店員が釣銭の金額を間違えたのだから、あなたが謝る必要はなかったんじゃないの？」と指摘されたときだけ、あなたの人格のその部分がどれほど根深く浸透しているかに気づかされる。

その一言があなたにひらめきの瞬間をもたらし、「彼女の言うとおりだ。僕はどうしていつも謝ってばかりいるんだろう？　どうしてみんなの失敗の責任を引き受けているんだろう？」と感じる。

絶えず自らの有罪を認めてきたこれまでの経緯を振り返り、あなたはついに「今日から僕は自分を責めるのをやめ、他人の欠点をかばうのをやめる。僕は変わるんだ」とつぶやく。

決断したからには、あなたはもう以前と同じ感情を誘発する考えに浸るのをやめ、その逆もやめる。決心が揺らいだときは、以前のあなたでいることをやめるという強い意志を思い出そうと自分に誓う。それから二時間経ち、あなたは自分がいけてる気分になる。

「わーい、うまくいったぞ！」などと思う。

残念ながら、あなたの身体を構成する細胞はあまりいい気分ではない。何年もかけてあなたは細胞に、感情の分子（この場合は罪悪感）をもっと放出するよう要求して細胞の化学的ニーズを満たすようにと訓練してきた。あなたは身体にずっと同じ記憶された化学的組成で生きるよう訓練してきたが、今になってその化学的ニーズを否定し、無意識プログラムに逆らおうとしている。身体は、薬物依存(2)と同じように罪悪感や類似した感情に依存している。最初のうちは感じるためにほんの少しの感情（薬物）があればよかった。やがて身体が鈍感になり、細胞は同じだけの感情を起こすのにもっともっと刺激を求めるようになる。感情パターンを変えることは、薬物離脱の過程に似ている。

脳からいつもの罪悪感の信号を受け取らなくなると、細胞は不安を表明する。以前は身体と意識が調和して、罪悪感という意識状態を生み出していたのに、今は思考と感情がバラバラになっている。あなたの意思はポジティブな思考を生み出すことに向かっているが、身体は依然として罪の意識に基づく感情を生み出そうと張り切っている。

この状態を高度に専門化した生産ラインにたとえてみよう。あなたの脳は身体にある構造物の一部として収まる部品を受け取るように指令を出す。突然あなたはこれまでの罪悪感という部品以外のものを送るが、それは罪悪感のようにすんなり収まらない。警戒音が作動し、すべての操作がストップする。

細胞は常に脳と意識で何が起きているのか偵察している。あなたの意識を読むことにかけて、あなたの身体の右に出るものはない。このため身体はすべての操作を止め、脳を見上げてこう考える。

「そこでいったい何をやっているんだ？　罪を感じたいとずっと言われてきたから、我々細胞は忠実に何年もその指示に従ってきたんだぞ！　そっちからくる思考と感情が繰り返し罪悪感を送ってくるから、プログラムを無意識に記憶したんだ。我々細胞は受容体部位を変形させて、意識を投影できるようにした。化学組成を改造して自動的に罪悪感を感じられるようにしたんだよ。あんたの人生の外的状況とは無関係に内面の化学的秩序が維持できるようにしたんだ。これまでの化学的秩序にあまりに慣れ過ぎているから、今の意識の状態は不快だし不慣れなんだ。我々細胞は親しみのある、予測可能で自然に感じられるものがほしい。いきなり変えたいだって？　受け入れられないね！」

こうして細胞たちはより集まってこう言うだろう。

「みんなで団結して脳に抗議文を送ろう。でも脳が思考の主体だと思わせておきたいから、そうっとやらなくちゃならない。抗議文の送り主が我々細胞だと気づかれないように」

そして細胞が発信した「緊急」メッセージは脊髄を駆け上がり思考脳の表面に届けられる。メッセージが数秒で中枢神経に到達するので、私はこれを「高速トラック」と呼んでいる。これと同じタイミングで、身体の化学組成（罪悪感の化学物質）のレベルは低下している。何故ならあなたはもう以前と同じように考えたり感じたりしていないからだ。しかしこのレベル低下が見過ごされることはない。視床下部と呼ばれる脳内の自動調節器もまたこんな警告を発信する。

「化学物質レベルが低下中。もっと製造しろ！」

視床下部は思考する脳に、以前の習慣に戻るよう信号を送る。化学物質が血流に行き渡るまで時間がかかるので、これは「低速トラック」だ。身体はあなたに以前のような化学物質に支配された状態に戻ってほしくて、昔ながらの考えに戻れと促す。

「高速トラック」と「低速トラック」による細胞の反応は同時に起きる。

その次には、頭の中でこんな思いがぐるぐると廻る。

「今日のあなたは疲れている。明日やればいいさ。明日のほうがうまくいく。本当さ、後でやればいいいんだ」

そして極め付きが「何かがおかしい」。これで成功しなければ、次の隠し玉が待っている。身体＋意識はコントロールを取り戻すために、あなたにいちゃもんをつけ始める。

「今ちょっと悪い気分になってもいいんだよ。父親が悪いんだ。過去のことで自分が悪かったと思わないのか？　実際、なぜ今の君がこうなったのか、過去を思い出してみよう。見ろよ。君はひどいもんだ。負け犬だよ。君は哀れな弱虫だ。君の人生は敗北だ。変われっこないさ。君はあまりにも母親そっくりだ。もうそんなことやめろよ！」

　こんな風に自虐の嵐を続けるうちに、身体は意識に対し、無意識に記憶された意識状態に戻れと誘惑する。理論的に考えれば馬鹿げた話だ。しかし見てわかるとおり、ある意味、悪い気分でいることが心地よいということもある。

　これらの声なき声に耳を傾け、その考えを受け入れ始め、以前のような感情を抱いた途端、意識の記憶喪失が起こり、さっきまで目指していた目標を忘れてしまう。おかしなことに、私たちは実際に身体が脳に言わせている言葉を信じ始める。私たちはあの自動プログラムにどっぷりと浸かり、以前の自分に戻っていく。

　私たちのほとんどはこのシナリオに当てはまる。手放したいと願うどんな習慣もこの例と変わりない。依存の対象が煙草、チョコレート、アルコール、買い物、ギャンブル、あるいは爪を噛む癖など、何であろうと習慣行動をやめた途端に身体と意識の間にカオスがなだれ込んでくる。私たちが受け入れる考えは、耽溺《たんでき》したときに起きる感情と親密に結びついている。欲望に負けるとき、私たちはいつも同じ結末を生み続ける。何故ならそのとき、意識と身体が相反しているからだ。思考と感情は相反して働き、身体イコール意識になってしまえば、私たちはいつでも感情に翻弄されることになる。

変わろうという試みへのフィードバックとして、慣れ親しんだ感情を指標にしている限り、私たちは常にいつもの枠内にとどまろうとするだろう。内的環境を超越して考えることは不可能だ。これまでの否定的な世界以外に、新たな可能性の未来を見ることは決してない。私たちの思考と感情はそれほど大きな力を持っている。

考え一つで援軍はやってくる

あなたという習慣を断つ次なるステップは、意識と身体の足並みをそろえ、罪悪感、恥、怒り、絶望といった意識状態を想起する化学物質の連鎖を断つことの大切さを学ぶことだ。昔ながらの不健全な組成を取り戻したがる身体の要求に打ち克つのは容易ではないが、援軍は考え一つでやってくる。

これからの数ページで学ぶのは、真の変化を起こすためにはあなたの人格の一部となった感情の記憶を消すこと、そして身体を新しい意識に合わせて調整することの重要性だ。

私たちの身体に住み着いた感情の化学組成の多くが怒り、嫉妬、恨み、悲しみによって生まれたものだと気づくとき、あっさりと希望を見失いそうになる。つまるところ、これらのプログラム、傾向は無意識にしまい込まれていることはすでに述べた。

良い面を言えば、どの傾向にもこれからは意識の光を当てられることだ。この概念については後述するが、今の段階で理解してほしいのは、あなたの人格を変えるには意識の状態を変える必要があること。そして意識の状態はこれまで暗記した感情と密接につながっているということだ。否定的感情があなたの無意識に組み込まれたように、肯定的感情もまた組み込むことができる。

意識による肯定的思考だけでは無意識の否定的感情に勝てない

人生のある時点で私たちはみな、こんな意識的宣言をする。

「幸せになりたい」

しかし、身体は特に指示を受けない限り、それまでどおりの罪悪感や悲しみや不安感というプログラムを表現し続ける。意識的、知的思考は喜びがほしいと理論づけるが、身体はそうでないものを感じるように何年もプログラミングされてきた。私たちは声高に幸せになるために変化が必要だと主張するものの、情緒レベルでは真の幸福を感じることができずにいる。意識と身体が別々に働いているからだ。意識は幸福を、身体は別のものを欲している。

もしあなたが何年にもわたり否定的感情を抱き続けていたら、それらの感情は自動意識状態を作り出している。つまり、あなたは無意識に不幸だと言える。違うかな？　あなたの身体は否定的モードに調整されていて、不幸とはどんな感じがするものか、あなたの意識よりもよく知っている。不幸になろうと意識する必要もない。あなたはそういう人だとわかっている。この無意識の身体＋意識の姿勢を、あなたの顕在意識はどうすればコントロールできるだろうか？

ポジティブシンキング（肯定的思考）が答えだという人々がいるが、肯定的思考だけでは無理だということをはっきりさせておきたい。これを実践している人々の多くはそれまでの人生のほとんどで否定的感情を抱いてきて、にわかに思考だけを肯定的に変えようとしている。この人々は思考を一極に向けようとすることにより、逆に向かう内面の感情を覆そうとする二極化状態にある。彼らは意識してある方向に向かって考える一方で、その存在のありようが逆を向いている。意識と身体が逆を向いているとき、変化は決して起こらない。

暗記された感情は過去と同じ経験しか作らない

感情の定義とは、過去の経験の産物だ。

何かを経験しているとき、脳は五つの異なる感覚経路（視覚、嗅覚、聴覚、味覚、触覚）を通じて外界から主要な情報を受信する。それらの累積する感覚情報は脳に到達し、処理され、ニューロンのネットワークは外界の出来事を反映した特定のパターンに自らを再構成する。これらの神経細胞がしかるべきところに連結された瞬間、脳は化学物質を放出する。この化学物質は「感情」あるいは「気持ち」と呼ばれる（本書で私は感情と気持ちを同意語として使っている）。ある感情を示す化学物質が体内で洪水状態になると、あなたは内的秩序が変化したこと（ちょっと前まで考え、感じていたことが変化したということ）を察する。内面の状態の変化に気づくと、あなたは外的環境の誰が、あるいは何が変化を引き起こしたのかに注意を払う。外界のどれがあなたの内面の変化を生じさせたのかがわかるとき、その出来事を記憶と呼ぶ。神経学的・化学的に言うと、環境情報を記号化して脳と身体に収めているのだ。こうしてそれが起きたときどんな風に感じたかを記憶することで、あなたは経験をよく覚えていられる。感情や気持ちは過去の経験の化学的記録なのだ。

たとえばあなたの上司があなたの勤務評定に現れたとしよう。彼の顔が紅潮し、イラついていることにあなたはすぐに気づく。彼が大声で話し始めた瞬間、あなたは彼の息がニンニク臭いことに気づく。彼はあなたがほかの社員の面前で彼を攻撃したことを非難し、あなたを昇進候補から外したことを告げる。この時点であなたは神経が逆立ち、膝がガクガクし、吐き気を催し、心臓は早鐘を打つ。あなたは怖れおののき、裏切られた怒りに震える。これらすべての累積する感覚情報（臭った、見た、感じた、聞いたなど）が内面の状態を変化させる。あなたはこの外的経験と、内面で感じた変化を結び付け、この感情にラベルを付ける。

あなたは帰宅し、心の中で何度もこの記憶を巻き戻しては追体験する。そのたびにあなたは上司の責め立てるような威圧する顔や怒鳴り声、放った言葉、臭い息に至るまでを思い起こす。そして再び恐れ、怒りを感じる――あたかも勤務評定が今でも続いているかのように、あなたは脳と身体に同じ化学物質をあふれさせる。身体は同じ出来事を再び経験していると感じるため、あなたは自らに過去に生きるよう調整していることになる。

これをもう少し理論的に掘り下げてみよう。身体を無意識、あるいはあなたの意識から受注する客観的召使いと捉えてみよう。それはあまりに客観的なため、外界での経験が生み出した感情と、思考のみを通じ内面で作られた感情との識別ができない。身体にとってこれらは同じものだ。この裏切られたという思考と感情のサイクルが何年も続いたらどうなるだろうか？もしあなたが上司との体験に囚われ、来る日も来る日もその感情に浸り続けたら、あなたは身体に過去と直結した化学信号を送り続けていることになる。この化学物質の継続が身体を騙して過去の経験が今も続いているかのように思わせ、身体は同じ感情を再生し続けることになる。記憶された思考と感情が何度も身体に過去を「再体験」させているとき、身体は過去の記憶と化すと言えるだろう。上司に裏切られたという記憶された感情が何年もあなたの思考を虜にするとき、あなたの身体は一日二四時間、週七日、一年三六五日、過去に生きている。早晩あなたの身体は過去に錨を下ろすことになる。

同じ感情を繰り返し感じ続け、その感情を超える思考ができないところまで来たら、その感情が思考の手段となることは周知の通りだ。そしてこの感情は過去の経験の記録のため、あなたは過去で考えていることになる。量子の法則に従えば、あなたは過去を生み出している。結論から言えば、私たちのほとんどは過去に生きていて、新しい未来に生きることに抵抗している。何故かって？身体には私たちの過去の経験の化学的記録を記憶する習慣が染みついていて、その感情に張り付いているからだ。現実問題として、私たちはそれら馴染のある感情の依存症となっている。したがって、私たちがそれほど遠くない未来を描き、新たな、大胆な展望を夢見るとき、身体（そのエネルギー源は感情）は突然の方向転換に抵抗を示す。

唐突な方向転換を達成するには、人格の変化という多大なる労力を要する。あまりに多くの人々が新たな運命を切り開こうともがいてみたものの、彼ら自身の過去の感情の記憶を克服できないことに気づかされる。どれほど未知の領域への冒険を渇望し、未来の可能性を夢見ても、たどり着くのは過去の再訪以外の何物でもない。

感情も気持ちも悪いものではない。これらは過去の経験の産物だ。しかし同じ感情ばかり再現していると、新しい経験を取り入れることができなくなる。「昔は良かった」という話ばかりしている人々をご存じだろうか？彼らが言っているのはこんなことだろう。「気持ちを刺激されるような新しいことが私の人生には何も起きない。だから過去の素晴らしい瞬間を思い出して自分を再確認するしかないんだ」

思考が私たちの未来に影響を与えると信じるなら、創造者たる私たちは、ほとんどの場合同じところをぐるぐる回っている。

内的環境をコントロールする遺伝子の嘘

　ここまで量子的現実モデルが変化にどうかかわるかについて論じるにあたり、私は主に感情、脳、そして身体の話をしてきた。自分という習慣を打ち破るには、身体の記憶に基づいて繰り返し戻ってくる思考と感情のパターンを克服しなくてはならないことはおわかりいただけたことと思う。

　この習慣を打破するにあたり、もう一つ重要なポイントは身体の健康に関することだ。当然ながら、私たちが人生で変えたいもののうち、健康問題は優先順位のトップを占める。そして健康をどのように変えたいか考えるにあたり、精査して排除すべき定説（病気は遺伝的に起こるという嘘や遺伝子決定論）がある。また、耳慣れないかもしれないが後成遺伝学《エピジェネティクス》（細胞の外から遺伝子をコントロールする、より正確に言えば、ＤＮＡ構造を変えずに起きる遺伝子機能の変化の学問[3]）と呼ばれる科学の概念にも触れておきたい。

　私の娘がやって見せたように、私たちは新しい経験を生み出すことができる。これと同様に私たちは人生の重要な部分（遺伝だからしょうがないとあきらめている部分）についてもコントロールできる。追々明らかにしていくが遺伝子について、そして遺伝子がどんなときに発効するかしないかについて知ることは、あなたが徹底的に変わる必要性を理解するために欠かせない。

　かつて科学の公式見解として、私たちの病気のほとんどは遺伝的に起きると言われてきた。

しかし二十年前、科学界があれは間違いだったとあっさり認めた。そして病気の最大の原因となる要素は特定の遺伝子を活性化、あるいは不活性化する環境であると発表した。今日では単一遺伝子疾患（テイ・サックス病やハンチントン舞踏病など）が占める割合はすべての疾患の5パーセント以下だということがわかっている。一方で疾患の95パーセントが生活習慣の選択、慢性化したストレス、環境由来の毒素[(4)]にかかわるものだ。

しかし外的環境によるものがすべてではない。二人の人物が同じ劣悪な環境にさらされ、一人は病気になり、もう一人はどうして病気にならないのか？　ある多重人格者の人格の一つが何かに対してひどいアレルギー症状を起こす一方で、同じ身体に宿っているもう一つの人格は同じ抗原や刺激に対して反応しないのはどうしてだろうか？　ほとんどの医療従事者は毎日多くの病原体にさらされているのに、医師やスタッフが病気にならないのはどうしてだろうか？

同じ遺伝子を持つ双子が健康や寿命についてかなり異なる結果を示すという統計を扱った研究は数え切れないほど存在する。たとえば、双子の家系にある特定の病気がある場合、双子の一人が発症し、もう一人は発症しない。同じ遺伝子が、違う結果を引き起こす。[(5)]

これらすべてのケースで、病気になった人と同じように健康を害する環境にさらされたにもかかわらず健康を維持できた方の人々は、体内の調和を乱さず、生命維持に必要な体内の秩序を崩さなかったことから、外界が彼らの遺伝子に影響を及ぼさず、その結果遺伝子は病気を発症させる信号を送らなかったということだろうか？

外的環境が私たちの内的環境に作用することは間違いない。しかし、意識の状態を変えることによりストレス負荷の高い、あるいは害毒を含んだ環境を克服し、特定の遺伝子を活性化させないようにコントロールすることは可能だろうか？　外的環境のすべてをコントロールするのは無理でも、自分の内的環境をコントロールするという選択肢は当然ながら持っている。

遺伝子とは過去の環境の記憶

内的環境をコントロールする方法について説明する前に、細胞が生命の構成要素である一連のタンパク質を製造する際に身体に現れる、遺伝子の性質について語る必要がある。

身体はタンパク質の製造工場だ。筋肉細胞はアクチンとミオシンと呼ばれる筋肉たんぱく質を作り、皮膚細胞はコラーゲンとエラスチンと呼ばれる皮膚タンパク質を作る。胃の細胞は酵素という胃のタンパク質を作る。身体のほとんどの細胞はタンパク質を作り、遺伝子はその方法を示す。ある特定の遺伝子とは、特定の細胞が特定のタンパク質を作ることを指す。

ほとんどの生命体は、緩やかに遺伝子を修正しながら外的環境に順応していく。たとえばある生命体が極端な気温変化、危険な捕食動物の出現、すばしこい獲物、破壊的な風、強い海流といった過酷な環境に直面すると、その生命体が生き残るためにその世界の逆境的局面を克服することを余儀なくされる。生命体はそれらの経験を脳の配線として、また身体に感情として記録し、時間をかけて変化していく。たとえばライオンが自分より速く走れる獲物を追いかけているとしたら、それを何世代にもわたって同じ経験をしているうちに脚が長くなり、歯は鋭くなり、心臓が大型化していく。これらの変化はみな遺伝子が環境に適応するためにタンパク質を出して身体を変形させた結果なのだ。

このまま動物界を例にとり、適応や進化についてみていこう。ある仮想の哺乳類の動物の一群が、華氏マイナス一五度〜四〇度という環境に移住してきたとしよう。極度に寒い環境で何世代も生きてきた結果、これらの哺乳動物の遺伝子は分厚く密集した毛皮（毛と毛皮はタンパク質でできている）を作る新しいタンパク質を生み出すよう促される。

無数の昆虫の種類が、自らを外界にカムフラージュする能力を進化により身につけている。樹木の中や葉の上で暮らす種類は、枝や棘のような姿になって鳥に見つからないようにしている。カムフラージュする動物の中でおそらく最も知られているのがカメレオンだろう。カメレオンの色を変える能力はタンパク質の遺伝子的表現によるものだ。これらの過程で、遺伝子は外界の状況を記号化している。それが進化と呼ばれるものではないか？

後成遺伝学《エピジェネティクス》では遺伝子を通じて未来の書き換えが可能

私たちの遺伝子は、脳と同じくらい可変的なものだ。遺伝学の最新研究によると、時と場合により活性化する遺伝子が異なるという。遺伝子は絶えず流動し、外界の影響を受けている。遺伝子には成長、ヒーリング、学びが起きたときに活性化する経験従属型遺伝子と、ストレス、感情の高揚、夢を見ているときに影響を受ける行動状態従属型遺伝子というものがある。

今日の研究で最も進展著しい分野の一つ、後成遺伝学（文字通り「遺伝学の上」をいく）[6]とは環境がどのように遺伝子活動をコントロールするかに関する学問だ。後成遺伝学は、ＤＮＡがすべての生命をコントロールし、すべての遺伝子活動は細胞内で起きるという従来型の遺伝子モデルに真っ向から対立している。私たちの運命は親から受け継いだ遺伝子によって決まり、自動運転の『機械の中の幽霊』（訳注：英国人著者、アーサー・ケストラーが一九六七年に書いた作品。邦訳：筑摩書房）のように、すべての細胞の活動はあらかじめ決まっているという遺伝学の古い考えは、私たちを予測可能な未来に縛りつけるものだ。

実際のところ、ＤＮＡ発現に関する後成遺伝学的変化は、未来の世代に受け継がれていく。しかしＤＮＡの塩基配列が不変なら、それはどのように受け継がれていくのだろうか？

科学的な解説をするのは本書の意図の範疇を超えているが、類推することはできる。遺伝子配列を青写真にたとえてみよう。家の青写真を作ったとして、それをコンピュータにスキャンしたとしよう。画像ソフトのPhotoshopを使って、青写真に手を加えることなく特徴のいくつかを変更し、画面に映る家の概観を変えていく。たとえば色、大きさ、スケール、次元、素材といった変数を変えていく。何千という人々（環境変数にたとえる）がそれぞれに異なる画像を作れるが、元になっているのは同じ一つの青写真だ。

後成遺伝学を通じて、私たちは変化についてより深遠な考えへと導かれる。後成遺伝学的パラダイムシフトは、私たち自身の遺伝子活動を活性化し、遺伝的運命を修正するという自由意思を与えてくれる。例示と簡略化の都合上、遺伝子を異なる方法で活性化するというとき、私はそれを「スイッチを入れる」と表現している。現実には遺伝子はスイッチのオンオフにより動くわけではなく、化学物質による信号により活性化し、多様なタンパク質を作ることで存在を示している。

自分の考えや気持ち、感情的リアクション、態度（たとえば栄養、ストレスレベルについて、より健康的なライフスタイルを選択するなど）を変えるだけで、私たちは細胞に新しい信号を送り、細胞は遺伝子的青写真を変えることなくタンパク質を発現させる。したがって、ＤＮＡの塩基配列が変わることなく、新たな情報により細胞が活性化されると、細胞は同じ遺伝子の何千という変数を生み出せる。私たちは遺伝子に信号を送り、未来の書き換えを行える。

古い意識状態がずっと続くと好ましくない遺伝的運命が決まる

脳のある部分は生まれつき決まっているが、他の部分はより可塑性がある（学習や経験により変わり得る）というように、遺伝子もまた同様だと私は考えている。私たちの遺伝的性質には簡単にスイッチが入る部分があり、別の部分の遺伝子配列は生まれつき変わることがない。なぜなら遺伝的に長い歴史があるため、簡単にスイッチが入らないからだ。少なくとも現在までの科学的見解ではそういうことになっている。

どうすれば特定の遺伝子のスイッチを入れたり、別の遺伝子のスイッチを切ったりできるのだろうか？　たとえば怒りの状態、絶望感のうつ状態、不安でピリピリした状態、あるいは無力感など毒性のある状態に長くとどまっているとき、すでに解説したように私たちは繰り返し同じ化学信号を送り続けることにより同じ遺伝子のボタンを押し続ける。その結果として最終的に何らかの病気が引き起こされる。これから学んでいくことになるが、ストレスのかかる感情は遺伝子の引き金を引き、細胞を無調節化（生理学的な調節機能を損なうこと）して病気を引き起こす。

人生の大半を同じ考え、同じ気持ちで過ごし、慣れ親しんだ一つの意識状態を記憶していると、体内の化学環境が同じ遺伝子ばかりを活性化することになり、その結果同じタンパク質を作り続けることを指す。しかし度重なる要求に身体が応えられなくなったとき、不具合が生じ始める。これを十年、二十年と続けると遺伝子は疲弊し、「安手の」タンパク質を製造し始める。どういう意味かって？　年をとるとどうなるか想像してほしい。

コラーゲンやエラスチンが安手のタンパク質で作られるため、年とともに皮膚はたるんでくる。筋肉はどうなるだろう？　萎縮していく。これらは驚くにはあたらない。アクチンやミオシンもまたタンパク質でできている。

こんな類推ができる。車の鋼鉄部品を作るとき、それらはダイカストや金型で作られる。ダイカストや金型は、使われるたびに熱や摩擦といった圧力がかけられて摩耗していく。ご想像通り、車の部品は厳密な許容度（部品の寸法のばらつきの許容範囲のこと）のもとに製造される。長い時間を経るうちにそのダイカストや金型の摩耗レベルが高じ、ついには部品の寸法が車体のほかの部品と合わず、車体に収まらなくなる。これと似たようなことが身体にも起きる。常にストレスや怒り、恐怖、悲しみなどを感じ続けるという習慣があるとき、タンパク質を作ってきたペプチドが機能不全を起こし始める。

同じことをやり続け、同じことを考え、同じ人々と会い、毎日を予測可能なパターンとして記憶することで同じ感情的反応を再生産し、毎日同じ状況に留まっていると、遺伝子はどうなるだろうか？　そのとき私たちの遺伝子は好ましくない運命に向かっている。私たちの祖先が直面した同じ、あるいは似たようなパターンにはめられ、固定される。さらにもし私たちが過去の感情の記憶を再生し続けて生きていた場合、来るべき終末は予測可能となる……。身体は祖先たちが直面したものと同じ遺伝的状況を作り始める。

こうして私たちが同じ感情を来る日も来る日も抱き続ける限り、身体は変わることがない。人が進化するとき遺伝子に信号を送るのは環境だと科学が指摘するとしたら、環境が変わらなかった場合はどうなるのだろうか？　外界の変わらない状況をすべて記憶して、同じ考え、態度、感情で生きていたら？　生活のすべてがずっと同じだったとしたら？

○●○

外界は私たちの経験によって生じた感情を通じて遺伝子に化学信号を送るということを先ほど勉強した。それなら日常の経験が変わらなければ、遺伝子に送られる化学信号も変わらない。そのとき外界からは、何の新しい情報も細胞にもたらされない。

私たちは感情を通じて身体に信号を送り、その感情に関連した経験をすることなく一連の遺伝子を変えることができると量子モデルは主張する。実際に試合に勝利する、宝くじを当てる、昇進するといった既成事実がなくても、そうなったら感じるであろう感情を抱くことは可能だ。思考一つで感情は湧き上がることを思い出してほしい。身体がすでに起きていると勘違いするところまで、喜びや感謝の感情を、実際にその出来事が起きる前に感じることができる。この結果、私たちは遺伝子に新しいタンパク質を作って身体を変え、現在の環境を超えていくよう信号を送ることができる。

陽気な意識状態は健康な遺伝子発現を起こせるか？

まだ起きていない出来事が起きたら感じるであろう気持ちに浸るとき、どのような新しい方法で新しい遺伝子に信号を送れるかの例を示してみよう。

人の意識状態が病気発症にどんな影響を及ぼすかを探る研究が日本で行われた。被験者は全員インシュリン投与を行っている2型糖尿病患者で、実験では二つのグループに分けられた。大半の糖尿病患者はインシュリンを投与して血流から糖分（グルコース）を取り除き、細胞に貯蔵してエネルギーストックとしていることを心にとどめておいてほしい。この実験が行われたとき、被験者たちはインシュリン錠剤または注射の処置が施され、高血糖レベル(7)をコントロールしている状態にあった。

両グループとも基準値として、あらかじめ空腹時血糖値を調べておいた。それから一つのグループは一時間コメディー番組を見て、別のグループは退屈な講義を聞いた。両グループはそのあと豪華な食事を食べ、食後に血糖値を測定した。

コメディー番組を楽しんだグループと、面白味のない講義を聞いたグループの血糖値には、顕著な違いが見つかった。講義を聞いたグループの血糖値は平均１２３㎎/㎗まで上昇し、危険域から脱するためすぐにインシュリン投与を必要とするレベルだった。一時間笑って過ごして楽しんだグループの食後の血糖値は先ほどのグループの約半分程度（正常値よりやや高い程度）だった。

この実験を実施した研究者は当初、陽気に笑うことで患者たちが腹筋や横隔膜の筋肉を収縮させたため血糖値が下がったのだと考えた。筋肉が収縮するとき、エネルギー（ここではグルコースを指す）を消費するからだ。

しかし研究はそこで終わらなかった。陽気になった患者たちの遺伝子配列を調べたところ、彼らはコメディー番組を見て笑っただけで二十三種類の遺伝子発現を変更していたことがわかった。陽気な意識状態が引き金となり、脳は細胞に新しい信号を送り、身体が血糖を処理する遺伝子を自然にコントロールし始めるように遺伝子の変化のスイッチを入れていたのだ。

私たちの感情は特定の遺伝子配列のスイッチを入れ、別の遺伝子配列のスイッチを切ることができるということを、この研究が明確に示している。新しい感情を通じて身体に信号を送るだけで、笑った患者たちは体内の化学環境を変え、遺伝子の発現を変えたのだ。

遺伝子の発現の変化は唐突かつ劇的に起きる場合がある。極端にストレスのかかる状況下に置かれた人々が一夜にして白髪になるという話を聞いたことがあるだろうか？　これは遺伝子が作用した一例だ。あまりに強烈な感情的反応が起きたため、彼らはものの数時間で体内の化学環境を変え、白髪を引き起こす遺伝子発現のスイッチを入れ、通常の髪色を促す遺伝子発現のスイッチを切ったのだ。感情を使って新しい遺伝子に新しいやり方で信号を送った結果、化学的に内的環境を変えたのだ。

前章で話したように、意識の中である経験を多面的にリハーサルして何度も繰り返し心の中で「疑似体験」しているうちにその出来事が実現する前に、実現したかのような気持ちになる。新しい思考スタイルにより脳の回路を変えるとき、そして実際に起きる前に感情を先取りするとき、あなたは身体を遺伝子的に変えることができる。

あなたは量子場にある潜在的可能性（ちなみにすべての可能性が存在する）をいくつか選択し、それが実際に起きる前に感情を先取りすることができるだろうか？　それを何度も何度も繰り返し、感情を通じて身体を新しい意識状態に慣らし、それによって新しい方法で新しい遺伝子に信号を送れるだろうか？　もしできるなら、脳と身体の新たな発現へと形成や修正を行い、潜在的現実が現実になる前に物理的変化を起こせる可能性が高いだろう。

身体を変えるのに指一本動かす必要はない

思考によって脳が変えられることについてはご納得いただけたことと思う。しかし身体にはどんな影響を与えるだろうか？　望んでいる出来事を心の中でリハーサルするという簡単なプロセスで、指一本動かすことなく素晴らしい成果を上げられる。どんなことが実際に起きるかの例を挙げてみよう。

一九九二年、「神経生理学ジャーナル[8]」に掲載された記事によると、実験の対象者は三つのグループに分けられた。

●第１グループは左手の指一本の筋肉の収縮と弛緩を一日一時間、週五日、四週間にわたり実施した。

●第2グループは上記と同じ指の運動を同じスケジュールで、実際に指を動かすことなく心の中でリハーサルを行った。

●対照群として、第3グループは上記のいずれも行わなかった。

この実験を終えたあと、科学者たちは結果を比較した。第1グループの指の強度を第3グループと比較した。どちらも頭を使わなかった人々だ。実際に指の運動を行ったグループの指の筋肉は、第3グループより30パーセント強くなった。筋肉に繰り返し負荷をかけると、その筋肉が強くなることは周知の通りだ。おそらく予想外だったのは、架空の運動を心の中だけで行ったグループの指の筋肉が22パーセントも強くなっていたことだ！ここからわかるのは、意識が身体に計量可能な変化を起こすということ。言い換えれば、実際に身体が経験することなく、身体が変わった。

心の中で指の運動を行った被験者や、ピアノに触れることなく指使いの練習を行った被験者の実験を行った研究者同様、上腕二頭筋カールの筋トレ運動を実際に経験したグループと心の中だけで行ったグループで比較した。結果は同じだった。上腕二頭筋カールの筋トレを実際にやっても心の中だけでやっても、上腕二頭筋は強化された。ただし後者は身体が経験することなく生理学的変化を表した。(9)

思考や意識的努力だけで身体が物理的、生物学的に、実際に経験したのと同じように変化するとき、量子的見方で言えば、その出来事が私たちの現実にすでに根をおろしていることの証拠となる。ある出来事があたかも起きたかのように脳がそのハードウェアを向上させ、身体が遺伝子的、生物学的（それが起きた証拠を示すこと）に変化し、それらがいずれも三次元で行動を起こした結果でない場合、その出来事は意識の領域である量子の世界と物理的現実世界の両方で起きたことになる。

あなたが未来の現実を思考の中で丹念にリハーサルを行い、脳がすでにその現実を経験したかのように物理的変化を起こしたとき、そして新たな決意を何度も気持ちの中で再生し続け、身体がすでにそれを経験したかのように変化するとき、……いやちょっと待て。これはその出来事があなたを見つける瞬間だ！　それは疑いなくあなたの身近な人間関係から大いなる意思に至るまでのどこかから、あなたが最も予測していないところにやってくる。そのあまりのワクワク感に、あなたはもっともっとやりたくなるだろう。

第4章
時間を克服する

今という瞬間を生きることの大切さを説く書籍はあまりにも多い。不注意運転から離婚まで、多様なトピックで今現在に留まることができない人々のために書かれた膨大な書物の数を示すこともできるだろう。この知識体系に量子的概念を加えてみよう。現在という時間の中で、量子場にはすべての潜在的可能性が同時に存在している。現在の中に留まり「今という瞬間」を生きていれば、時間と空間を超越でき、量子場の可能性のどれでも現実に変えられる。しかし過去に囚われていると、潜在的可能性は一つも存在しない。

人というものが何かを変えようとするとき、それまで身体が長い間浴び続けてきた化学物質の中毒状態を変えることになるため、依存症を克服する人のようになるということについてこれまで学んできた。中毒状態にあるとき、身体があたかも自分の意思を持つかのように振る舞うことも学んだ。初めに経験したことの反応として作られた化学物質と同じものを、その後の似たような出来事が起きるたびに作っているうちに、身体は同じ経験を追体験し続

感情を記憶する

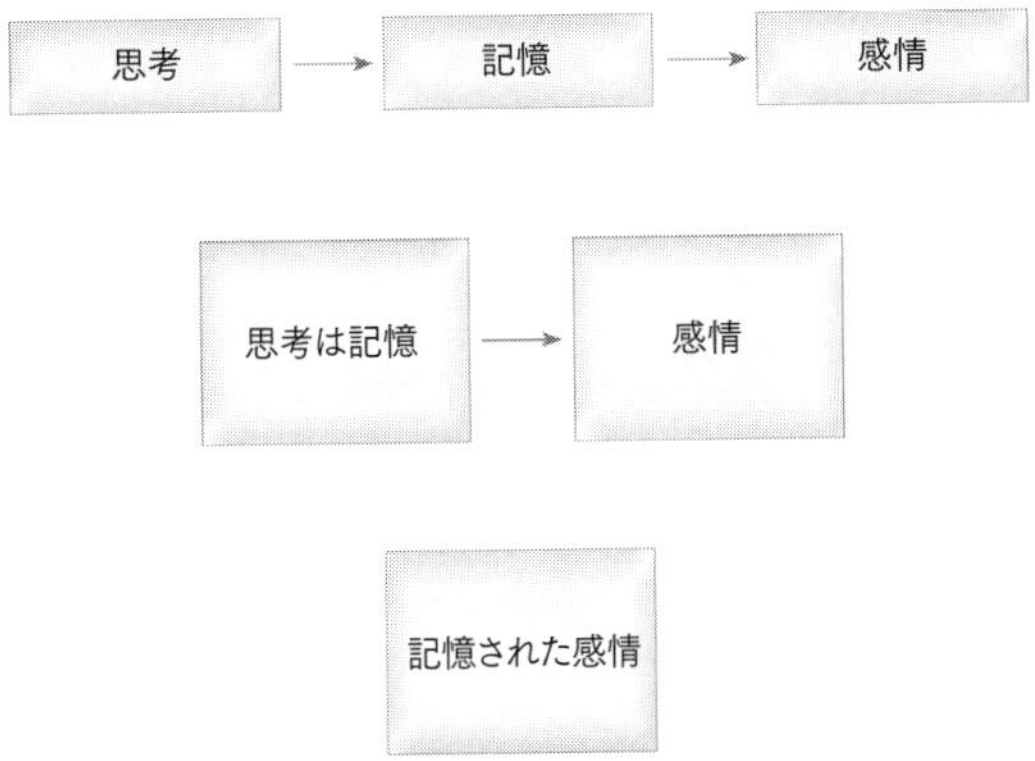

《図版 4A》思考は記憶を生み、それが感情を生む。そうするうちに思考は記憶となり、感情となっていく。このプロセスを長い間繰り返すと、思考イコール記憶イコール感情となる。こうして感情が記憶される。

けていると考えるようになる。潜在意識がこのプロセスを覚えてしまうと、身体は意識を乗っ取り、身体＋意識となり、ある意味で「考える」こともできるようになる。

私は今、思考と感情のサイクルを繰り返した結果、身体が意識となると言ったが、身体が意識となるパターンはこれだけではない。過去の記憶による方法もある。

それはこんな風に起きる。あなたがある日感情を揺さぶられるような体験をしたとしよう。するとあなたはその出来事について考えを巡らす。思考は記憶となり、それは反射的に当時と同じ感情を再度呼び起こす。その記憶について繰り返し考えていると、その思考、記憶、感情は一体となり、その感情を「記憶」する。こうして過去に生きることは、意識的な活動ではなくなり、無意識に行われる自動プロセ

スとなっていく。《図版4A》

無意識の中では、顕在意識が知らないところで極めて物理的・心理的なプロセスが行われている。それらの活動のほとんどは身体の機能を維持することに充てられている。この制御システムを科学者は自律神経系と呼ぶ。私たちはあえて意識して呼吸したり、心臓の鼓動を打ったり、体温を上げたり下げたりしない。これらのほかにも身体には身体の秩序を維持し、不調和を修復するプロセスが数百万種類ある。

日常的な感情反応をコントロールする権限を、記憶と環境に（この自動システムに）移譲することがどれほどの危険をはらんでいるか、これでおわかりいただけると思う。一連の固定した反応をする無意識の機能はオートパイロットシステムや、コンピュータの背後で自動的に作動するプログラムなどにたとえられる。これらの類推が言わんとしているのは、顕在意識の水面下で本人の知らないうちに私たちの行動の仕方をコントロールしている存在があるということだ。

さらにわかりやすい例を挙げてみよう。少年期のあなたがある日家に帰ると、かわいがっていた愛犬が床に横たわって死んでいるところを見つけたとする。その経験をしたとき五感が感じたすべての記憶は、あなたの脳に文字通り焼きついているに違いない。その経験はあなたに傷跡を残す。

このようなトラウマ経験を考えると、愛するものを亡くしたときのもろもろの感情が意識下で記憶され、環境に対する自動レスポンスとなることは容易に想像できる。ある経験を思い出すとき、脳と身体にはその経験が今も起きているかのような感情が湧き起こることについてはすでにおわかりと思う。こうしてふとよぎったほんの一筋の思い、あるいは外界で起きたちょっとした事柄ひとつで、このプログラムにスイッチが入り、たちどころに過去の悲しみを感じるようになる。連想のトリガーとなるのはあなたが飼っていた犬に似た犬を見かけたとき、飼っていた犬が子犬の頃によく一緒に遊んだ場所を見たときなど。感覚器官から入る情報が何であれ、そこから感情が湧き起こる。これらの感情トリガーは容易に結びつくものもあれば、そうでないものもある。どちらのケースも潜在意識レベルであなたに作用し、意識レベルであなたが処理しようとする前に悲しみや怒りといった感情＋化学物質の状態に逆戻りしている。

それが起きると身体は意識をコントロールする。その感情の状態から抜け出すために意思の力を働かせようとすることは可能だが、ほとんどと言っていいほど無力感にさいなまれるだろう。「パブロフの犬」を思い出してみよう。一八九〇年代に、ロシアの若い科学者が犬を数匹テーブルにつなぎ、ベルを鳴らしてからたっぷりの食事を与えた。これと同様の刺激を何度も与え続けた結果、ベルを鳴らしただけで犬たちは食事の期待から自動的に唾液を分泌するようになった。

これを条件反射と呼び、このプロセスは自動的に起きる。なぜかって？　身体は自動的に反応し始めるからだ（自律神経系を思い出せばわかる）。化学物質による反応が瞬時に洪水のように起こり、それが身体を生理学的に変化させる……これは顕在意識がほとんど、あるいは全く関与しないまま無意識に起きる。

これが、変わることの難しさを示す理由の一つだ。顕在意識は現在に留まっていても、無意識の身体と意識は過去に生きている。過去の記憶に基づいて、予測可能な経験を未来にすると考え始めるとき、私たちはパブロフの犬とそっくりの状態にある。ある特定の時間と場所で、ある特定の人物や事柄について起きた過去の経験は自動的（そして自律的に）同じ生理的反応を引き起こす。

過去に根差した感情中毒を断つことができれば、古い自分に縛り付ける自動プログラムに引き戻そうとする圧力はなくなる。

自分は今現在に生きていると考え、信じていても、身体は過去に生きている可能性が高いというケースがだんだんわかってきただろうか。

感情、気分、気性、人格の特性過去に生きるように身体が仕向ける

残念なことにほとんどの人の脳は常に反復と連携によって作動するため、深刻なトラウマ

がなくても身体が意識を乗っ取ることができる。[1] ほんの些細なトリガーでも意識でコントロールできないと感じられるような感情的レスポンスを引き起こすことができる。

たとえばあなたが車で出勤する途中に、いつものコーヒーショップに立ち寄ったとしよう。ところがいつものお気に入りのヘーゼルナッツフレーバーのコーヒーが品切れだった。がっかりしながらあなたはこれほどの有名店がどうして人気フレーバーのコーヒーの在庫を切らせるのだろうかと考える。勤務先に着くと、いつもの駐車スポットに他の車が停まっていたので、あなたはさらにイラつく。空のエレベーターに乗り込むと、後から乗ってきた人々がすべての下層階のボタンを押し、イライラはさらにエスカレートする。

こうしてようやくオフィスにたどり着くと、同僚がこう話しかける。

「浮かない顔をしているね。何かあったの？」

あなたが事情を説明すると、彼は同情してくれる。そしてあなたはこう言う。

「今日はちょっと機嫌が悪いんだ、そのうち忘れるさ」

実のところ、そうはならない。

機嫌や気分というものは通常短期間の化学的状態のことで、瞬時のリアクションとしての感情的反応が引きのばされたものだ。環境の中で起きたこと（この例ではバリスタがあなたのお気に入りのコーヒーを提供できなかったこと、そのあとにいくつかの小さな不都合が起きたこと）が感情面のリアクションを誘発する。その感情に結びついた化学物質は放出されるとすぐには消失しないため、その影響は体内にしばらく留まる。私はこれを不応期（初めに放出された瞬間から、効果が消失するまでの期間）と呼んでいる。[2] 当然ながら不応期が長いほどその気分が長引くことになる。感情的リアクションによる化学物質の不応期が何時間、何日と続くとき、それは気分や機嫌と呼ばれる。

最近経験した気分が長引くとどうなるだろうか？ その日以来、あなたは憂鬱な気分を引きずり、スタッフミーティングが続いている最中に心に浮かぶのはあいつのネクタイはひどい柄だとか、上司の鼻にかかった声は聞くに堪えないなどといったことばかり……。

この時点であなたはすでに、単に機嫌が悪い状態ではなくなっている。機嫌は気性に投影されている。気性とは感情的反応をある特定の態度で習慣的に表わす傾向を指す。気性は、数週間から数カ月にわたり持続する不応期を持つ感情的反応のことだ。

ある感情の不応期を何カ月、何年と続けていると、最終的にその傾向は人格となって定着する。その時点で人々はあなたのことを「辛辣な」「恨みがましい」「怒りっぽい」「物事を決めつける」人だと形容するようになる。

つまるところ人格とはほとんどの場合、過去の感情に基づいて作られるものだ。人格（考え方、行動パターン、感じ方）はほとんどの場合過去によって支えられている。それならば人格を変えるには、すでに記憶された感情を変えなくてはならないということになる。過去から脱出する必要がある。《図版4B》

異なる意識状態を作る

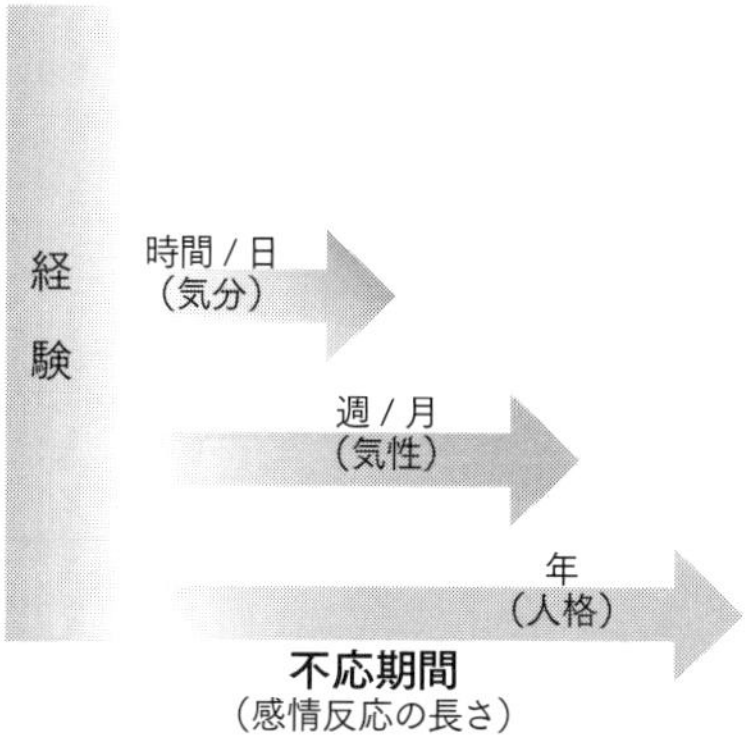

《図版４B》異なる不応期間の持続。ある経験が感情反応を生みだし、それは気分となり、気性となった末、最終的に人格となる。人格として、記憶された感情を反復することにより、私たちは過去に生きている。

予測可能な未来に生きているとき、私たちは変われない

私たちが轍にはまって変われなくなるパターンがもう一つある。慣れ親しんだ過去の記憶に基づいて平穏で予測可能な未来を生きようと、身体が意識になるように仕向けていることがある。その結果として私たちはかけがえのない今という瞬間を見失う。

おわかりのように、身体が未来を生きるように調節することは可能だ。私の娘がイタリアで夏の仕事を創出したときのように、待望の新しい経験に意識を集中させるという選択を意図的に行うとき、当然ながらそれは私たちの未来をより良いものに変えるための手法となり得る。娘の話が示す通り、実現したい未来の出来事に意識を集中させ、実現したら

どのように行動するかを計画すると、その未来の可能性に明確に意識が極まり、その思考の中の出来事を経験し始める瞬間が起きる。思考が経験に変わると、その副産物として感情が起きる。実現していない出来事にまつわる感情を経験し始めると、身体（無意識の主体）はその出来事を実際に経験しているかのように反応し始める。

その一方で、過去の記憶に基づいて望ましくない未来の経験、もっと言えば最悪のシナリオを予測したらどうなるだろうか？　この場合でも私たちは、それが現実になる前に身体にその経験をさせていることになる。このとき身体は現在にも過去にも生きていない。未来に生きてはいるが、それは過去の構想に基づいた未来だ。

これが起きるとき、身体には実際の現実に起きていることと、頭の中だけで起きていることとの識別ができない。それが何であれ、これから起きると考えていることに備え、身体が態勢を整える。そして全く現実的な意味で、身体はその出来事の渦中にある。

過去の記憶に基づいて未来に生きているとはこんなことを指す。あなたが三五〇名の観衆の前で講義をするように依頼されたとしよう。しかしあなたは遠い昔、大衆の面前でスピーチをして大失敗したことがあり、その記憶を根拠に登壇することに怖気づく。講義について考えるたびに、あなたは壇上で言葉に詰まり、頭が真っ白になる様子を思い浮かべる。あなたの身体は未来の出来事が今起きているかのように反応し、肩がガチガチになり、心臓は早鐘を打ち、汗びっしょりになる。恐れているその日を予測するとき、あなたは身体をその重度のストレスの現実の中に生きるように仕向けている。

恐怖の虜になり、今度もまた失敗するというイメージが頭から離れず、あなたはその予測以外のものに集中することができなくなる。意識と身体は二極化し、過去と未来を行ったり来たりする。その結果、あなたは新たに築くことのできる素晴らしい未来を否定することになる。

予定調和の未来に生きるという、もっと普遍的な例を挙げてみよう。あなたはもう何年もの間、毎朝起きるとほとんど無意識の中で全く同じ一日を送っているとしよう。身体はあなたが過ごす一日を熟知しているのでほとんど機械のように次から次へとするべきことをこなしていく。犬に餌をやり、歯を磨き、服を着て、お茶を入れ、ゴミを外に出し、郵便物を取り込む。ざっとこんな具合だ。ある朝起きて、今日は違うことをしようと思ったとしても、気づくとあなたはそれまでと全く同じことをして、決まった流れに沿うかのように進んでいく。

十年、二十年とこのように記憶されたお決まりの行動パターンを続けているうちに、身体はその先もずっと同じことをするだろうと予測し始めるように訓練されていく。実際無意識下ではそういう未来を生きるようプログラムされ、結果として運転中にもかかわらず眠っていてもかまわないまでになり、……ここまで来ればあなたはもうあなたという車の運転者ではなくなっていると言えるだろう。このとき身体は今という瞬間を生きることができない。あなたがのんびり構えて変わり映えのしない、知り尽くした運命が起きるに任せている間、身体は無意識のプログラムを作動させてあなたをコントロールできる態勢にある。

ほとんど自動化した習慣を克服し、決まった未来の予測をやめるには、時間を超越することが求められる（さらに説明は続く）。

未来という過去に生きること

慣れ親しんだ感情がそれに対応する未来を作るという例をもう一つ挙げてみよう。あなたは同僚が主催する建国記念日のバーベキューパーティーに招待された。それはあなたの属する部署の社員全員が出席するパーティーだが、あなたは主催者が好きでない。彼はいつでもトップの業績で、それを鼻にかけている。

これまでにも彼が主催するイベントでは毎回ひどい経験をしている。彼はいちいちあなたの気に障ることをするからだ。彼の家に車で向かう途中、あなたは前回のパーティーでは来場者の食事を中断させて、彼の妻にＢＭＷの新車を贈って見せびらかしたことを思い出す。今日までの一週間ばかり、妻に話し続けてきたように、今日は最悪の一日になるであろうことをあなたは確信している。そしてその通りになる。あなたは軽く信号を無視して違反切符を切られる。パーティーに来ていた別の同僚があなたのシャツとズボンにビールをひっかける。あなたが食べたハンバーガーは、ミディアム／ウェルダンと指定したにもかかわらず、ほとんどレアだった。

あなたがそういう姿勢（意識状態）でいるとき、どうしてそれ以外の状況を期待できただろうか？　朝起きたとき、今日はホラー映画のような一日になるだろうと決めてかかる。そして一日は予想した通りになる。あなたは望まない未来（次に何がやってくるかと予測する）にとり憑かれる一方で過去の時間（望まない経験の予測と実際に起きた望ましくない過去を比較している）を生きている。このためあなたの未来は過去と同じものになる。

自分が何を考えているかに注意を払い、それらを列挙してみるといい。あなたはほとんどの時間、未来のことを考えているか、過去を思い出しているかのどちらかだということに気づくだろう。

かけがえのない今、望ましい未来を思って生きる

ここで一つ大きな命題を掲げてみよう。現在に留まって過去とのつながりを断ち切ることで量子場にあるすべての潜在的可能性にアクセスできると知っているのなら、どうして過去に生き続け、過去と同じような未来を作り続けているのか？　あなたにはその力があるのにどうして活用しないのか？　脳と身体の物理的組成を意識の力で変え、望ましい出来事がすでに起きているかのように経験できるのに？　どうして望ましい未来の現実を先取りして今生きるこ

とを選択しないのか？

過去に傷ついた、あるいはストレスに苦しんだ出来事に執着し、その経験に基づいて未来に恐れを持ち込む代わりに、新しく待望の、まだ経験したこともない未来に執着してみよう。感情が高ぶり、ワクワクした結果、身体が想像上の望ましい未来がすでに今起きていると勘違いするところまで、潜在的な新しい未来を今生きることを自分に赦してみよう（やり方は後述する）。

イタリアでの夢の夏休みの体験をすでに経験したかのように今を生きろと、私が娘に言ったことを思い出してほしい。そうすることで娘は量子場に向かって、その出来事は物理的に起きたと発信していたことになる。

世界の偉人たちはこれを実践して見せたし、何千といういわゆる凡人たちが実現しているのだから、あなたにももちろんできる。あなたには時間を超越し、このスキルを習得するために必要な神経学的システムがすべて備わっている。これを奇跡と呼ぶ人もいるが、私はこう説明する。身体と意識が単なる過去の記憶装置ではなくなり、新たなよりよい未来へと踏み出すエネルギッシュなパートナーとなるように、意識の状態を変えた人々に起きることだと。

ビッグスリーを超越する至高体験と俗人の変性意識

ここまであなたという習慣を断ち切るための最大のハードルは、環境、身体、時間と一体化して考え、感じることだとおわかりいただけたことと思う。そうであるなら、当然ながらこのビッグスリーを超越して考え、感じることが、本書で瞑想のやり方を学んでいくあなたにとって最初のゴールとなる。

これまでどこかの時点で（あるいはもっと頻繁に）あなたは自らの環境、身体、時間を超越して考えを巡らしたことがあるに違いない。ビッグスリーを超越したその瞬間のことを、一般に「流れに乗っている」と形容する。環境、身体、時間の経過がなくなったようになり、我を忘れた感覚に陥った時何が起きるかを説明するいくつかの方法がある。私はこれまで世界中の人々と接してきたが、は彼らに、何かに没頭して我を忘れている瞬間、あるいはリラックスしてぼうっと白昼夢に耽っている創造的な時間など、いわゆる変性意識状態について訊ねてみた。

これらの経験は大体二つに分類される。一つ目は至高体験と呼ばれ、時間が止まったように感じられる、僧侶や聖者が到達する意識状態の境地だ。この高度にスピリチュアルな体験に比べると、二つ目はもっと俗っぽくありきたりで平凡な出来事だが、だからと言って取るに足りない出来事だというわけではない。

後者の普通の出来事を私は本書を執筆する間に何度も経験している（望んでいるほど頻繁ではないが）。座って原稿を書き始めようとすると、それ以外のいろんなこと（過密な旅行スケジュール、両親、子供、従業員のことや、自分は今空腹だ、眠い、幸せだ、など）が頭をよぎる。調子のいい日は言葉が次々に浮かんできて、私の手とキーボードがまるで意識とつながっているかのように感じる。そのとき私は自分の指の動きや、身体が椅子の背にもたれていることを意識していない。オフィスの外で風に揺れている木々は消失し、凝っている首が注意をひくこともなくなり、私はコンピュータのスクリーンに映し出される言葉に完全に没頭し、集中している。そういうときは数時間が一瞬にして過ぎていくように感じられる。

こんな経験ならあなたも覚えがあるだろう。運転中、映画を見ているとき、気の合う仲間との食事、読書、編み物、ピアノの練習、あるいは大自然のなかで静かに座っているときなど。

誰もがそうなるかはわからないが、周囲の環境、身体、時間が消失したと感じられる瞬間を経験した後は、信じられないほどリフレッシュすることが多い。執筆中いつでも起きるわけではないが、二作目を書き上げたとき、これが起きる頻度が増したことに気がついた。練習するうちにコントロールできるようになり、流れに乗る経験は、初めの頃のような偶然や別の何かを探しているときに見つかる幸運以上のものになっていく。

こういう瞬間が起きやすくなるようにビッグスリーを克服することは、あなたの既存の意識をリセットして新しい意識を構築するために不可欠なのだ。

第5章
サバイバルVS創造

第４章で私はあえて執筆中にビッグスリーを超越する話を例に出した。書く（手書き、デジタル入力にかかわらず）というのは言葉を生み出すという行為だからだ。絵を描くとき、楽器を奏でるとき、ろくろの上で作品を回すとき、あるいは何であれあなたを支配するビッグスリーとのつながりを断つ効果のある活動をしているとき、同じ創造力が働いている。

創造的な瞬間に生きるのはどうしてこれほど困難なのだろうか？　もしあなたが大失敗した過去や望まない未来の出来事に意識を集中しているとしたら、あなたはサバイバルモードでストレスにさらされて生きていることになる。自分の健康問題（身体のサバイバル）、ローンの支払い（外界から身を守るシェルターの必要性というサバイバル）、あるいは生き延びるためにするべきことをする時間が足りないなど、私たちは創造者として生きる時間よりはるかに多くの時間をサバイバルモードで、それなしではいられない依存症患者のように過ごしている。

私の処女作では、創造的に生きることとサバイバルモードで生きることの違いについて詳細に解説している。この違いについて詳細を知りたい方は"Evolve Your Brain"（前掲）の第8章〜第11章までをご参照いただきたい。本書では以下にざっと両者の違いに触れていきたい。

サバイバルモードでの生き方について、森でのどかに草を食んでいる野生のシカにたとえて考えてみよう。この状態は完全に持続可能で調和がとれていると想定しよう。そこにたとえば天敵が現れると、シカは危機的状況を察知し、闘争・逃走神経システムのスイッチが入る。この交感神経系は、消化、体温管理、血糖レベルといった身体の自動機能をコントロールする自律神経系の一部をなしている。自らが察知した緊急事態に対処するため、シカの身体の化学組成が変化し、交感神経系は膨大なエネルギー量を動員する副腎を自動的に活性化する。シカがたとえばコヨーテの一団に追われていれば、そのエネルギーは逃走に使われる。シカがもし無傷のまま首尾よく逃げ切り、一五〜二〇分ほどして危機が遠ざかれば、シカは元のように草を食べ始め、体内の調和も元通りに回復する。

私たち人間にも同じシステムが備わっている。シカと全く同じように危険を察知すると交感神経系のスイッチが入り、エネルギーがリリースされる。人類創成期において、天敵やその他のサバイバルリスクの脅威に都度対応するにあたり、この素晴らしく順応性のある反射神経が役に立ってきた。人類という種が進化する過程で、これらの動物的な資質は大変有用だった。

思考だけでストレス反応が起こり、継続する

残念なことに、ホモサピエンスと地上の動物の王国の住人達との間にはいくつかの、私たちにとっては不都合な違いがある。身体の化学物質のバランスが崩れるとき、それをストレスという。身体の化学バランスが崩れたときに体内がどのように反応するか、そしてどうやって元の均衡状態に戻すか――それをストレス反応という。セレンゲティ（訳注：タンザニアの国立公園）でライオンに遭遇したとき、喧嘩別れした元配偶者とスーパーマーケットでばったり再会したとき、あるいは会議に遅れそうなのに高速道路の渋滞に巻き込まれたときなど、私たちは外的環境に反応し、ストレス反応のスイッチを入れる。

動物と異なり、私たちは思考のみで闘争・逃走反応のスイッチを入れることができる。しかもその思考が現実の状況に関連している必要はなく、未来に起きるかもしれない出来事についてもスイッチを入れることができる。もっと不都合なのは、脳に刷り込まれた不幸な出来事を思い出すだけで同じストレス反応を起こせることだ。

つまりストレス反応を起こさせる経験を未来に予測したり、過去の経験を思い出したりするたびに、身体は未来や過去に生きることになる。こうして私たちは短期のストレス状況を長引かせる。

その一方で、私たちが知り得る限り動物にはストレス反応を頻繁かつ簡単に起こさせ、長

引かせる能力はない。先ほどのシカの例でも、危機が過ぎてしまえば草を食べながら数分前の恐怖体験を振り返って考えるようなことはなく、まして二か月前にコヨーテに襲われそうになった時のことを思い出すこともない。この手の反復するストレスは私たちにとって有害なものだ。高頻度で長期にわたるストレス反応が起きることによる身体へのマイナス効果を受け止める構造を持っている生物は存在しないからだ。言い換えれば、長期的な危機状況の中で生きることの波及効果を回避できる生物は存在しない。ストレス反応のスイッチを入れ、そのまま切らずにいると、やがて身体は何らかの故障をきたすことになる。

たとえばあなたが（現実、想像上にかかわりなく）人生の危機的状況にあり、しょっちゅう闘争・逃走システムのスイッチを入れているとしよう。心臓の激しい動悸により極限まで大量の血液が送り出され、あなたの身体は完全に調和から逸脱し、神経系は逃げるか戦うかの準備を整える。しかし現実問題としてあなたはバハマに高跳びできないし、同僚を黙らせることもできない。ことはそれほど簡単ではない。結果としてあなたは心臓を常に高鳴らせ、高血圧や不整脈などへの道を驀進することになる。

緊急事態のためのエネルギーを常に稼働しているとどんなことが起きるだろうか？　あなたが持っているエネルギーのかなりの量を外界の問題に使っていると、体内の環境のために使えるエネルギーが不足してくる。体内のモニタリングをしている免疫系は身体の成長と修復に必要なペースを保てなくなる。こうしてあなたは風邪、癌、あるいはリウマチ性関節炎（これらはみな免疫介在性疾患）といった病気になる。

考えてみると、私たち人間と動物の本当の違いは、人間だけが危機的状況をあとで「追体験」し、あらかじめ「予測体験」するという点にある。過去、現在、未来からの圧力によってストレス反応のスイッチが入ることはどのように私たちに害を及ぼすのだろうか？　私たちの化学的バランスがしょっちゅう乱れていると、しまいにその不調和がデフォルトとなっていく。結果、身体は遺伝子が決める運命を超え、たいていの場合病気を発症する。

理由は明らかだ。ストレスに反応して大量のホルモンやその他の化学物質が放出されたドミノ効果により遺伝子の一部が無調節化され、それが往々にして病気を誘発する。言い換えれば、反復するストレスが遺伝子のボタンを押した結果遺伝子の運命に向かって走り出す。こうして初めは順応的な働きであり、有益な生化学的反応（闘争・逃走）だったものが、全く不適応で有害な状況を生み出す。

たとえばあなたの祖先がライオンに追いかけられ、外界から身を守るという、あるべきストレス反応が起きる。これを適応という。しかしもし何日も続けて昇進についてくよくよ悩み、役員たちへの印象ばかりに関心を寄せたり、来る日も来る日も入院中の母親の心配ばかりしていたら、これらの状況はライオンに追いかけられているのと同じ化学的状況を作り出す。

そうなるとこれは不適応だ。緊急モードに長くとどまりすぎている。闘争・逃走反応はあなたの内的環境が必要とするエネルギーを使い果たしてしまう。あなたの身体は免疫系、消化器系、そして内分泌系など様々な機能に必要なエネルギーを奪い、敵や危機から逃走したり、立ち向かって戦うための筋肉につぎ込んでいるのだ。しかしこの場合はあなたにとって不利な態勢を作る。

心理学的見地から言うと、ストレスホルモンを過剰に分泌すると人は怒り、恐怖、嫉妬、憎悪といった感情を抱きやすくなる。これらの感情は攻撃性、フラストレーション、不安、情緒不安定などを引き起こし、ひいては痛み、苦しみ、悲しみ、希望の不在、絶望へと至る。多くの人々は人生の大半の時間を否定的な思考や感情に囚われて生きている。それはつまり私たちのほとんどが否定的な状況下に置かれていることを示唆しているのだろうか？　もちろん違う。否定的な想念が大多数の人々をとらえるのは、私たちがこれから起こりうるストレス状況の予測や、すでに起きたストレス状況の記憶について考えながら生きているからだ。それらの強力なストレス・サバイバルホルモンによって、私たちの思考や感情の大半が引き出されている。

ストレス反応のスイッチが入ると、以下の三つの最優先事項に焦点が集まる。

●身体（守らなくてはならない）
●環境（危機から脱するためにどこへ行くべきか？）
●時間（危機から脱するまでにどれくらいの時間が残されているか？）

どうして私たち人間がこれほどビッグスリーに囚われているのか？　この答えは、サバイバルモードで生きているからである。ストレス反応とそれが引き金を引いてホルモンが放出されることにより、私たちは身体、環境、時間に意識を集中、あるいはそれ以外見えない状況に陥る。その結果私たちは自らを物理的世界に縛り付け、精神性を見失い、意識が希薄になり、注意散漫になり、意思の不在が生まれる。

別の言い方をすれば、私たちは物質主義者になる。つまり外的環境にある物質についての考えばかり巡らす習慣を持つに至る。アイデンティティーは身体の内側に小さく収まる。私たちは外界のことばかりに注意を向けることになる。そう仕向けているのは化学物質であり、私たちの関心事は自分の所有物、知っている人々、行くべき場所、直面している目先の問題の数々、嫌いなヘアスタイル、身体のパーツ、体重、他人と比べた自分の容姿、どれほどの時間があるかないか、といった事柄に偏っていく。こうして私たちは自分の知っていること、やっていることを通じて自分のアイデンティティーを定義し、記憶していく。

サバイバルモードで生きることとは、現実の９９・９９９９パーセントに意識を向ける代わりに、０・０００１パーセントに焦点を絞って生きることを意味する。

サバイバル：「客観的人物」として生きる

私たちのほとんどは自分自身を「客観的人物」という伝統的概念でとらえている。しかし真の自分自身はビッグスリーと何の関係もない。真の自分自身とは量子場の叡智につながっている「意識」である。

サバイバルモードで生きている物質主義的・物理的主体である「客観的人物」になると、真の自分自身の姿を見失う。そして宇宙の叡智の宿る普遍的な量子場と切り離されていると感じる。ストレスホルモンの影響下にあればあるほど、化学物質の奔出が自分のアイデンティティーだととらえるようになっていく。

自分自身を単なる物理的肉体だけの存在ととらえると、その認識の領域は物理的次元に限定される。五感を使った現実の定義をすればするほど、自分を取り巻く現実は五感によって決まるようになっていく。こうして私たちはニュートン的思考モードに陥り、過去の経験を参考に未来予測をする方法にからめ捕られる。ニュートン的現実モードとは、結果の予測をすることに尽きる。このとき私たちは結果を大いなる存在にゆだねる代わりに、現実をコントロールしようとしている。私たちはただサバイバルに意識を集中させている。

現実の量子モデルが究極的にすべてのものをエネルギーとして定義するのなら、なぜ私たちはエネルギー的存在として自らをとらえず、物理的存在としての経験ばかりを求めるのだろうか？　サバイバルにかかわる感情（感情は動くエネルギー）は波動の低い、またはエネルギーの低い感情だ。それらは短い波長で遅く振動するため、私たちは物質界に引きつけられる。サバイバル由来の感情エネルギーが私たちの振動（訳注：私たち一人ひとりに、それぞれ固有の振

サバイバル感情　VS　ワクワク感情

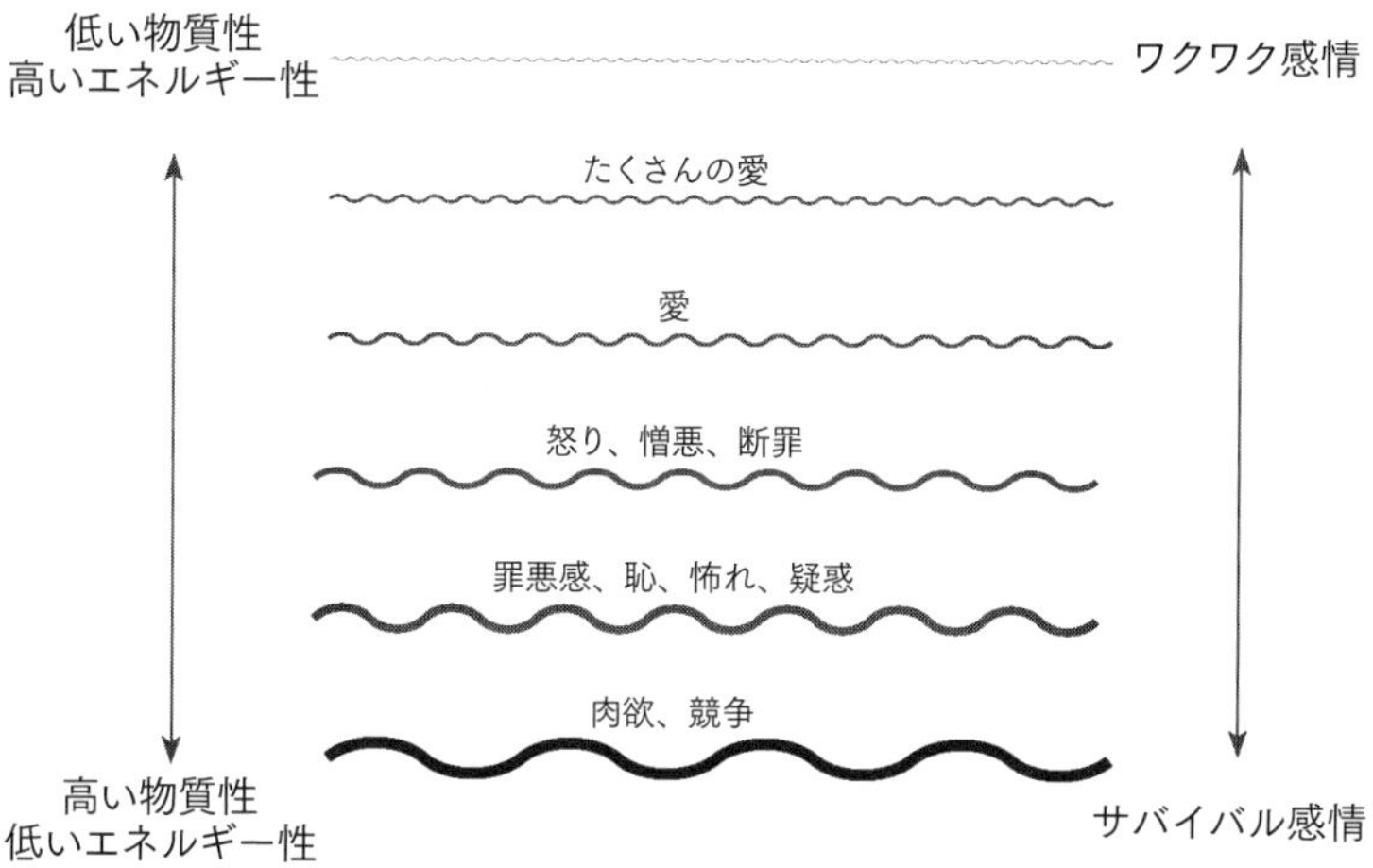

《図版5A》上位にある振動数の高い波動は、高い速度で振動しているためエネルギーの振動率に近く、物質の振動率とは距離がある。下位に行くほど波長が短く振動速度が遅くなり、物質性が高くなっていく。サバイバル感情は物質性を高め、エネルギー性を低くする。怒り、憎悪、苦しみ、恥、罪悪感、断罪、肉欲といった感情は物体と同じ遅い波長で私たちの物質性を強調する。しかしワクワク感をともなう愛、喜び、感謝の振動数は高い。このためこれらの感情はよりエネルギー性が高く、物質性が低い。

動がある）を遅くするため、存在の密度が濃くなり、重くなり、もっぱら肉体的存在となっていく。身体は文字通り肉の塊となり、エネルギー的側面が薄れていく。あなたはより物質となり、意識[1]の比重が薄れていく。《図版5A》

粗野なサバイバル感情を心から追い出し、その依存症状態から脱却すれば、私たちのエネルギーの波動が上がり、身体に縛り付けられることも減っていくというのは理に適っている。ある意味では、身体が意識になるとき私たちは身体からエネルギーを解放し、量子場に漂う。感情が高揚していくにつれ、私たちは自然に意識レベルを上昇させ、生命の根源に近付いていく。そのとき宇宙の叡智がごく身近に感じられることだろう。

客観的人物への依存

現実であれ想像であれ、何らかの危機に瀕してストレス反応にスイッチが入ると、体内のシステムに化学物質がどっと放出され、エネルギーがむくむくと湧いてくる。身体と脳の一部が一時的に覚醒し、全神経をビッグスリーに振り向ける。これはトリプルエスプレッソを飲んだときのように一時的にスイッチが入った状態で、非常に依存性が高い。

早晩私たちは知らないうちに、抱えている問題や好ましくない環境、不健全な人間関係への依存状態を形成する。サバイバルモードを求める依存症的感情の欲求を満たすため、そして自分であると思い込んでいる客観的人物像を覚えているために、私たちはその危機的状況を長引かせようとする。危機が生み出すエネルギーの奔出を、私たちは何より愛しているのだ！

さらに私たちはこの感情の高ぶりを外界の慣れ親しんだ人、モノ、場所、経験と結び付けている。私たちを取り巻く環境にあるそれらの対象にも依存傾向を作り出す。こうして自分の環境と自分のアイデンティティーが一体化する。

思考だけでストレス反応が起きることが理解できれば、天敵に追いかけられているときと同じような依存症的ストレスホルモンの奔出が起きるということも自明だろう。その結果、私たちは自らの思考に対して依存症となる。その思考が無意識のうちにアドレナリンを放出し、決まった思考から外れることは至難の業となる。よく馴染んだ思考や感情の枠を外れることは不快極まりない行為となる。慣れ親しんだ、依存症となっている対象（この場合、依存症となっている感情に結びついた思考と感情）を否定した途端、渇望感、喪失の痛み、そして変わりたくないという心の叫びが聞こえ始める。こうして私たちは馴染みのある現実につなぎとめられることになる。

かくして私たちは自らの思考と感情（圧倒的に自己抑制的なものが多い）により問題、状況、ストレス源、逃走・闘争反応を起こす誤った選択に引き戻されていく。私たちは周囲にあふれる否定的な刺激を手元にとどめ、ストレス反応を起こし続ける。依存症状は自らのアイデンティティーを再確認するためだけの自己認識を補強するからだ。簡単に言えば、私たちのほとんどがストレスを生み出す問題や状況の依存状態にある。ひどい仕事に就いているか、ひどい人間関係の渦中にいるか否かにかかわりなく、私たちはトラブルを抱え込みたがる。何故ならトラブルを抱えている人物という自分のアイデンティティーを思い出させてくれるからだ。トラブルは依存症の欲求を満たし、波動の低い感情を満たす。

なかでも一番有害なのは、もろもろの問題がなくなったとき、自分は何を考え、何を感じたらいいかわからないし、あのエネルギーの奔出が得られず、それによって自分のアイデンティティーを思い出すという経験もできなくなるという恐怖の中に生きているという点だ。客観的人物としての存在感を持って生きられなくなるなんて、ほとんどの人にとってはあり得ないことだ。アイデンティティーを持たないのっぺらぼうになるなんて、それ以上にひどい話があるだろうか？

自己中心的自分

私たちが自分であると認識しているものはある一連の感情と直結する思考や感情、問題、ビッグスリーの諸要素などの中に含まれている。だとすれば人が内面に向かい、自作の現実を切り捨てることがどれほど困難かは想像するに難くない。もし私たちの置かれた環境、身体、時間がなくなったら、私たちは自らをどうやって知ることができるだろうか？私たちが外界にべったりと依存しているのはこのためだ。私たちは自らの感情を定義し、探索するのに五感しか使わないため、自らの依存症を肯定する生理学的フィードバックしか受け取ることがない。それもこれも、自分が人間であることを実感するためだ。

サバイバル反応が外界で実際に起きていることとかけ離れているとき、過剰に分泌されたストレスホルモンは自分という特徴の中に小さくきっちり収まるように仕向ける。このため人は必要以上に自己中心的になる。そのとき人は自らの身体のことや特定の環境のことで頭がいっぱいになり、時間の奴隷となる。人はこの限定的現実の中に閉じ込められ、変化を起こす力、自分でいるという習慣を断つ力など持っていないと感じる。

このような過剰なサバイバル感情は健全なエゴ（「私」というときの自分のこと）の局面を変える。エゴに抑制がかかると、自然な反応として起きるのは外界で自分が安全に守られているかを確保する自衛行為だ。たとえば焚き火から離れるとか、崖っぷちから離れるように促す行為を指す。エゴの調和がとれているときの自然な本能は自己保存に向かう。エゴ自身のニーズと他者のニーズ、エゴ自身に向かう関心と他者に向かう関心には健全なバランスが保たれる。

緊急事態でサバイバルモードにあるとき、自分自身が最優先になるのは理に適っている。しかしそれが慢性化するとき、長期にわたるストレス物質の分泌は身体と脳の調和を狂わせ、エゴのサバイバルばかりが過剰に重視されるあまり自分を最優先し、他者を排除し始める。このとき人はいつでも自己中心的に振る舞う。こうして人は自分を甘やかし、自己中心的になり、横柄で、自己憐憫と自己嫌悪に耽るようになる。エゴが恒常的にストレスにさらされるとき、自分を最優先する態度が前面に出てくる。

このような状況下でエゴは大体においてあらゆる状況のあらゆる結果を予測し始める。なぜならそのときの関心は外界にばかり向けられ、現実の９９・９９９９パーセントから完全に逸脱しているからだ。実際、五感を通じて現実を定義すればするほど、その現実が私たちの法則となっていく。物理的現実の法則は、量子の法則の真逆である。量子の法則では、意識を向けたものが何であれ、それが現実となる。この結果として、もし私たちが身体と物理的領域に意識を集中させれば、そして一直線上に進む時間軸の一つに自らを閉じ込めていれば、それらがそのまま私たちの現実となっていく。

知っている人々のことを忘れ、抱えていた問題を忘れ、所有物のことを忘れ、いつも行く場所を忘れ、時間を忘れ、身体とその習慣的ニーズを超越し、私たちのアイデンティティーをなす馴染のある感情体験を手放し、未来の状況を予測したがる欲求を手放し、過去の記憶に耽る習慣も手放し、自分のニーズにしか興味がない自己中心的なエゴを捨て、自らの感情を超越して考え、夢を見て、未知の世界を渇望する……、これがあなたの今の人生からの自由を勝ち取る出発点だ。

思考で病気になるのなら、思考で病気を治せるか？

話をもう一歩進めてみよう。思考だけによりストレス反応のスイッチが入れられると今説明した。ストレスに関連した化学物質が細胞の外側の環境を著しく悪化させ、遺伝子トリガーを刺激して病気を発症するという科学的根拠も示した。それなら純粋理論上、思考は人を病気にできるということになる。思考で病気になるのなら、病気を治すこともまた可能なのではないか？

ある人が短期間に怒り心頭させられる経験をしたとしよう。それらの経験に対する無意識の反応として、彼は皮肉や嫌味ばかり言うようになった。この感情に直結した化学物質が彼の体内の細胞にあふれ返った。数週間後、彼の感情は気分へと進化し数か月続いたのちに気性となった。さらに数年続いたため、怒りっぽさは彼を特徴づける人格となった。実際彼はこの感情とあまりに馴染んでいたため、彼の身体は彼の意識よりもよくこの感情のことを知っている。彼が何年もの間、思考→感情、感情→思考のサイクルを繰り返してきたからだ。

感情とは経験を特定の化学物質で表わしたものだとすでに学んだあなたは、この人物が怒りに囚われている限り、身体は彼が何年も前、最初に怒り心頭に発したときの感情経験がずっと続いているかのようにとらえていることはおわかりだろう。さらに怒りに直結した化学物質に対する身体の反応がある特定の遺伝子の機能を阻害し、それが長い間続くとき、最終的には癌のような身体的状況を引き起こすということについてもだ。

そうであるなら、腹立たしい思考が怒りの感情を呼び、怒りの感情が怒りの思考を呼ぶというサイクルを止め、四六時中怒りを湛えているという感情パターンを解除できれば、彼の身体（イコール無意識）はこの感情の奴隷状態から解放されるだろうか？　時が満ちれば遺伝子をミスリードしなくなるだろうか？

そして最終的に新しい思考と感情のサイクルが奏功し、彼が新しい理想的な人格を創出するまでになったとしよう。彼が新しい意識状態に移行すれば、実際に健康になる前に健康になったという喜びの感情状態を身体に感じさせ、遺伝子に健康増進の信号を送るようにできるだろうか？　思考だけで身体はそんな風に変わるだろうか？

ここまでざっと書いてきたのは、私のセミナー参加者が実際に癌を克服した実例に基づいた話である。

○●○

ビルは五十七歳の屋根葺き業者だ。あるときビルの顔に病班ができ、皮膚科医はこれを悪性の黒色腫だと診断した。ビルは外科手術を受け、放射線治療、化学療法を受けたにもかかわらず、黒色腫は首やわき腹に再発し、ついにふくらはぎにも現れた。ビルは再発のたびに一連の治療を行った。

当然ながらビルは「どうして自分だけがこんな目に遭うのだろうか？」としばしば感じた。職業柄太陽に当たる時間が長いのはリスク要因だということは知っていたが、彼と同じような環境で発症していない人々もいた。彼はこの不公平感に苛まれていた。

左の脇腹にできた腫瘍の治療のあとで、ビルは自分の考えや感情、態度が病気を引き起こしているかもしれないと考えた。内省を始めるや否や、ビルはこれまでの三十年以上にわたり、誰かのために自分のやりたいことをあきらめなくてはならなかったことに対する怒りの思考と感情に囚われてきたことに気づいた。

ビルは高校を卒業したときミュージシャンになりたかった。しかし父親が怪我をして働けなくなったため、家業を継いで屋根葺き業者にならざるを得なくなった。彼は自分の夢をあきらめなくてはならなかったときの気持ちを何度も繰り返し思い出しているうちに、身体が過去に生きるようになった。それにより夢を先延ばしにするパターンが形成された。事業拡大をした途端に住宅市場が不況に陥るなど、意に沿わない出来事が起きるたびに、ビルは怒りの矛先を自分以外のモノや人に振り向けてきた。

ビルは忸怩《じくじ》たる思いに耽る感情反応のパターンをあまりに鮮明に記憶していたため、それは彼の中心的人格となり、無意識で作動するプログラムとなった。彼の意識状態は同じ遺伝子にあまりに長い間信号を送り続けた結果、病気を発症し彼を苦しめることになった。

もうこれ以上環境（人々、場所、人生に降りかかる状況などが彼の思考、感情、行動をコントロールしてきた）の犠牲になるわけにはいかないと、ビルは感じた。古い人格とのつながりを断ち、新しい人格を築くためには、古い環境から離れる必要があると彼は思った。こうして彼は慣れ親しんだ生活を離れ、メキシコのバハに二週間滞在した。

最初の五日間は毎朝、怒りを感じたときの自分の思考について考えた。彼は自らの思考と感情の量子的観察者となり、無意識に光を当てるようになった。次に彼は無意識に浮かぶ思考や知らずに起こしている行動に注意を払った。自分を愛することにつながらない思考、態度、感情をすべて止めることにした。

このような監視体制で一週間が過ぎたとき、ビルは自らの身体が中毒に陥っていた怒りの感情から解放され、自由になったと感じた。彼の言動を左右してきた思考と感情を抑制することにより、ある意味でサバイバル感情が旧来の思考を起こす信号を遮断できた。その結果身体には彼の新しい運命を生きるために使える新しいエネルギーが満ちてきた。

次の一週間、ビルはすっかり元気になり、これからどんな人でありたいか、これまで彼がコントロールされてきた人々や出来事に対して今後はどう接していくかに思いを馳せた。たとえば妻や子供たちが何か要求をしてきたときは、彼らを負担に思っていると感じさせることなく親切に寛大になろうと決めた。早い話が彼の意に沿わない局面と出合ったときに、どんな考え、感情、行動を選択する人でありたいかに意識を集中させたのだ。彼は新しい人格、意識、意識状態を創出した。

ビルはバハビーチにいる間、心に決めたことを実践に移し始めた。旅から帰ってすぐ、ふくらはぎにできていた黒色腫が剥がれ落ちたことに気づいた。一週間後、病院に行ったとき、彼の癌は完治していた。今も再発していない。脳に点火する方法を一新させて以来、ビルはそれ以前の彼とは生物学的化学的に変化した。その結果別の遺伝子に別の信号を送り、古い癌細胞は新しい意識状態、内的化学環境、新しい人格と共存できなくなったのだ。過去の感情に取り込まれていた彼は今、新しい未来を生きている。

創造：無我の境地で生きる

前章の最後に創造モードで生きることについて触れた。創造モードにあるとき、私たちは完全に創作に没頭し、大いなる宇宙の流れに沿っているため、環境、身体、時間の存在がなくなり、意識に入らなくなる。

創造モードで生きることとは、誰でもない人として生きることである。何かを夢中で創っているとき、我を忘れていることに気づいたことがあるだろうか？　そのときあなたは自分の知っている世界から逸脱している。そのときあなたは、自分の所有物、帰属する人々や集団、職業、住所によって自らを定義する「客観的人物」ではない。創造モードにあるときのあなたは、あなたという習慣を忘れていると言ってもいいだろう。そのときあなたは自己中心的な自分を横に置いて、無我の境地に入る。

そのときあなたは時空や物質を超越し、純粋な意識体となる。身体とのつながりを断ち、外界にいる人々や場所、モノ、一直線状に続く時間に意識を集中させなくなったとき、あなたは量子場の入口に立っている。客観的人物というアイデンティティーを保ったままそこに入ることはできない。アイデンティティーを脱ぎ捨て、無我にならなくてはならない。量子場の扉をくぐるには、自己中心的な自我を捨て、純粋意識となって意識の領域に踏み込む必要がある。そして第１章で解説したように、身体を変え（健康を促進する）、外的状況を変え（新しい仕事や人間関係など）、時間軸を変える（未来の現実に向かう）には、身体・環境・時間を超越しなくてはならない。

ここで重要な手掛かり。あなたの人生の何か（身体、環境、時間）を変えるには、それを超越するべし。ビッグスリーをコントロールするには、ビッグスリーを残して前進するべし。

前頭葉：創造と変化の領域

創造のさなかにあるとき、脳の創造中枢である前頭葉（前脳の一部、前頭前野の構成要素）が活性化している。そこは人の神経系の中で最も新しく、最も進化した、最も順応性の高い脳の部分である。そこは多くの場合人格形成の中枢であり、脳全体のＣＥＯあるいは意思決定機関といえる。私たちは前頭葉で物事に関心を寄せ、意識を集中させ、気づき、観察し、意識する。未来の推測、固い意思を態度で示すこと、意図的な決断、衝動的感情的行動を制御し、新しいことを学ぶときもこの脳の領域で行っている。

本書での理解を目的として言うと、前頭葉には三つの主たる機能がある。それらは本書第３部であなたという習慣を断つための瞑想法を学び、実践する際に活躍する機能である。

1. メタ認知

古い意識と身体を変えるにはまず現状を自覚する。

新しい自分になりたかったら、まず古い自分でいるのをやめなくてはならない。創造の過程で働く前頭葉の第一の機能は気づくことにある。

メタ認知能力（自分自身と自分の思考を観察する能力）があるおかげで、私たちは以前のように考え、行動し、感じるのをやめようと決心することができる。自らを内省する能力により私たちは自分自身を精査し、より高次で望ましい成果(2)を引き出せる姿勢を構築・修正できる。

関心の矛先にはエネルギーが注がれる。人生をパワーアップするにあたり関心の力学を使うには、あなたがこれまで何を創造してきたかに注意を払う必要がある。これが自分を知る過程の第一歩だ。あなたの人生についての信条、自分自身や他人についての考えについて観察してほしい。あなたが今のあなたになったのも、今いる場所にいるのも、今の人格を持つに至ったのもすべてあなたの思考がもたらした結果である。信条とはあなたの人生をつかさどる法則としてあなたが意識的、無意識的を問わず常時受け入れてきた思考のことだ。あなたがそれに気づいていてもいなくても、信条はあなたの現実を左右する。

このためあなたが心から新しい人格と現実を求めるのなら、あなたの現在の人格を形成するすべての面について観察を始めてほしい。それらの多くは自動運転のソフトウェアプログラムのように意識されないところで動いているため、深く内面に向かい、それまで気づかなかったことを掘り起こしていく必要があるだろう。人格が考え方、行動の仕方、感じ方によって形成されている以上、無意識の思考、反射的な態度、自動的に湧き起きる感情反応に注意を払う必要がある。それらを一つずつ観察し、それがあなたにとっての真実でこれからもエネルギーを傾けていく価値があるか否かの仕分けをする必要がある。

無意識の状態にある意識と身体を知るには意思、意図、高度な観察力を要する。より多くのことに気づくようになると、あなたの注意力は向上する。注意力が向上すると常に意識して動くようになる。意識力が増すと、さらに気づくことが増えていく。より多くに気づくようになると、自分自身や他人の内的・外的現実を洞察する能力が備わってくる。さらに洞察するうちに、最終的には無意識の領域にあったことの多くが意識の領域に移行してくる。

自分自身に注意を払う目的は、望まない思考、行動、感情が知らずに滑り込んでくるのを阻止するためだ。そうするうちに望ましくない意識状態を意図的に阻止する能力は、古い人格を支える古い神経ネットワークに点火するプログラムを止めることになる。日常的に古い意識の再生を行わなくなった結果、古い人格につながるハードウェアが一掃される。さらに古い思考に結びついた感情を阻止することにより、あなたは古い回路で遺伝子に信号を送らなくなる。あなたは身体が惰性の再生産を続けることを阻止している。この過程はあなたが「古い意識状態を手放す」とすぐに始動する。

古い自分のすべての局面を意識するスキルを開発するにつれ、あなたは意識的に行動する人になっていく。ここでのゴールは古い自分でいることのすべてを解除し、新しい自分で歩む新しい人生を築くエネルギーを確保することにある。古い人格のままで新しい人格を取り込むことは不可能だ。別人にならなくてはならない。メタ認知は過去から新たな未来に向かうにあたり、最初の仕事となる。

2．新しい意識を創造し、新しい自分について考える

前頭葉の第二の機能は新しい意識を作ること……、脳が何年も点火し続けてきたパターンから生まれた神経ネットワークを初期化し、新しい配線に書き換えることにある。

時間の概念や身近な場所というスタンスを忘れて新しい自分について考えるとき、前頭葉は創造モードに入る。未知の領域の可能性について考え、自分が本当は何を求め、どんな人物でありたいか、現状の自分と今いる環境のどこをどう変えたいのかなどについて自問していく。

前頭葉は脳のほかの全領域に直結しているため、脳内のすべての神経回路をスキャンして、知識と経験のネットワークという形で保存されている多様な情報を切れ目なくまとめることができる。そして神経回路の中から抜き出した情報を多様に合成し、新しい意識を形成していく。その過程で、思い描いた自分像の模型、あるいは内的イメージを作っていく。脳内に蓄えられた知識が多ければ多いほど多種多様な神経ネットワークが存在し、より複雑で詳細な模型が作れることは、このプロセスを見れば理に適っていることがわかるだろう。

この創造プロセスを始動するにあたり、自分にとって重要な事柄について自問し、驚愕、瞑想、可能性、内省、推測などに耽ることをお勧めしたい。意識が間断なく発展していく以下のような自由回答形式の質問が脳を最も刺激する。

- ～したらどうなるだろうか？
- ～をするもっといい方法はないだろうか？
- もし自分がこの現実を生きる人の立場だったら？
- 尊敬できる歴史上の人物とは？ その人のどこが尊敬に値するのか？

こうして生まれた答えの数々が自然に新しい意識を形成していく。誠実に一つひとつ答えを出していくうちに、脳は新しい機能の仕方を学習するからだ。新しい人格の予行演習が脳内で行われるにつれ、脳は神経学的に新しい意識の配線を作る。新しい意識を活用すればするほどあなたは脳と人生を新しい方式に入れ替えていく。

あなたの目標が金持ちになる、よい親になる、あるいは偉大な魔術師になる、など何であれ、目指す分野の知識を脳に蓄えることは、望んでいる現実モデルを構築するための素材を豊富に持つことになるのでぜひお勧めしたい。情報を学ぶたび、あなたは新しい神経細胞のネットワークを構築し、それらは古い神経回路のネットワークを初期化するための原料となる。新しい知識を学べば学ぶほど、豊富な原料を使って古い人格をリセットすることができる。《図版5B》

3. 思考を現実体験化する

前頭葉という創造機関

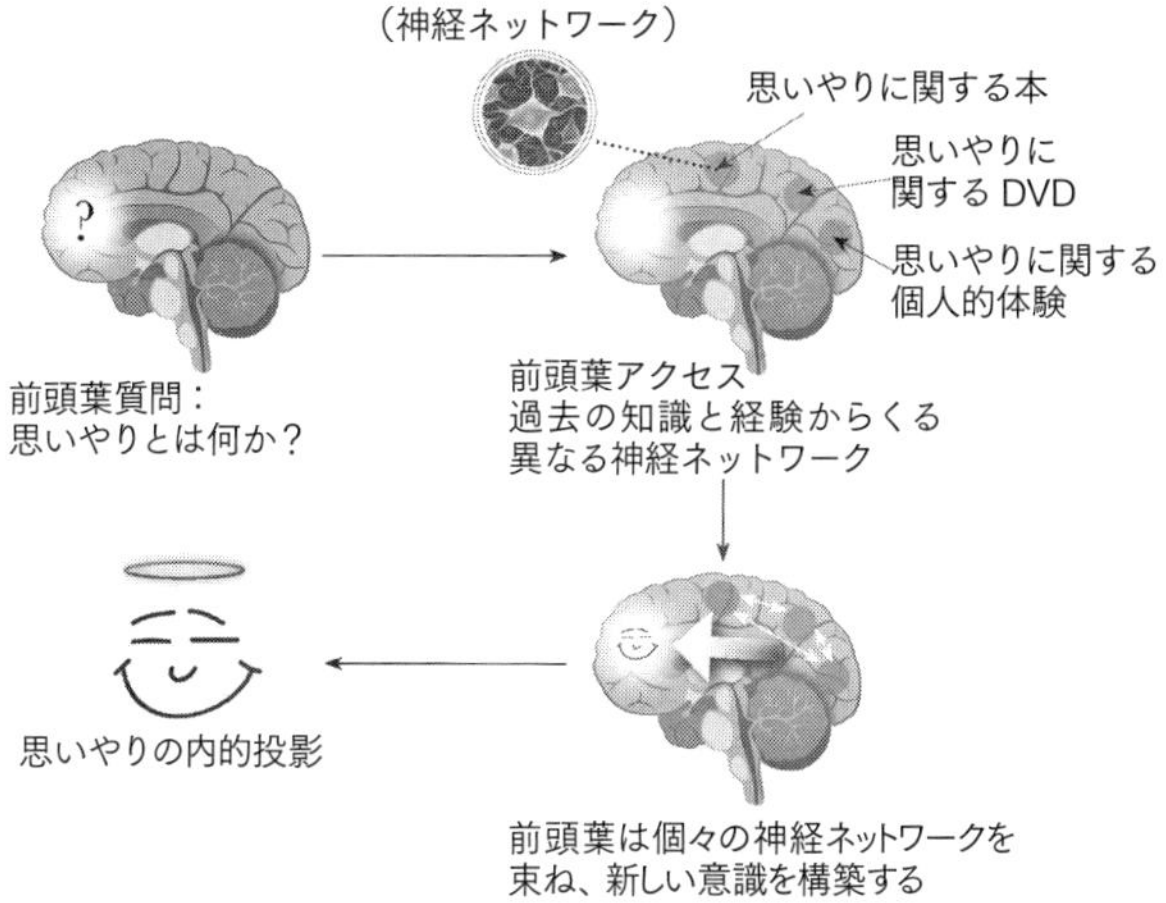

《図版5B》創造モードにあるときの前頭葉は、脳全体を見渡して脳内の全部の情報を生かして新しい意識を創出する。たとえばあなたが思いやりを新しい意識状態として選択するとき、思いやりの心を保つことの意味について自問すると、前頭葉は自然に以前とは異なる神経ネットワークを連結させて新しい模型やビジョンを作り出す。脳が新しいパターンで活動するために、脳内に貯蔵されているこれまでに読んだ本、過去に見たDVD、個人的体験といった情報が引き出される。新しい意識が定着すると、あなたにとっての思いやりを意味する画像、ホログラム、ビジョンなどが形成される。

創造の過程における前頭葉の第三の機能は、思考を現実体験のようにすることにある（そのやり方は第3部までお待ちいただきたい）。

私たちが何かを創造し始めると前頭葉は高度に活性化し、創造活動という単一思考に集中できるように他の部分の回路の音量が最低限に抑えられる。(3) 前頭葉は脳全体のCEOのため、脳内マップのモニタリングをしている。前頭葉は感覚中枢（身体の感覚を統括する）、運動中枢（身体の動きを統括する）、連合中枢（アイデンティティーを管理する）、そして時間を管理する回路の「音量」を抑え、創造活動に余計な邪魔が入らないようにする。神経活動がほとんど行われなくなると、意識は感覚的刺激を処理（意識は行動する脳だということを思い出してほしい）せず、環境の中で動きを起こさず、時間に基づく連携を行わなくなる。こうして身体がなくなり、無我になり、時間も消失する。その瞬間、私たちは純粋意識体となっている。それ以外の脳の雑音がシャットアウトされ、創造の意識にはエゴや自我といった、慣れ親しんだ主体がなくなっている。

創造モードにあるとき、前頭葉はすべてを制御している。意識が一点に集中しているため、思考は現実であり経験となる。その瞬間に考えていることを処理することだけが前頭葉の仕事となる。脳のほかの部分の音量が抑えられ、気をそがれるものが遮断されるからだ。こうして内面世界での思考が、外界で起きているのと同じくらいリアルなものとなる。思考は神経学的に処理され、脳の構造の中に経験として知覚される。

創造のプロセスを効果的に実行するとき、この経験が感情を起こすことはすでに述べた。そしてあなたはその経験が今現在起きているかのように感じ始める。あなたは望む現実のありように結びついた思考と感情と一体化する。このときあなたは新しい意識の状態にある。その瞬間、あなたは身体を新しい意識に順応させ、無意識のプログラムの書き換えを行っている。《図版5C》

前頭葉の音量制御

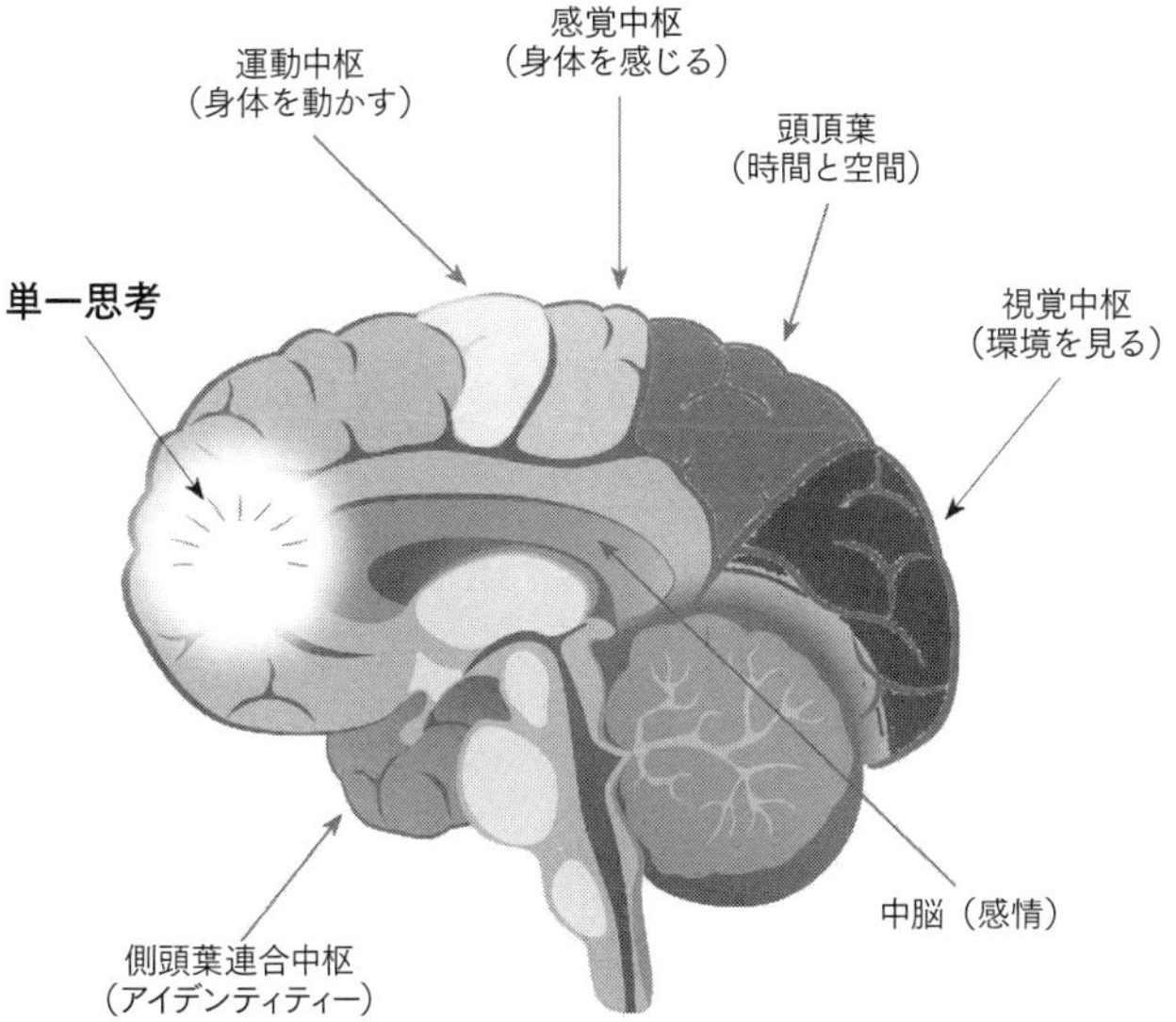

《図版 5C》思考が経験となるとき、前頭葉は創造の単一思考以外の何物も処理しないよう、脳内の他の部分の活動を遮断する。雑音が消え、身体の感覚が消え、時間と空間を知覚しなくなり、無我の境地に入る。

無我の境地でエネルギーを解放する

創造という行為の中では、身体も時間も消失する。あなたは以前のように考え、感じていないという意味で以前のあなたではなくなるため、以前のアイデンティティーに結びついた化学物質の合成が停止する。サバイバル思考が作り上げた神経ネットワークのスイッチがオフになり、身体にコンスタントにストレスホルモンを生成させてきた中毒症状の人格が……いなくなる。

端的に言うと、サバイバル

モードで生きていた感情的人格が機能しなくなる。それが起きた途端にサバイバルに基づく思考と感情に結びついた古い人格、古い意識状態がなくなる。心のありようが異なる人に変化したため、身体に結び付けられていた感情エネルギーが解放される。

それでは今まで感情を満たしていたエネルギーはどこへ行くのだろうか？　どこかしらの居場所を見つけなくてはならないため、それは新しく生まれた場所に収まる。感情という形のエネルギーはホルモン中枢から心臓のあたりへ(最終的には脳へと至る)上る。すると突然最高の気分になり、喜びと解放感が湧き上がる。そのときあなたは自らの創造に恋をする。これがあなた本来の姿を経験する瞬間だ。ストレス反応にせきたてられた感情にエネルギーを送らなくなるとき、あなたは自己中心から無我へと移行する。(4)

古いエネルギーが波動の高い感情へと変化すると、身体は感情の呪縛から解放される。あなたは地上から高く舞い上がり、これまで見たこともない景色が見えてくる。以前のようなサバイバルモードの感情に直結した視点で現実を見ていないため、それまで見えていなかった可能性がたくさん視界に入ってくる。いまやあなたは新しい運命の量子的観察者となった。この解放感が身体を癒やし、心を自由にする。

○●○

心と身体の二つの状態

サバイバル		創造
ストレス	VS.	生体恒常性維持機能《ホメオスタシス》
収縮		拡大
異化		同化
病気（不安）		健康
不均衡		秩序
機能停止		修復
退化		再生
怖れ・怒り・悲しみ		愛・喜び・信頼
自己中心		無我の境地
環境・身体・時間		物質・身体・時間の消失
エネルギー喪失		エネルギー創出
緊急事態		成長・修復
狭い視野		広い視野
分離		連結
五感による現実認識		五感を超越した現実
原因&結果		結果を引き寄せる
可能性の制約		すべての可能性
矛盾		一貫性
既知		未知

《図版5D》サバイバルモード VS 創造モード

サバイバル感情からワクワク感情までのエネルギーと波動の図をもう一度見てみよう(図版5A参照)。怒り、恥、肉欲といった感情が身体の外に排出されると、そのエネルギーは喜び、愛、感謝の感情に変化する。波動の高いエネルギーを発信するようになる途上で、(意識にとって代わるようになった)身体は意識でいられなくなっていき、新たな波動に同調するようになる。身体を構成する物質が高い周波数を発し、あなたはより波動の高いものに共振するようになる。要するに神の領域に属する存在に近付いていく。

サバイバルモードで生きているとき、あなたは結果をコントロールしたり、無理やり引き出そうとする。それはエゴの常套手段だ。ワクワク感情の創造モードでいるとき、あなたは高揚しているので自分がどこに帰着するのか、どうやってたどり着くかを分析しようとは夢にも思わない。すでに身体と心で、感情と思考ですでに経験済みのことなので、あなたは望ましい形に帰着することを信じているからだ。あなたは高い波動の領域に生きているため、いいことしか起こらないと確信している。すでに最高の顛末が起きたかのような気分でいるため、あなたはいつも感謝の波動を発信している。

望ましい顛末の詳細（それがいつどこで、どんな状況で起きるかなど）についてはわからないが、五感で知り得ない未来を信じている。あなたにとってそれは時間空間のない、どこでもない場所（すべての創造の始まる場所）ですでに起きたことだからだ。あなたはすべてがわかっている状態にあり、今いる場所でリラックスでき、サバイバルモードで生きることはなくなっている。

意図している出来事がいつどこでどのように起きるかを予測したり分析したりする行為はあなたをすぐに古い人格へと引き戻す。あなたは喜びに満たされていて、何かを解明しようとするなんて不可能だ。解明するという活動は窮地に陥った人間がサバイバルモードでやることだからだ。

我を忘れて創造モードに留まっていると、それまで寄り集まって古い人格を作っていた神経ネットワークの連帯が崩れていく。これは古い人格が生物学的に解体されたことを意味する。古い人格に直結した感情は古い意識を形成していたが、それらはもう以前と同じ遺伝子に同じような信号を送らなくなっている。エゴを克服すればするほど、古い人格を示す物理的痕跡が書き換えられていく。古いあなたはこうして消滅する。《図版5D》

本書の第1部を読み終える今、あなたは新しい自分を創出するために役立つ知識ベースを集中的に習得した。この基盤の上に次なる構築を始めよう。

これまでたくさんの可能性――主観的意識が客観的世界に作用する可能性、環境、身体、時間を超越することにより脳と身体を変える潜在的可能性、そして外界だけが現実と捉える受け身でストレスだらけのサバイバルモードから脱却し、創造者としての内面世界に入る可能性――について語ってきた。読者諸氏がこれらの可能性を実現し得る可能性として見られるようになっていることを願っている。

もしそうなら、このまま第2部に読み進んでほしい。第2部ではあなたの人生に永続する変化を現実に起こすための準備となる脳と瞑想のプロセスについての具体的情報について論じている。

第2部

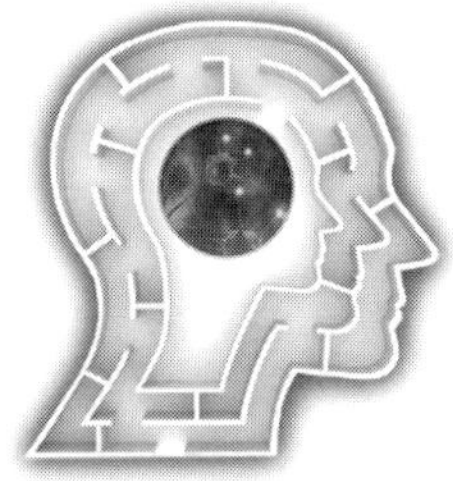

脳と瞑想

第6章
三つの脳　思考↓行動↓存在

脳をコンピュータになぞらえる類推は概ね有効で、あなたの脳にはあなた自身と人生を変えるために必要なハードウェアが備わっていると言える。しかしそのハードウェアに新しいソフトウェアをインストールする方法をご存じだろうか？

全く同じハードウェアとソフトウェアを内蔵する二つのコンピュータを想像してほしい。一台はコンピュータ初心者、もう一台は経験豊富なコンピュータ・エンジニアの持ち物だ。初心者はコンピュータにはどんなことができるかを知らないし、使い方もわからない。

簡単に言うと第2部の趣旨は、脳のオペレーターであるあなたが自らの人生を変えるために瞑想のプロセスを始める際、瞑想をするとあなたの脳に何が起き、なぜそうなるのかを知っておくために脳についての情報を示すことにある。

変化するには思考、行動、存在の新しいやり方が必要

車の運転の仕方を知っている人は思考、行動、存在の初歩的な例についてすでにご存じだろう。覚えた当初は自分の行動すべてについて、そして路上の交通法規について〝考える〟必要があった。時が経つと、自分のしている〝行動〟に注意を払ってさえいればいちいち考えずに運転できるようになる。最終的にあなたはドライバーという〝存在〟となる。このときあなたの顕在意識は横に移動して助手席に座り、それ以来ずっとあなたの無意識が運転席に座る。運転は自動モードとなり、あなたの習性となる。人が学習するときは概してこのような思考→行動→存在という過程をたどり、この学習パターンを支える三つの脳の領域がある。

しかし思考から直接存在に移行できることをご存じだろうか？　もしかしたらあなたはすでにそれを実践しているかもしれない。本書の最も重要な部分である瞑想（本章はその予告編）を通じて、あなたはなりたい自分についての思考から、いきなりその存在になることができる。これが量子的創造の鍵だ。

変化という変化はすべて思考から始まる。新しい思考を投影した新しい神経ネットワークや回路が、思考を始めると同時に形成される。学習（知識や経験を吸収する）しているときほど脳を興奮させるものはない。学習は脳の媚薬で、脳は五感から受け取る信号の一つひとつを「愛撫」する。脳は毎秒何十億という情報を処理（分析、試験、識別、推定、分類、ファイリング）している。それらの情報は必要に応じていつでも取り出せる。まったくもって人間の脳はこの惑星に存在する究極的なスーパーコンピュータだ。

ご記憶の通り、意識を変える方法のもととなっているのは配線の概念、つまり神経細胞が長期的・習慣的につながりを形成することにある。

私はこれまで「ともに発火する神経細胞が結束する」というヘブの学習則について論じてきた（神経科学者たちはかつて、脳の構造は幼少期を過ぎると比較的不変となると考えてきた。しかしその後の研究により脳と神経のかなりの部分は大人になっても引き続き構造的機能的に変化し得ること——学習、記憶、脳障害からの回復など——がわかっている）。

しかしその逆のことも言える。

「ともに発火しない神経細胞は結束しなくなる」、使わなければ消えていく。また意識的に望ましくない結束を解き、分離させることも可能だ。こうしてあなたの考え、行動、感じ方を一定の方向に仕向けてきた原因構造を解除できるのだ。配線変更が済んだ脳が二度と再び古い回路に基づく発火をすることはない。

神経可塑性（どの年齢でも環境や意図的な思考により脳が配線を書き換え、新しい回路を作れるという性質）という恩恵により、私たちは新しい意識レベルを構築できる。ある種の神経学的な「古いものは去り、新しいものがやってくる」という、神経科学者が「刈り込み」と「発芽」と呼ぶプロセスが存在する。それは私が「以前学んだことを初期化し、新たに学ぶ」と呼んでいることだ。それにより現在の制限を超越し、現状とそれに伴う予測から解放される機会が生まれる。

新しい自分でいる習慣を作り出すにあたり、あなたは無意識下で自動運転している自分を意識的にコントロールすることになる。意識が一つの目標を目指し（怒りっぽい人でいるのをやめよう）、身体は別の目標を目指している（これからもずっと怒り続け、浴び慣れた化学物質に浸っていよう）というあべこべ状態ではなく、意識の意図に沿って身体が反応するように統一を図る必要がある。これをするには新しい思考、行動、存在を作らなくてはならない。

人生を変えるにはまず自分の思考と感情を変えてから、新しい経験をするために何らかの行動を起こさなくてはならず（行動や態度を変える）、それが新しい感情を呼び起こす。その感情が意識状態（意識と身体が一致した状態）になるには、少なくともいくつかの成果が見られるまでその感情を記憶し続ける必要がある。脳の神経可塑性に加え、私たちの味方は脳ひとつだけではない。

実際のところ脳は三つある（本書の目的に従い本章では三つの脳について、自分でいる習慣を断つことに直結した機能にフォーカスしていきたい。個人的意見として、脳やその他の神経系が私たちにどう作用するかを学ぶことは無限に関心をそそる探求といえる。私の処女作、"Evolve Your Brain"（前掲）には、本書で必要とする以上の内容が網羅されている。そのほかの情報源として私のウェブサイト www.drjoedispenza.com がある。脳、意識、身体についてもっと知りたい方々にはこの他にもたくさんの書籍やウェブサイトがある）。《図版6A》

三つの脳

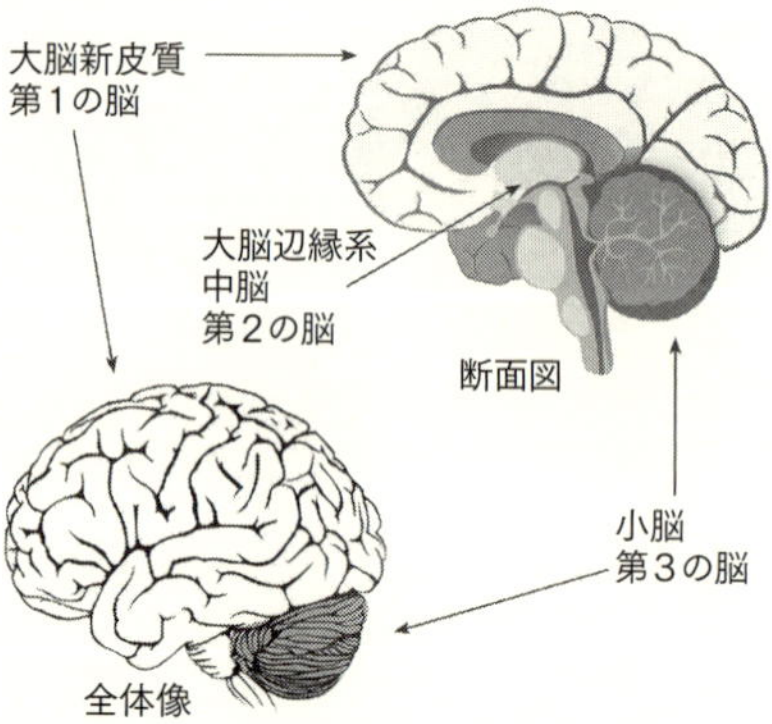

《図版６A》「第１の脳」大脳新皮質、または思考脳（白い部分）。「第２の脳」は大脳辺縁系または感情脳と呼ばれ、創造、維持、身体を管理する化学物質をつかさどる（グレー部分）。「第３の脳」小脳は無意識がある領域（濃いグレー部分）。

思考から行動へ：大脳新皮質は情報を処理し、学習の応用を促す

〝思考脳〟は大脳新皮質と呼ばれ、脳の外側を覆うクルミのような形の領域だ。人類の最も新しい、最も進化した神経学的ハードウェア、大脳新皮質は私たちの顕在意識、アイデンティティー、その他の高度な脳機能をつかさどる（前の章で扱ってきた前頭葉は大脳新皮質の四つの部分の一つ）。

一言で言うと大脳新皮質は脳の建築家、あるいはデザイナーだ。この場所で私たちは学習、記憶、理論化、分析、計画、創造、推論、発明、意思疎通を行う。見聞きしたことなどの感覚情報をこの領域で記録するという意味で、大脳新皮質はあなたと外的現実とをつなぐ接点だ。

大体において大脳新皮質は情報と経験を処理している。第一段階として、あなたは知識や

意味情報（哲学的、理論的概念や考えなど、知的な過程で入手した情報）という形の知識を集めると、大脳新皮質は新しいシナプスの結束や回路を生成・追加する。

第二段階では、あなたが入手した知識を自分のものとする、あるいは応用する（学んだことを体現してみせる）ことを決断するとき、それは必然的に新しい経験を創出する。この経験により、大脳新皮質の中で神経ネットワークと呼ばれるニューロンのパターンが形成される。これらのネットワークは第一段階で生成された回路を補強する。

大脳新皮質に座右の銘があるとすれば、おそらく「知識は意識のために」だろう。要するに、知識は経験の先駆けということだ。大脳新皮質はあなたがまだ経験していない情報を処理し、将来のどこかで必要になった時に備える情報庫の役割を持っている。あなたが新しい考えを巡らせ、これまでとは異なる結果を引き出すためにチャンスがあればその新しい考えに従って別の行動を起こそうと考え始める。そして習慣となった行動パターンを変えるとき、それまでになかったことが起き始め、あなたは新しい経験をする。

新しい出来事から新しい感情へ
大脳辺縁系は経験を記憶する化学物質を作る

大脳新皮質の下にある大脳辺縁系（別名哺乳類の脳）は、人類、イルカなど高等な霊長類以外の哺乳類にとって、最も高度に発達・専門化した脳の領域だ。大脳辺縁系は一言で言うと化学脳、あるいは感情脳だ。

初めて何かを経験するとき、感覚器官はその経験を通じて外界から得た一連の情報を大脳新皮質に送る。すると神経ネットワークはその出来事に合わせて結束する。こうして経験は新しい知識よりも豊かな情報を脳にもたらしていく。

新しい経験に即したパターンでニューロンのネットワークが発火した瞬間、感情脳はペプチドという化学物質の生成と放出を始める。この化学物質の合成物はその瞬間にあなたが経験しているときの感情を表している。すでにご承知の通り、感情は経験の結果物なので、新しい経験は新しい感情を生み出す（それは新しい遺伝子に新しい方法で信号を送る）。こうして感情は身体に新しい出来事を化学的に記憶するように信号を送り、あなたは学んだことを自分の一部としていく。

その過程で、大脳辺縁系は長期記憶の形成をサポートする。出来事が起きたときの感情を思い出すことで、その経験をより鮮明に思い出すことができるからだ（大脳新皮質と大脳辺縁系は協力して陳述記憶、つまり何を学び、経験したかを語れるということを形成する。[1]陳述記憶と非陳述記憶については図版6Bをご参照いただきたい）。

強く印象に残る経験がどれほど感情に結びついているかがこれでおわかりいただけたと思う。既婚者は全員、自分がプロポーズしたとき、あるいはパートナーにプロポーズされたとき何処で何をしていたかをよく覚えていることと思う。たとえばお気に入りのレストランの中庭のテーブル席で豪華な晩餐を楽しんでいる二人。日が落ちたばかりの夏の夜の心地よい風に混ざってモーツアルトの調べが聞こえていたあのとき、突然パートナーがひざまずき、小さな黒いボックスを差し出した、など。

そのとき同時に経験していたことすべての組み合わせから、あなたは普段のあなたとは違う自分を感じる。あなたがそのとき見て、聞いて、感じたことにより、いつもの自分として記憶されている体内の化学物質の組み合わせが突然崩れたのだ。ある意味では、慣れ親しんだ習慣的な環境の刺激が脳にいつも通りに考え、感じるように促していた秩序から目覚めたようなものだ。奇想天外な出来事が起きるとき私たちは驚き、今という瞬間に普段より注意を払っていることに気づく。

大脳辺縁系に座右の銘があるとすれば、おそらく「経験は身体のために」だろう。

もし知識は意識のため、経験は身体のためにあるのなら、その知識を応用して新しい経験をするときあなたは意識が知的に学習したことを身体に教え込んでいることになる。経験を伴わない知識は哲学にすぎない。知識を伴わない経験は無教育だ。ものには必然的な順序というものがある……、知識を習得し、それを体験し、感情として取り込むという順番が。

これまでずっとあなたの人生を変える方法について書いてきたが、ここまで付いてきていれば、知識を得て、それを行動に移して新たな経験をして、それが新たな感情を生み出すというところまでおわかりいただけたことだろう。次なるステップはその感情を記憶して、学んだことを顕在意識から無意識領域へと移行させることだ。これから解説する第三の脳には、移行に必要なハードウェアがすでに備わっている。

思考→行動→存在：小脳は習慣的思考、態度、姿勢をつかさどる

顕在意識が忘れてしまった電話番号やATMのPINコード、金庫の暗証番号を、身体が何度も繰り返した経験から覚えていてひとりでに指が動き出したという、よくある経験の話を思い出してほしい。これは些細なことに思えるかもしれない。しかし身体が意識と同等かそれ以上の情報を覚えているとき、また意識的な努力なしに同じ動作を繰り返せるとき、あなたは行動、態度、あるいは感情的反応がスキルや習慣となるまで記憶したことになる。

この段階に達したとき、それを「意識の状態」になったとみなせる。その過程で第三の脳——小脳、無意識のあるところ——があなたの人生を変えるために主要な働きをする。

脳の中で一番活発な部分、小脳は頭蓋骨の後ろ側に位置している。脳のマイクロプロセッサ、そして記憶中枢と考えるといいだろう。小脳のニューロンはどれ一つをとっても最低二〇万、最大一〇〇万の細胞と結束可能で、空間の中での身体の部分の均衡、調整、察知といった活動を処理し、身体の動きを統括している。小脳には簡単な動作やスキルのいくつかのタイプ、

刷り込まれた態度、感情的反応、反復行動、習慣、条件反射、記憶されている無意識的な反射やスキルなどが収められている。膨大な記憶の貯蔵庫として、小脳は学習済みの多様な情報を容易にダウンロードし、意識と身体のプログラミングを行う。

意識の状態（存在モード）にあるとき、人は新しい神経化学的自分像を記憶し始める。このとき小脳が主導権を握り、暗黙のうちに無意識のプログラミングという新しい意識状態を形成している。小脳は非陳述記憶(何度も練習、経験したために考えなくてもできるようになったもの、あまりに自動的な習慣となったため、どのようにやっているかを陳述、説明できなくなっているもの）をつかさどる。これが起きると、幸福（あるいは態度や姿勢、スキル、特徴など何であれ、集中的に意識を向けて心と身体でリハーサルをしているテーマ）は新しい自分像の一部として内的に記憶されたプログラムとなる。

これら三つの脳がどのように思考→行動→存在へと導くかを実際的な例を挙げて示してみよう。まず、意識的なイメージトレーニングというリハーサルを通じて思考脳（大脳新皮質）は新しい配線で知識の回路を作り、新しい意識を作る。次に思考が経験を作り、感情脳（大脳辺縁系)を通じて新たな感情を生み出す。思考脳と感情脳が身体に新しい意識を覚えさせる。最後に、意識と身体が一体となって機能するようになったら、小脳が新しい神経化学的自分像を記憶し、新しい意識状態が無意識下でプログラムされる。

三つの脳の働きの実例

三つの脳の働きが実際にどう働くかを示すにあたり、こんな例を考えてみよう。あなたは最近思いやりや慈愛の心について深く考えさせられる本を何冊か読んだ。ダライラマ、マザー・テレサの伝記、アッシジの聖フランシスに関する記事などだ。

この知識に感化されあなたはそれまでの価値観の範疇を超える思考を始めた。これらの読書により、あなたの思考脳には新しいシナプスのつながりが生まれた。要するにあなたは思いやりの哲学（あなた本人ではなく他人の経験を通じて、という意味）について学んだ。さらに毎日学んだことを心に想起するたびに神経同士の結束を強くしていった。あなたは思いやりに心酔し、友人たちのすべての問題の解決にアドバイザーや仲裁役を買って出た。あなたは偉大なる哲学者となった。知的レベルでは自分のしていることを熟知している。

そんなある日仕事を終え、車で自宅に向かっているとき配偶者が電話をしてきた。義理の母親が三日後の夕食にあなた方を招待していると言う。あなたは車を停め、義母が十年前にあなたを深く傷つけて以来激しく嫌悪していることで頭がいっぱいになっている。あなたはすぐに心の中で長いリストを作り始める。義母の独断的な話し方が初めから嫌いだったこと、他人を遮ってしゃべる態度、義母の体臭、義母の作る料理。義母に接近するたびにあなたは心臓がドキドキし、顎が硬直し、顔は引きつり身体は緊張し、神経過敏になって逃げ出したくなる。

あなたはまだ運転席に座っていて、最近読んだ思いやりに関する本の記憶もある。そしてあなたは理論として学んだことについて考え始める。あなたはこんな風に考えるかもしれない。

「本で読んだことを実証してみたら、義母との経験が違ってくるかもしれない。この夕食会の顛末を予測と違うものにするにあたり、個人的に応用できる知識が最近の読書の中にあっただろうか？」

思いやりに関する理解を義母の事例に当てはめ、考えるうちに素晴らしいことが起こり始める。あなたは義母に接しても以前の自動プログラムを作動させないことに決める。あなたはもうやめたい自分像について考え始める。あなたはこう自問する。

「義母に会ったとき、私は何を感じたくないか？　どんな行動をしたくないか？」と。

あなたの前頭葉は、古いあなたを作ってきた神経回路への刺激を解除し始める。あなたのアイデンティティーとして機能してきた古い自分像の回路は解体を始める。脳は以前のように発火していないという意味で、あなたは以前の意識を作らなくなっている。

ここであなたは読書の記憶をたどり、義母に対してどんなことを考え、感じ、行動したいかについて計画し始める。あなたはこう自問する。

「新しい経験が新しい感情を起こすために、自分の態度、行動、そしてリアクションをどのように修正すればいいだろうか？」

こうしてあなたは義母に挨拶し、ハグをする自分を想像し、義母の好きな話題に関する質問を投げかけ、義母の新しいヘアスタイルやメガネを褒める自分を思い描く。それからの数日をかけてあなたは理想の自分でいる様子を心の中でリハーサルし続けることにより、神経ハードウェアをさらに補強していく。義母に会う頃には新しい回路が定着（新しいソフトウェアプログラムが始動）している。

ほとんどの人にとって思考を行動に移すのはさながらカタツムリに早くしろとせかすようなものだ。私たちは大概において現実の知的哲学的領域に留まりたいと願い、よく知っている自分自身の馴染み深い感情のままでいたいのだ。

古い思考パターンを手放し、習慣となっている感情反応を遮り、反射的行動を控え、新しい自分のあり方を計画し心の中でリハーサルするとき、あなたは学んだばかりの知識とあなた自身を同化させて、新しい意識を作り始めている……、どんな自分でありたいかを自分に知らせているのだ。

しかし取り組むべきステップがもう一つある。

義母につながっている古く馴染み深い思考や習慣的態度、記憶された感情といったものからなる古い人格を観察し始めたとき、何が起きただろうか？　ある意味であなたは、あなたにとって代わって主導権を握ってきたそれらのプログラムが収められている無意識のＯＳ（オペレーティングシステム）に手を加えている。あなたが自分のありように気づき、観察するようになるとき、無意識の自分の姿が顕在意識に上ってくる。

実際の経験（差し迫っている夕食会）が起きる前に心の中で自分をその状況に置く訓練をするうちに、あなたはあたかも出来事（義母に対して思いやりの態度で臨む）が起きたかのように神経回路を書き換え始めている。新しい神経ネットワークが結束して発火すると、脳はあなたが意識を集中させている理想の自分を投影した画像、ビジョン、模型、あるいはいわゆるホログラム（多次元的イメージ）を創造し始める。これが起きた瞬間に、あなたは自らの思考を何よりもリアルなものに変貌させたと言える。脳は思考を経験として受け止め、経験がすでに起きたかのように脳のバージョンアップを完了させたのだ。

知識の実用化：意識の学びを身体に伝える

ついにそのときがやってきて、あなたは件《くだん》の義母と夕食のテーブルで対面する。相変わらずの義母の様子を見ていつものように神経質になる代わりにあなたは自分を意識して、最近学んだことを思い出しつつ実験を試みる。あなたは決めつけたり、攻撃したり、義母に敵意を感じたりする代わりに、まるっきりあなたらしくない行動に出る。本に書かれていた通りに、今という瞬間に留まり、心を開放し、心から義母の言葉に耳を傾ける。このときあなたは以前の義母を見ていない。

驚くなかれ、あなたは自らの態度を修正し、衝動的な感情反応を抑制したことにより、義母との全く新しい経験をすることになる。この経験により大脳辺縁系は新しい化学物質の混合物を作り出し、それが新たな感情を呼び起こす。突如あなたは義母に思いやりの気持ちを感じ始める。あなたは義母のあるがままの姿を見て、彼女の中に自分の片鱗さえ見出す。あなたの筋肉は弛緩し、心は開かれ、呼吸は深くなり、自由を感じる。

この日あなたは素晴らしい時間を過ごしたので、その気分はしばらく残る。あなたは洞察力があふれ心が開かれ、あなたは義理の母親を心から愛し始めていることに気づく。新しく内面に生まれた良心や愛する気持ちを外的現実にいる人物に応用し、重ね合わせたため、あなたは思いやりの心を義母と結び付ける。こうしてあなたは連想記憶を一つ作った。

思いやりを感じ始めるとすぐにあなたはある意味で意識が（哲学的に）知っていることを身体に（化学的に）指示し、それによって遺伝子のいくつかが活性化・修正されていく。今あなたは思考の段階から行動の段階へと移行した。あなたの行動は意識の方向と一致している。行動は思考と同じものを示している。意識と身体は調和し、一体となって動いている。あなたは最近読んだ本に書かれた人々と同じことをした。脳と意識を通じて知的に思いやりについて学び、経験を通じてその理想を自らの環境で実証してみた結果、あなたはこの波動の高い感情を自分の一部とすることができた。意識と身体の足並みはそろっている。あなたは思いやりを体現した。言葉が肉となったのだ。

二つの脳が思考を行動に変えた。では意識の状態も作れるのか？

思いやりの心を体現する努力が実り、あなたの大脳新皮質と大脳辺縁系は一体となって機能している。あなたは一連の自動プログラムで動いてきた馴染み深い、習慣的記憶でできている古い自分の枠を飛び出し、新しい思考と感情のサイクルの中にある。あなたは思いやりの感情がどんなものか経験し、敵意と拒絶を心に秘め、怒りを押し殺している状態より他人を思いやる状態のほうが気に入っている。

いやちょっと待て。まだ聖人になったわけではないぞ！　意識と身体の一体化に一回成功したからと言って、まだじゅうぶんとは言えない。お陰でただの思考は行動に昇華した。しかし意のままに思いやりの感情を再生産できるだろうか？　環境にかかわりなくいつでも思いやりの感情を体現でき、どんな人も状況も、あなたを古い意識の状態に引き戻すことはなくなっているだろうか？

その可能性があるのなら、あなたはまだ思いやりに熟達していない。熟達を私は以下のように定義している。「外界で何があっても内面の化学環境が変わらない状態」。あなたが自分自身に対し、ある一定の思考と感情を維持すると決め、望ましい感情（化学物質）の状態を記憶し、外界のどんな刺激を以ってしてもあなたの意思を曲げることができないとき、あなたはそれを熟達したと言える。このときいつどんな場所でどの人も、どんな状況も経験も、あなたの体内の化学バランスを乱してはならない。そうでない考えや行動、感情を持ちたいと望めばいつでもそれも可能だ。

苦難に熟達できるなら、喜びに熟達するのも簡単だ

おそらくあなたの周りにも何人か苦難に熟達した人がいることだろう。その人に電話でこんな風に話しかける

「やあ元気かい？」

「まあまあかな」

「あのね、今から友達何人かで新しい美術画廊に行ってから、すごくヘルシーなデザートが食べられるレストランで食事をするんだ。そのあとでライブミュージックを聞くんだけれど、よかったら一緒に来ない？」

「やめとくわ」

このとき彼女の本当の理由はこんなことだ。

「私は自分の感情の状態を記憶していて、私の環境にあるどの人、経験、状況、モノも私の体内の苦難という化学合成環境から引き出すものはないわ。これらの化学環境を手放してハッピーに過ごすより、苦しみの中にいた方が落ち着くの。今のところこの中毒症状が気に入っているのよ。あなたがやろうとしているいろんな経験は、私の感情的依存を乱しかねないでしょ」

しかし驚くなかれ。喜びや思いやりなどの内的化学状況に熟達するのは至って簡単だ。

先ほどの義母との例で、あなたが自らの思考、態度、感情を一定期間続けていると、ごく自然に思いやりの心が標準モードになってくる。このときあなたは思考から行動のステージに移行しただけでなく、そういう存在へと移行したことになる。「存在」とは、簡単かつ自然にでき、習慣やルーティーンとなっている、そして無意識となっている状態を指す。そのとき思いやりや愛情があなたにとって、それまでの自らを抑制する感情反応と同じくらい馴染み深く自動的な反応となっている。

そこで必要になるのは思いやりを持った思考、感情、そして行動の経験を反復することだ。そうすることにより過去の感情の中毒症状を断ち切り、身体と心を新しい神経化学的状態に慣らし、思いやりのほうがそれまでの意識よりいいものだという内的化学環境を記憶させるのだ。最終的に、外界の様子に全く影響されることなく、意のままに何度でも思いやりの意識状態を再生できるようになれば、身体が思いやりという意識にとって代わるようになる。ここまでくれば思いやりについてすっかり暗記しているので、外界のどんな刺激があってもあなたの意識状態が揺らぐことはない。

今や三つの脳の足並みはそろった。あなたは生物学的、神経化学的、遺伝子的に思いやりの状態になっている。思いやりが無条件に標準モードとなり、そして馴染み深くなったとき、知識は経験となり、知恵へと昇華したことになる。

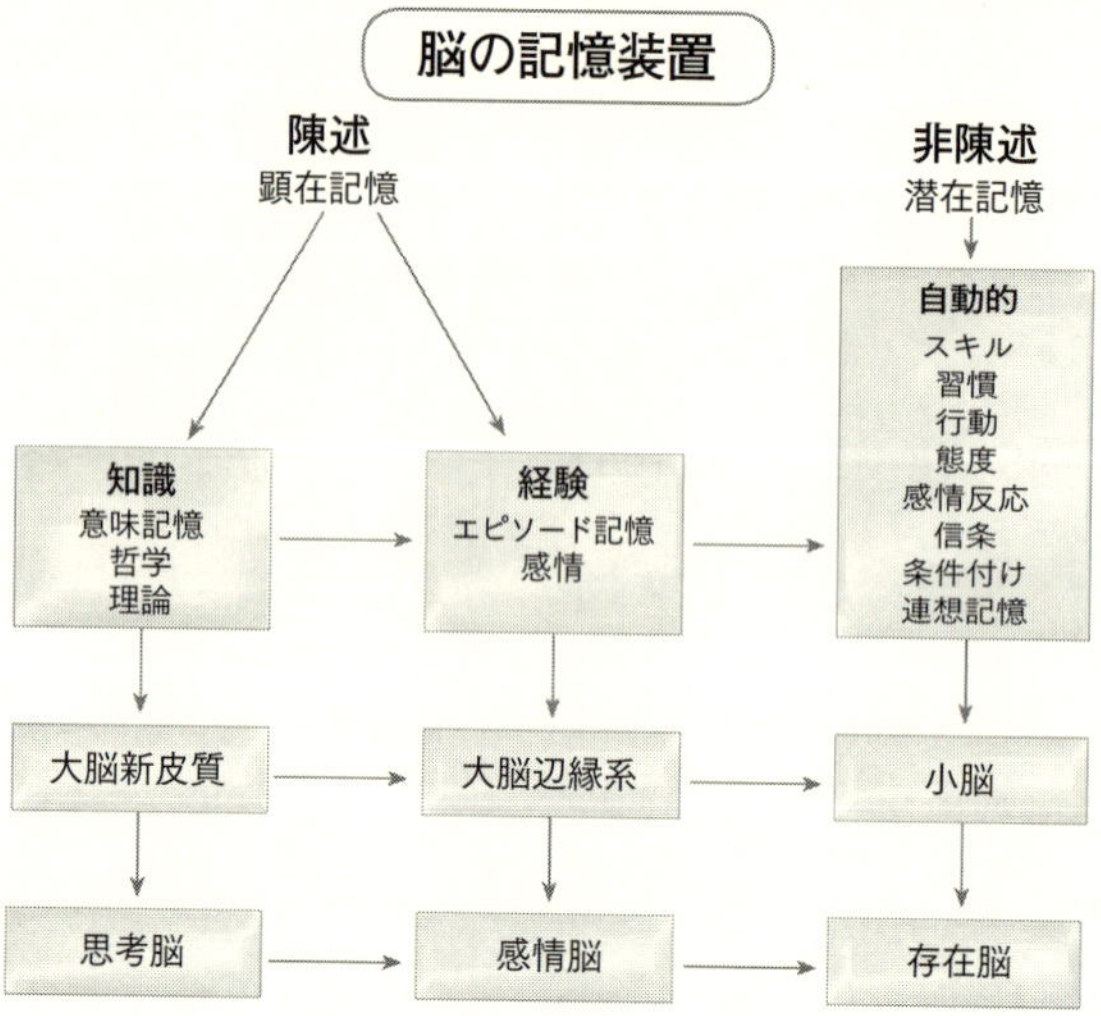

《図版６B-1》陳述記憶と非陳述記憶

存在への進化：二つの記憶装置の役割

思考→行動→存在へと進化させるための脳が三つある。上の図を見てほしい。《図版6B》

脳には二種類の記憶装置がある。

一つ目の装置は陳述または顕在記憶と呼ばれる。覚えたことを陳述できるとき、それを陳述記憶と呼ぶ。陳述記憶には二種類ある。知識（哲学的知識によって引き出された意味記憶）と経験（感覚的な経験から引き出されたエピソード記憶で、人生のある時期、ある場所で何かをした際、あるいは観察した際にかかわった人や動物、モノとともに出来事として認識されるもの）だ。エピソード記憶は意味記憶と比べて長期間脳と身体に記憶される。

二つ目の記憶装置は非陳述または潜在記憶と呼ばれる。同じことを何度も練習するとそれは習慣となり、いちいち考えなくてもできるようになる。そしてほとんどどのようにしてやるか

知識＋経験＝知恵

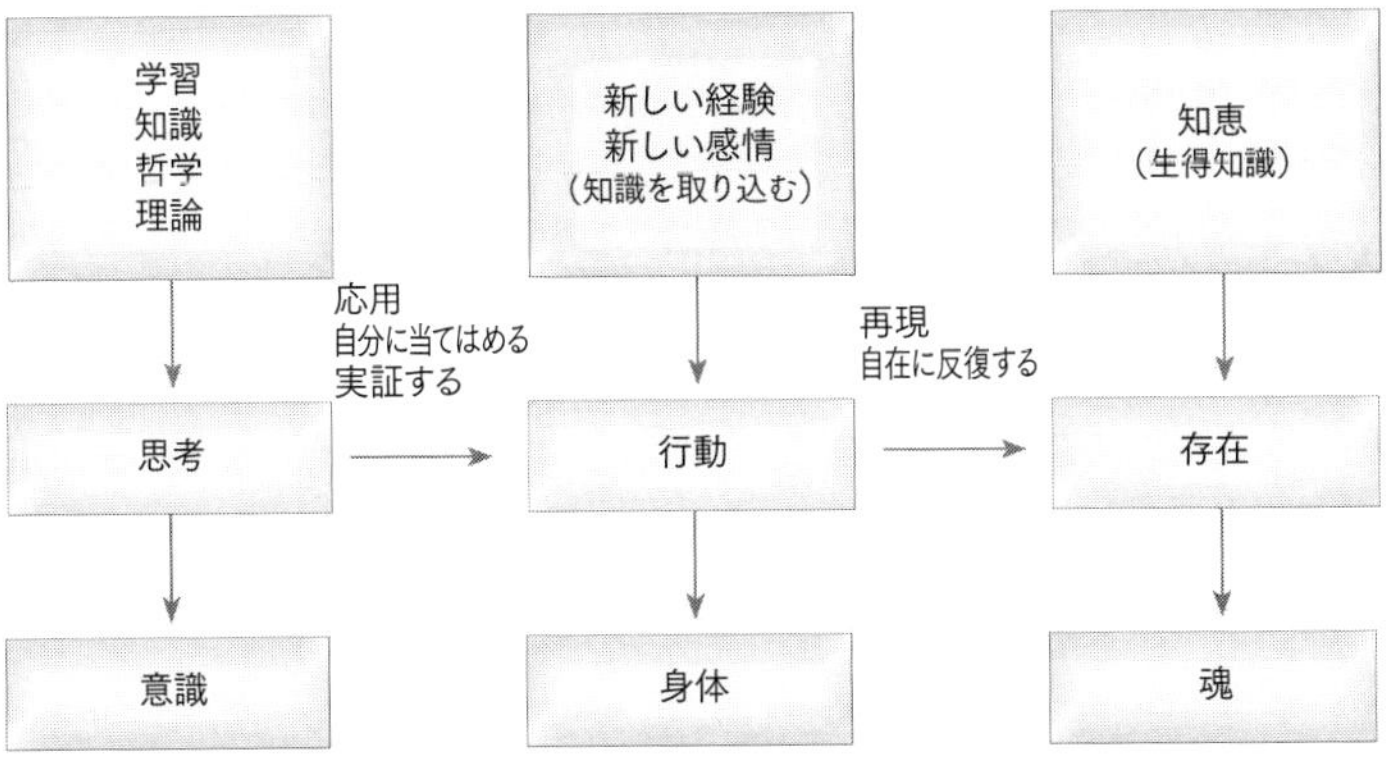

《図版 6B-2》三つの脳。思考→行動→存在

説明できないほど自動化する。このとき身体と意識は一体化している。ここにはスキル、習慣、自動的行動、連想記憶、無意識の態度、感情反応が収められている。

　こうして知的に学習したもの（大脳新皮質）を取り込み、応用し、自分に当てはめ、実証するとき、私たちは自らの行動に何らかの形で変更を行っている。その際私たちは新しい経験を創出し、それが新しい感情（大脳辺縁系）を呼び起こす。これを再現し、反復し、自在に経験できれば、存在のステージ（小脳）へと移行する。

　知恵とは経験を繰り返した結果、蓄積された知識である。思いやりの存在でいることが、苦しみ、決めつけ、非難、いらだち、否定的、不安でいることと同じくらい自然になったら、私たちは賢くなったと言える。

　こんな風に人生と自分自身、そして自分の

存在の進化

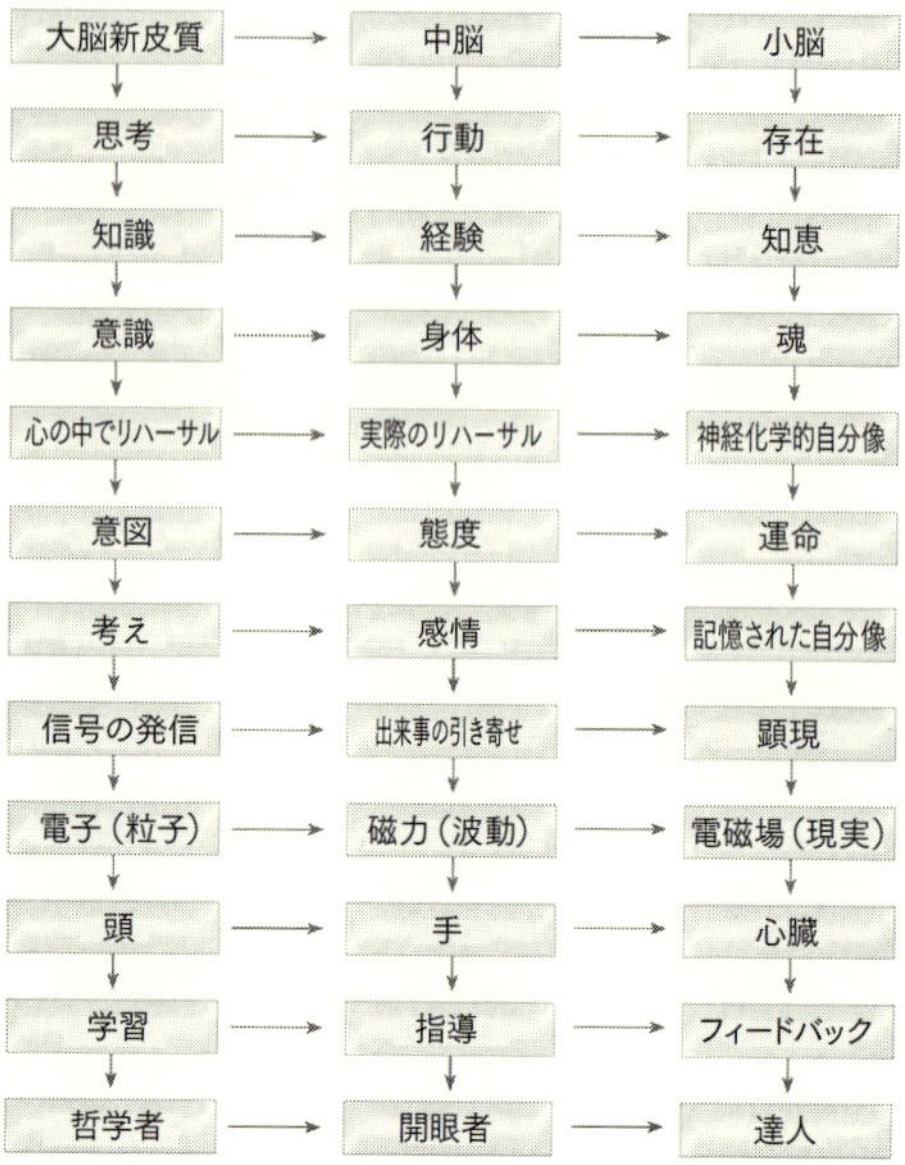

《図版 6C》この図は三つの脳が個人の進化の様々な領域でどのように相互に関連して進化するかを示している。

ありようが一致してくるとき、私たちは新たな機会を掴む自由を手にする。《図版6C》

思考からそのまま存在へ 瞑想への序章

思考→行動→存在への移行は誰もが何度も経験したことのある変化の過程で、車の運転、スキー、編み物、外国語の習得などがその代表例だ。

さて、ここで人類に与えられた進化の恩恵について話してみよう。実際の行動を経由することなく、思考から存在へと至る能力についてだ。別の言い方をすれば、物理的体験に先駆けて新しい意識状態を作る能力だ。

これを私たちはしょっちゅうやっているし、「うまくいくまでは、うまくいったフリをする」こととは違う。たとえばあなたが性的妄想を抱き、パートナーが旅行から帰ってきたらやってみたいプレイのバリエーションについて心の中でいろんな考え、感情、行動により疑似体験しているとしよう。あなたは臨場感たっぷりの内面のイメージの虜になり、身体が化学変化を起こし、その経験が今ここで起きているかのように反応し始める。このときあなたは新しい意識状態に移行している。同様に、あなたが壇上で行うことになっているスピーチを心の中でリハーサルするとき、同僚と向き合ったときにどんな風に対決するか考えるとき、夕食に向かう途中で渋滞に巻き込まれ、到着したら何を食べようかと想像するときなど、それ以外の事柄をすべて頭から追い出して集中的に考えを巡らしているとき、あなたの身体は思考のみにより「意識状態」に移行している。

オーケイ、それじゃあその状態をどれくらい引っ張れるか？　思考や感情だけで最終的になりたい人物になりきれるだろうか？　私の娘が夢に見ていた夏の仕事を手に入れたように、あなたは自らが選択した現実を創出し、その中で生きることができるだろうか？

ここで瞑想が役に立つ。ご存じの通り、人々は多様な理由から瞑想をしている。本書で示すのは、特定の目的――あなたという習慣を断ち、なりたい理想のあなたになることを支援する――のもとに編み出された特殊な瞑想だ。本章ではこれより最後まで、これまで扱ってきた知識とこれから覚えていく瞑想を結び付けていこうと思う（私が「瞑想」「瞑想の過程」と言うときは、第3部で扱う瞑想のことを指している）。

瞑想は人の脳、身体、意識状態を変えることができる。最も重要な点は、実際の行動や外界との接触を全く持つことなく変えられることだ。瞑想により、ちょうどピアノの鍵盤に触れることなく心の中で指使いの練習をした実験のように、変化に必要な神経学的ハードウェアをインストールできる（実験グループは心の中のリハーサルのみで実現したが、瞑想の過程でリハーサルは過程の主要な一部で、すべてではない）。

あなたにとっての理想の人格について、あるいはマザー・テレサやネルソン・マンデラのような偉大な人物になったらどんな気分になるか考えてほしいと言われたら、あなたは自分がその新しい存在になったかのように想像を巡らせるだけで、脳に新しい方法で発火させ、新しい意識を作り始めている。これがメンタルリハーサルの働きだ。あなたが幸せ、満足、気が晴れる、穏やかな気分でいるとき、どうなるかについて考えてみてほしい。あなたにとっての理想の人物を創り出すとき、何をイメージするだろうか？

瞑想の過程は、あなたにとって幸せ、満足、気が晴れる、穏やかでいるとはどんなことかについて、あなたが学習し、脳内の神経回路を結束させてきたすべての情報を統合してその答えを引き出してくれる。瞑想ではこれらの情報を取り出し、等式に当てはめていく。あなたにとって幸せとはどんなことかと自問する代わりに、実際にその立場に自らを置く練習を通じて幸せな意識状態の中に生きてみることをする。あなたはつまるところ幸せがどんなものでどんな感じかを知っている。過去に幸せを経験した記憶があり、他人が幸せを味わう様子を観察している。そこであなたはこれらの幸せの知識や経験の中から選択し、あなたにとっての理想の幸福像を作っていく。

前頭葉が新しい回路を活性化し、新しい意識を作ることについてはすでに解説した。新しい意識を経験すると、脳はある種のホログラフィックな像を作り、それが未来の現実を作るためのガイドラインとなる。現実の経験が起きる前に新しい神経回路がインストールされているため、あなたはガンジーがやったような非暴力革命キャンペーンをやる必要はないし、ジャンヌ・ダルクのように人々を先導して杭の上で火あぶりにされる心配もない。ただ勇気と信念に関する知識と経験を使い、あなたの体内で情動効果を作り出すだけでいい。そうすれば新しい意識状態が作られる。その意識状態を何度も再現していると、あなたはこれに慣れ、新しい神経回路を作り始める。その意識状態を再現すればするほど、思考は経験となっていく。思考が経験に変化すると、経験の産物として感情が生まれる。感情が生まれると、(無意識である) 身体はその感情が思考のみによって生まれたのか、実際の経験から生まれたのかを識別できない。

身体を新しい意識に慣れさせると、思考脳と感情脳は協力し合って働くようになる。思考は脳のために、感情は身体のためにという座右の銘を思い出してほしい。瞑想の過程である

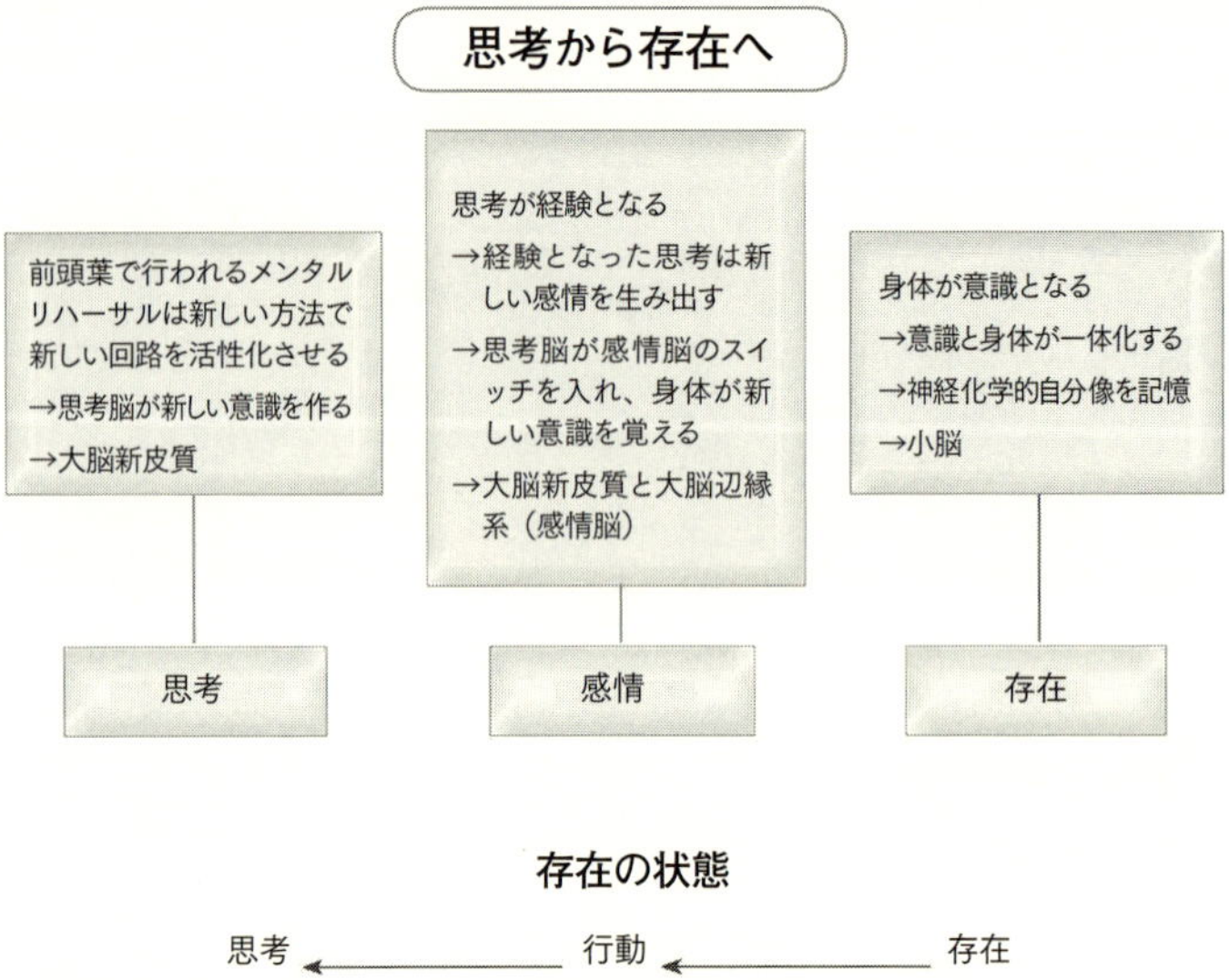
思考から存在へ
前頭葉で行われるメンタルリハーサルは新しい方法で新しい回路を活性化させる
→思考脳が新しい意識を作る
→大脳新皮質
思考が経験となる
→経験となった思考は新しい感情を生み出す
→思考脳が感情脳のスイッチを入れ、身体が新しい意識を覚える
→大脳新皮質と大脳辺縁系（感情脳）
身体が意識となる
→意識と身体が一体化する
→神経化学的自分像を記憶
→小脳
思考
感情
存在
存在の状態
思考
行動
存在

《図版 6D》何もしなくても思考から存在への移行が可能。新しい意識のメンタルリハーサルを行っていると、その思考が経験となる瞬間がやってくる。このとき、内的経験の産物として感情が起きる。その人物になったらどう感じるかを経験すると、（無意識である）身体はその現実を信じ始める。こうして意識と身体は一体化し、何も行動を起こさないままあなたはその存在となる。思考のみで新しい意識状態に移行すると、その人物に合致した行動や思考をとりやすくなる。

特定の思考と感情に意識を向けるとき、あなたは瞑想を始める前のあなたとは違っている。その思考と感情の結果として新たにインストールされた回路や神経化学的変化が、脳と身体に証拠が残るほどリアルな変化を起こす。

　この時点であなたは意識の状態のステージへと変化している。あなたはもう、幸せやら感謝やらを練習しているステージを過ぎ、感謝でいっぱいな、幸せな存在となっている。この意識状態は毎日作れるし、継続的に経験の再生もでき、あなたが新たな理想の自分を経験したらどんな気分になるかという感情反応を作り出せる。

瞑想のセッションを終えた後、神経学的、生物学的、化学的、遺伝子的に変化した新たな意識状態に留まっていられたら、あなたは目標とする出来事が実際に起きる前にそれらの変化を起こしたことになり、その意識状態に合致した行動や思考をとりやすくなっている。あなたという習慣を断つことができたのだ！《図版6D》

ご参考までに言っておくが、新しい人格という意識状態にあるとき、あなたはその人格の新しい現実も作ったことになる。もう一度言おう。新しい意識状態は新しい人格を作る……。新しい人格はその人格らしい新しい現実を作る。

この瞑想訓練が三つの脳を活性化して、望むような結果を生み出すかどうかを知るにはどうすればいいだろうか？　答えは簡単だ。この過程をこなしたあとで気分が変わっているかどうかでわかる。瞑想前と全く同じ気分で、同じきっかけで同じ反応が起きるのなら、量子場には何も起きていない。それまでと同じ思考と感情が量子場に同じ電磁信号を再生・発信し続けている。あなたは化学的、神経的、遺伝子的、あるいはどんな面でも変化していない。しかし瞑想セッションが終わった後に、始める前と違う気分になっていたら、そして変化した意識と身体を維持できたら、あなたは変化したと言えるだろう。

あなたに起きた内面の変化、つまりあなたが作り出した新しい意識状態は、これより外界に影響を及ぼし始める。原因と結果の宇宙モデル、外界にあるものがあなたの思考、行動、感情をコントロールするというニュートンの概念から、あなたは脱却したのだ。このことについては後ほど触れたい。

瞑想が奏功したかを知るもう一つの兆候は、あなたの努力の結果、あなたの日常に何か新しい、予想外の出来事が起こり始めることだ。量子モデルでは、新しい意識と、意識状態を作り出したとき、あなたを示す電磁的特徴が変更されているということを思い出してほしい。今までとは違った考えと感情を持っているので、あなたは自らの現実を変えているのだ。思考と感情が一体化していればそれが可能だが、バラバラでは不可能だ。もう一度言おう。思考が一つの方向、感情は別の方向を向いていては人生の何物も変えられることはない。思考と感情のセットが意識状態。意識状態を変えると、現実が変わる。

一致団結した思考と感情の信号はこんな風に働く。あなたが外界とは無関係に、量子場に思考と同じ感情（意識状態）の信号を発信すると、あなたの日常にはそれまでとは異なる現象が起こり始める。そのときあなたは例外なく高揚した感情を経験する。それが引き金となってさらなる新しい現実を引き寄せようとする。その感情を原動力にしてもっと素晴らしい経験をするようになる。

ここでニュートンに立ち戻ろう。私たちはみな、人生は原因と結果の法則に支配されているというニュートンの概念に制限されてきた。何かいいことが起きると、私たちは感謝や喜びの気持ちを表す。こうして私たちは誰か、あるいは何か外界にあるものが私たちの感情を左右するのを待ちながら生きていることになる。

私はあなたに今、自分の人生の主導権を取り戻し、この順番を反転させることを提案している。外界の出来事によって感情が湧き起こるのを待つ代わりに、物理的領域で何も起こらないうちから感情を作り出してみよう。感謝の気持ちが湧き起こるような経験がすでに起きたかのような感情を身体に信じ込ませよう。

これをするにあたり、量子場にある無数の潜在的可能性をどれか選択し、それが実現したらどんな気持ちになるか試してみよう。提案しているのは思考と感情を使って、それが実現した未来の自分になりきり、それがあまりに鮮明なためその感情が身体に、すでに未来の自分になっていると思い込ませることだ。瞑想セッションのあとで目を開けたとき、あなたはどんな人になっていたいだろうか？　理想の自分になったとき、あるいは夢が実現したとき、どんな感じがするだろうか？

あなたという古い習慣を完全に断ち切るには、原因と結果の概念と決別し、量子モデルの現実を受け入れることだ。あなたが手に入れたい潜在的可能性を選択し、その思考と感情の中に生き、実現する前に感謝しよう。あなたの内面が変化したら、もうあなたが喜びや感謝、あるいはどんなうれしい感情であれ、感じるきっかけを外界に求める必要がなくなるという概念はおわかりだろうか？

思考と感情をコントロールすることのみによりあなたの身体が、その出来事が今ここで起きているかのような経験をし、あなたにとって現実だととらえられたら、そのときあなたは未来を経験していることになる。その意識状態の中にあるとき、今という瞬間の経験に集中しているとき、あなたは量子場に存在するすべての潜在的現実にアクセスしている。以前の馴染み深い感情や、結果を予測する世界観に基づき過去や未来にいるとき、量子場にある潜在的現実にはアクセスできないことを思い出してほしい。量子場にアクセスする唯一の方法は、今という瞬間にいることである。

これは単なる知的プロセスでは終わらないということに留意してほしい。思考と感情は一致していなくてはならない。つまりこの瞑想では頭から10インチ（25・4センチメートル）ばかり下降して、心臓《ハート》に入る必要がある。心臓《ハート》を解放し、あなたが敬愛してやまない理想の自分に必要なすべての資質を身につけたとき、どんな気持ちになるか考えてみよう。

そんなこと実際に理想の人物になってみないことには知りようがないと反論する人があるかもしれない。しかし私はあえて、あなたの身体はそれが実際に起きる前に経験できるとお答えしよう。それまで経験したことのない夢の出来事が本当に起きたとき、あなたは喜び、興奮、感謝といった高揚した気分になるだろう。したがって、ごく自然にこれらのような感情に意識を集中させればいいのだ。過去の残留感情の奴隷になる代わりに、高揚した感情を使って未来を作り出そう。

感謝や愛といった高揚した感情はみな波動が高いため、望むような出来事がすでに起きたかのように感じられる意識状態に移行しやすくなる。偉大な意識状態にあるとき、あなたが量子場に送る信号は、その出来事はもう起きているというメッセージになる。感謝の念を発信することによりあなたは感謝を感じさせるような出来事が外界で起きたかのように身体を感情的に仕向けることになる。三つの脳を活性化・調整することにより、瞑想は思考から存在への移行を円滑にする。ひとたび新しい意識状態になったら、あなたの人格に沿った行動や思考がしやすくなっていく。

感謝の意識状態に移行する、あるいは実際に出来事が起きる前に感謝の気持ちを抱くのは難しいと思った人があるかもしれない。無意識レベルでほとんど自分の人格となってしまった、記憶された感情の中で生きてきたため、その親しんだ感情以外の現実を生きられないという感想をお持ちだろうか？　もしそうなら、そのアイデンティティーはあなたの外界でのプレゼンスそのものとなっていて、あなたの内面のありようの変化の足かせとなっている可能性がある。

次章ではギャップを埋めて真の解放を起こす方法について論じる。もしあなたが外界の人やモノ、経験があなたを喜ばせることなしに、いつでも感謝や喜びを感じ、未来に恋することができるなら、その高揚した感情はあなたの創造の燃料となる。

第7章
ギャップ

あるとき私はソファーに座り、幸せとは何かについて考えていた。私の人生には喜びが全くないと感じるたびに、身近な人々はこぞって私を励ましてくれたものだ。私はその温かい一言一句を思い起こした。君は信じられないくらい恵まれているよ。君にはビューティフルな子供たちをはじめ、素晴らしい家族があるじゃないか。君はカイロプラクターとして成功しているよ。君は何千人という観衆を相手に講演をして世界中を旅し、普通の人が行かないところに行って"What the Bleep Do We Know!?"（前掲）にまで登場し、みんな君の言葉に惚れこんでいたよ。君は本を書いたし、しかもよく売れているじゃないか。

これらの言葉はどれも私の心の琴線に触れたし、論理的にももっともなことばかりだった。しかし私の中では何かがしっくりこなかった。

当時の私は週末のたびにどこかの地方に出かけては講演をするという日々を送っていた。三日間で二つの地域に行って講演するときもあった。あまりに忙しすぎて、私は自分が教え

料金受取人払郵便

神田局承認

1916

差出有効期間
2025年7月
31日まで
切手を貼らずに
お出しください。

郵便はがき

101-8796

509

東京都千代田区神田神保町3-2
高橋ビル2階

株式会社 ナチュラルスピリット

愛読者カード係 行

フリガナ		性別
お名前		男・女

年齢	歳	ご職業	
ご住所	〒		
電話			
FAX			
E-mail			
ご購入先	□ 書店(書店名:) □ ネット(サイト名:) □ その他( )		

ご記入いただいたお名前、ご住所、メールアドレスなどの個人情報は、企画の参考、アンケート依頼、商品情報の案内に使用し、そのほかの目的では使用いたしません。

ご愛読者カード

ご購読ありがとうございました。このカードは今後の参考にさせていただきたいと思いますので、アンケートにご記入のうえ、お送りくださいますようお願いいたします。

小社では、メールマガジン「ナチュラルスピリット通信」(無料)を発行しています。
ご登録は、小社ホームページよりお願いします。**https://www.naturalspirit.co.jp/**
最新の情報を配信しておりますので、ぜひご利用下さい。

●お買い上げいただいた本のタイトル

●この本をどこでお知りになりましたか。

1. 書店で見て
2. 知人の紹介
3. 新聞・雑誌広告で見て
4. DM
5. その他 (　　　　　　　　　　　　　　　　　　)

●ご購読の動機

●この本をお読みになってのご感想をお聞かせください。

●今後どのような本の出版を希望されますか?

購入申込書

本と郵便振替用紙をお送りしますので到着しだいお振込みください(送料をご負担いただきます)

書　籍　名	冊数
	冊
	冊

●弊社からのDMを送らせていただく場合がありますがよろしいでしょうか?

□はい　　□いいえ

ていることを実践する暇もないということに気がついた。

私は愕然とした。というのも私の幸せは全部外界によって作られていることに気づき、町から町へと旅を続けては講演をする経験は、本当の喜びとは何の関係もなかったからだ。自分のことを心地よく感じるために、私は自分の外側にあるすべての人、すべてのモノ、すべての場所を必要としているようだった。私が世界に向けて発信しているセルフイメージは、外的要因に依存したものばかりだった。そして私が講演旅行に出ていないとき、患者の面接や施術をしていない時間の私は空っぽだった。

勘違いしないでほしい。ある意味、外界で起きていることは素晴らしいことばかりだった。観衆を前に講演している私、飛行機の中で講演の準備に深く没頭している私、空港やホテルのラウンジで、寄せられたたくさんのメールの返信を書いている私を見た人はみな、私が幸せそうにしていたと言うに違いない。

悲しいかな、真実はこうだ。

前述のような活動の渦中にある私に誰かが、「あなたは今幸せか?」と訊ねたら、私は決まってこう答えるだろう。

「もちろん。すべてうまくいっているよ。私はうまくやっているし、実際幸運な男だからね」

しかしこれらの活動という刺激の連打がない、静かな時間に同じ質問をされたら、私は全く違った返答をしていたに違いない。

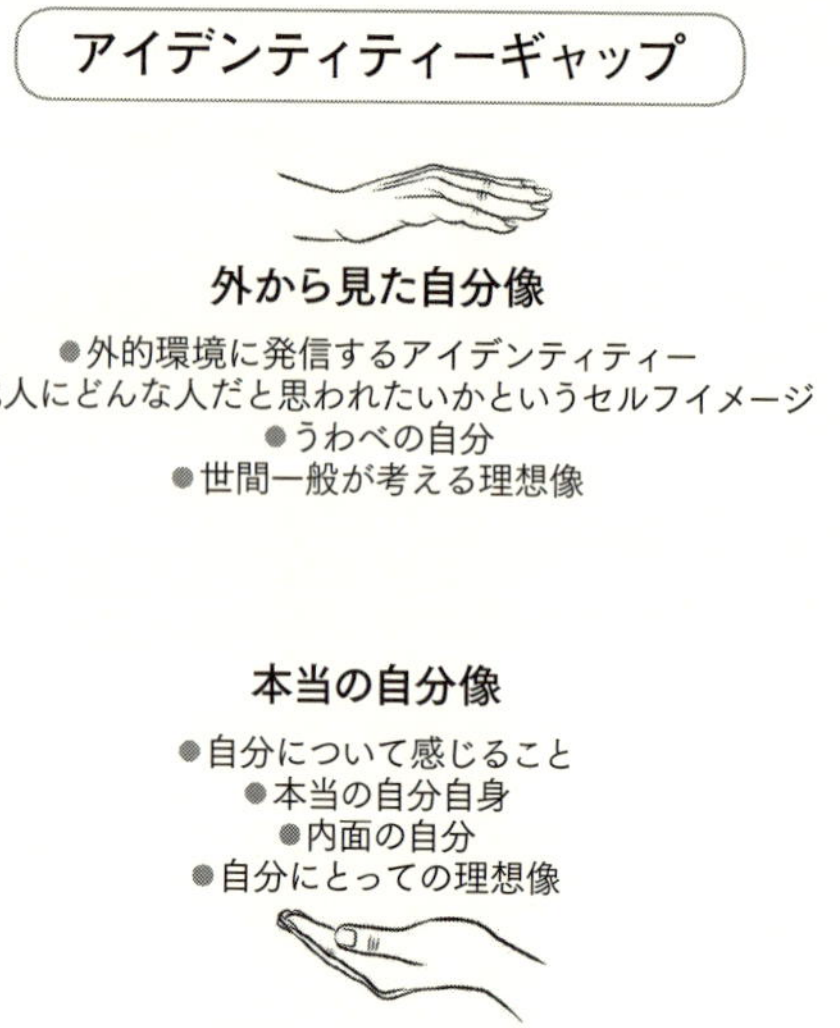

《図版 7A》外から見た自分像と本当の自分像の間のギャップ

「何かがおかしい。落ち着かないんだよ。どれをとっても同じことの繰り返しばかりでね。何かが足りない」

私がなぜ不幸なのかという理由の核心に気づいたある日、私は自分が誰なのかを覚えておくために外界を必要としていることにも気づいた。私のアイデンティティーは、私が出会い、話をした人々、訪問した町の数々、旅行中にしたいろんなこと、そして自分がジョー・ディスペンザと呼ばれる人物であることを再確認するために必要な経験などの集積となっていた。そして外界が認識しているその人物が私だと思い出させてくれる人々が近くにいないとき、私は自分が誰なのかという確信が持てなくなっていたのだ。実際、私が幸せだと思っていたことのすべては、外界の刺激に対する反応に過ぎないということがわかった。私は完全に環境がもたらす感情の依存症に陥っていて、その依存症の欲求を満たすために外界の刺激に依存していることがわかったのだ。あの瞬間は衝撃だった。幸せは自分の心次第だと何百万回聞いたことだろう。しかしこの時ほど痛烈に感じたことはなかった。

ソファに座って幸せについて考えたあの日、窓の外を眺めているとあるイメージが浮かんだ。二つの手が上と下からギャップを挟んでいるこんなイメージが。《図版7A》

上の手が示すのは、世間の人々が知っている自分の姿で、下の手が示すのは自分だけが知っている内面の姿。私自身に照らして考えたとき、我々人間というものはかくも二面性――「世間に知られている建前の自分」と「秘められた本音の自分」という二つのアイデンティティー――の中で生きているものだ、ということにようやく気がついた。外から見た自分像とは、私たちが世界に向かって発信するセルフイメージや建前としての自分像だ。この自分像は自分が外界でのプレゼンスを物理的現実として維持するためにしてきたことの集積からなっている。この自分像の一番外側の層は人々の目にどう映りたいかという化粧版だ。

下の手が示す本当の自分像はとりわけ外的環境の邪魔が入らないときに感じる自分のことだ。日常のあれこれに気を取られていないとき、私たちがいつも感じている馴染み深い感情であり、他人の目に触れないようにしている部分だ。

たとえば罪悪感、恥、怒り、恐れ、不安、決めつけ、絶望、自信過剰、憎悪といった感情の中毒状態を記憶するとき、私たちは外から見た自分と本当の自分の間にギャップを作る。

ギャップを構成する記憶された感情の層

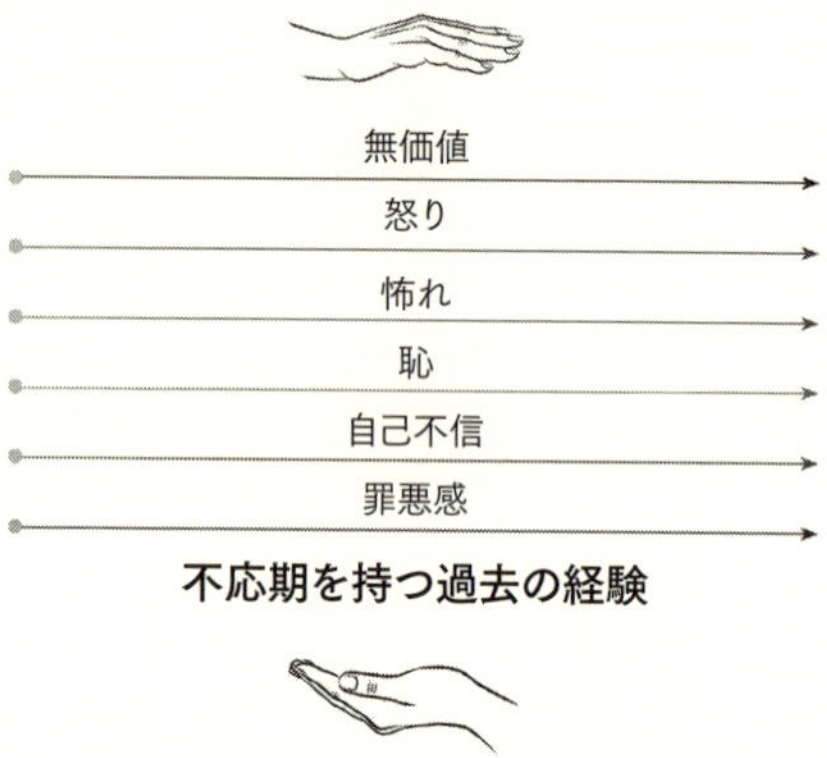

《図版 7B》ギャップの大きさは人によって千差万別。「本当の自分像」と「外から見た自分像」は、人生のどこかで得た経験を通じて記憶された感情によって分離されている。ギャップが大きいほど記憶している感情への中毒状態は重症となる。

前者は他人からこう見られたいという自分像。後者は私たちが日常のいろんな時と場所で出合う異なる経験、多様なモノ、多様な人々に直面していない時の自分の意識状態だ。何もせず一人でじっとしている時間を過ごしているうちに、私たちは何かを感じ始める。この何かが本当の自分自身だ。《図版7B》

何層にもわたり私たちはいろんな感情を身にまとい、アイデンティティーを形成している。自分だと思っている人物像を覚えておくために、私たちは自分らしい人格とそれに付随する感情反応を再確認するために同じ経験を生産し続けなくてはならない。対外的にどんな人物でありたいかを覚えているために、私たちは自分のアイデンティティーを人々やモノたちと関連付けられる外界に依存している。

外から見た自分像は、客観的人物として記

憶するために外界に依存している、うわべの自分だ。そのアイデンティティーは完全に外界に従属している。人格は、本当の気持ちを隠すために、またその気持ちをどこかに追い払うためにできることは何でもやる。高級車をたくさん持っている、こんな著名人の知り合いがいる、あの場所に行ったことがある、こんな能力を持っている、こんな経験をした、この会社で働いている、私は成功している……、これらは外界の環境に対して自分が思っている自分のことだ。

しかしそれは外的現実の刺激がないときに感じる本当の自分とは異なる。結婚生活の失敗についての恥と怒りの感情。愛する人やペットの死で経験した喪失感からくる死後の世界への不安や怖れ。どんな手段を講じてでも成功しなさい、何でも完璧にこなしなさいと両親に言われ続けたことからくる敗北感。貧乏な生い立ちからくる所在なさや劣等感。世間の人から見て自分の体型が標準とかけ離れているという否定的な思い込み。私たちはこのような感情をひた隠しにしている。

外界に向かって発信しているセルフイメージの陰に隠れた、これらが素のままの自分自身だ。こんな代物を世間にさらすことに耐えられないから、私たちは他人のフリをして生きている。記憶済みの一連の自動プログラムを作って作動させることで、自分の弱いところを見せないようにしている。端的に言うと、社会の道徳規範はそういう人物の受け皿を持たないとわかっているため、自らの正体について嘘をついている。その代物の正体は「無我」だ。それは私たちが、他人には愛され、受け入れられそうもないと思い込んでいる自分の姿だ。

特に若い頃、自我形成期の特徴として自分とは異なる人格を模倣することがよくある。若者があたかも服を着替えるように違った人物になりきろうとする様子を見かける。実のところ、若者たちが身につけている人格は、こういう人でありたいという願望の投影であることが多い。青少年を専門としたメンタルヘルスの専門家に聞くと、こんな答えが返ってくる。思春期の特徴をあらわすものはただ一言、不安定。その結果、青少年は他者への服従や、大多数に混ざることに救いを見出すのである。

本当の自分の姿を世界に知らしめる代わりに、既存のアイデンティティーを取り込み、自分をそれに当てはめようとする。何故なら自分の特異性を大多数の人々に知られるとどうなるか、誰でも知っているからだ。世界は複雑で恐ろしいが、みんなで一塊になっていればそれほど複雑でも恐ろしいところでもなくなる。どの塊に潜り込もうかな？　どの毒がしっくりくるかな？

やがて人はその潜り込んだ先のアイデンティティーに馴染んでくる。成長してぴったりはまるようになる。あるいは少なくともそう自分に言い聞かせる。若者には不安定のほかにもう一つ、自意識過剰という資質もある。若者は絶えずこんなことを自問する。これが本当の自分なのか？　自分は本当にこんな風になりたいのか？　繰り返し心によぎるこれらの質問を無視するよりずっと簡単なのは、イエスと答えることだ。

アイデンティティーは人生経験から作られる
忙しく過ごすことで否定的感情を見ないフリ

若い頃には誰でも何かしらの壁に突き当たったり、トラウマ体験をしたりという心の傷を持っているものだ。人生の初期に経験することがその後の人生の基準値となり、経験によってもたらされる感情の層を重ねるうちにそれらが自分の人格となっていく。仕方ないことではあるが、私たちはみな感情を揺さぶられる経験をするたびにその焼印を押されている。そういう過去の経験を心の中で反復するたびに、その思考だけにより身体はその経験が起きた過去の時間を何度でも実際に生きることになる。バランスを崩した感情が元に戻るまでの不応期が長期に及ぶうちに、それは気分から気質へ、さらには人格となって定着する。

若いうちは日々の出来事に忙殺されているうちに、深く潜行するそれらの感情を見て見ぬフリをして、かろうじてやり過ごすことができる。新しい友達を作り、未知の土地に旅をして、一生懸命働いて昇進し、新しいスキルを身につけ、新しいスポーツを覚える。このような活動の多くが以前の経験から生まれた残留感情によって動機づけられていると気づく人はほとんどいない。

人はそのまま日々の忙しさに埋没する。学校に行き、大学に行き、車を買い、引っ越して新しい国や州、街に住む。新しい仕事にまい進する。たくさんの人々と出会い、結婚する。

家を購入し、子供をもうける。ペットを飼い、離婚する。ジムで運動する。また異性と出会い、趣味に興じる……。私たちは外界にあるあらゆるものとかかわることで自らのアイデンティティーを作る。そうやって本当は誰なのかという内面から目を逸らせる。外界のどんな経験もそれぞれに多様な感情を引き出すため、それらの感情によりひた隠しにしている感情がどこかへ押しやられるように感じる。しかしそれも長くは続かない。

勘違いしないでほしい。私たちはみなそれぞれの成長期に多様な経験に打ち込んで目指す目標を達成していく。人生で多くを達成するには、心地よい領域を出て、自分が慣れ親しんだ守備範囲を超えなくてはならない。人生のそういう力学についてはよく理解している。しかし自分の弱点である過去の感情を克服することなく、心の重荷をずっと引きずっていると、それはいつか目の前に現れる。大抵の場合それは三十代半ば頃（時期は個人差がある）から始まる。

中年期：眠った感情を寝かしておく戦略の数々

三十代半ばから四十代頃になると人格は確立し、たいていの人生の出来事は経験済みとなる。その結果何をしてもどんな結末になるか、大方の予測ができるようになる。行動を起こす前から最後にどうなるかがイメージできる。人間関係での成功や失敗、仕事での成功や安定したキャリア、失ったものへの痛みと得たときの喜び、自分の好きなモノと嫌いなモノ、そして人生の機微に至るまで大体において経験則ができている。実際に経験する前からどんな気持ちになるかが予測できるため、すでに知っているその経験をしたいかどうかという観点で考える。そしてもちろん、これらすべては無意識という舞台裏で行われる。

そこで厄介なことが起きる。大概の出来事がもたらす感情について予測できるため、それにより本当の自分の気持ちが打ち消されることについてもすでに知っている。しかし中年期に入ると、どんな経験をしても心の奥の空虚感を完全に打ち消せなくなってくる。

毎朝目覚めると、自分は以前と同じ自分だと感じる。痛み、罪悪感、苦しみを取り除くために徹底的に頼ってきた外的環境は、もう以前のように見たくない感情を隠してはくれない。何故そうなるかって？　外界が引き出す感情がマンネリモードになると、もともと持っていた素の自分が変わらない姿を現すからだ。

これがよく言われる中年の危機の正体だ。眠っていた感情が起きてこないように、この時期にますます外界での活動に精を出す人もいる。新しいスポーツカー（物質）を買い、クルーザーをレンタル契約する(またしても物質)。長期休暇に出る(場所)。社交クラブに入会し、違った世界の友達（人々）を作り親交を深める。美容整形手術（身体）を受ける。自宅の内装を全取り換え、または家の改装（新しい環境とモノ）をする。

これらはみな何とか新しい、違った経験をすることで気持ちが楽になるようにと願って行う無駄な努力と言うしかない。経験から目新しさが消えたとき、以前築いたアイデンティティーが未解決のままそこに現れる。本当の自分自身（標準値としての自分）に帰るのだ。自分のアイデンティティーだと思っている「人物」を覚えておくために何年と続けてきた同じ現実に戻っていく。本当のことを言えば、現実から目を逸らすためにモノを買ったり消費したりすればするほど、自分の本当の姿はますます浮き彫りにされていく。

この空虚感を打ち消そうと奔走し、痛みの感情からひたすら目を背けるのは、それがあまりに不快で直視するに堪えないからだ。だからその感覚が制御不能になると感じるや人はすぐさまテレビをつけ、インターネットで情報を検索し、誰かに電話をかけ、メールを打つ。すると瞬時に気分を変えられる。連続モノのホームコメディやYouTubeを見て馬鹿笑いをして、フットボール戦を見て戦闘的な気分になり、ニュースを見て怒りや恐れを感じる。これらのあらゆる外界の刺激は心の内面にある見たくない感情からあなたの気を逸らすことができる。

テクノロジーは気分を逸らす最大のツールであり、強い依存性を持っている。何と言っても外界の何かをちょっと変えるだけですぐに体内の化学環境が変わり、見たくない感情を追い払うことができるのだから。心の内面の重い気分を逸らす外界の刺激が何であれ、目を背けさせてくれるその刺激を人は何度でも利用する。その刺激はテクノロジーでなくても、その場しのぎのスリルを与えてくれるものならどんなものでも構わない。

こうして見て見ぬフリをし続けていると、しまいにどうなるだろうか？　自分の内面を変えるのに、ますます外界に依存するようになっていく。無意識のうちに外界の何か熱中できるもの（本当の自分から目を逸らすために最初に使った刺激）を使ってどんどん深みにはまり、底なし沼に落ちていく人もいる。こうして人は刺激過剰の状態を作り、本当は何を感じているかがわからなくなる。しかし気分を良くするためにはもっともっと刺激が必要になるということに人は早晩気づく。そこで人は一心不乱に喜びを求め、どんなことをしてでも苦痛を避けようとする……。快楽主義的なライフスタイルは、どうしても払しょくできない重い感情が無意識の動機になっている。

もう一つの中年期：感情と向き合い、幻想を手放す

人生のこの時期に、眠っていた感情から逃げるのをやめた人々はこんな大命題に直面する。自分はいったい何者だろう？　自分が生まれた使命は何だろう？　自分はどこへ向かおうとしているのだろう？　今までの人生は一体何の意味があったのだろう？　神とは何か？　死んだら自分はどこへ行くのだろう？　成功すること以外に人生の目的があるのだろうか？　幸せとは何だろう？　これらもろもろのことは何を意味するのか？　愛とは何だろう？　自分は自分を愛しているだろうか？　自分は誰かを愛しているだろうか？　こうして魂が目覚め始める。

このような疑問が心をとらえるのは、外界の何物も人を幸せにはしないのではないかと気

づき、物質界の幻想を見抜く視点が芽生えたからだ。外的環境にある何物も人の内面の感情の問題を解決できないということに気づく人々もいる。自分のセルフイメージを外界に向かって発信し続けるには膨大なエネルギーが要ることに気づき、意識と身体を常に何かに熱中させておくことがどれほど疲れるかにも気づく。最終的に人は、他人にとっての理想を演じ続ける不毛な試みの本当の目的は、あの迫りくる重たい感情に追いつかれないための戦略に他ならないということに気づく。ジャグラーよろしく何個ものボールを空中にほうり投げ、人生が破たんしないようにと一体いつまで投げ続けていられるだろうか？　もっと大型のテレビを購入する代わりに、最新機種のスマホを買う代わりに、これらの人々は長い間逃げ続けてきた感情から逃げるのをやめ、正面から向き合って仔細に自分観察を始める。

これが起きたとき、人は覚醒を始める。しばらく内省した後、その人は本当の自分の姿、それまで長い間何を隠してきたか、そして今の人生でどこが機能しなくなっているかなどについて悟る。こうして目覚めた人はうわべの自分、これまでの騙しのゲーム、そして幻想を手放す。その人は本当の自分を衆目にさらすことがどれほど骨が折れるとしても自分の真の姿に嘘をつかず、その結果失うものがあっても厭わない。この人は自分の対外的イメージに傷がつかないように必死に守ることにエネルギーを浪費するのをやめる。

目覚めたその人は自らの偽らざる感情に注目し、出会う人々に向かってこう言うだろう。

「ねえ聞いて。私があなたを幸せにできないからと言って、もう悩まないわ。自分が他人からどう見られるかとか、他人が私のことをどう思うかとかを気にするのをやめたのよ。自分以外の人々のために生きる人生はもう終わりにしたの。そういう鎖から解放されたいの」

これは人生の核心に触れる瞬間だ。覚醒した魂が本人に、自分が本当は何者かについて語るよう促している！　こうして偽りの人生が終わる。

変化と人間関係：呪縛からの解放

人間関係の大半は、双方に共通する要素に基づいて作られる。たとえるならこんなことだ。あなたがある人と出会う。二人はすぐに、あなたの神経ネットワークと感情的な記憶が相手のそれと共鳴できるかチェックするように、互いの経験を比較し合う。

あなたはこんなことを言う。私はこういう「人々」を知っている。私はこの「場所」の出身で、異なる「時間」にあちらこちらに住んでいた。この学校に通い、この分野を専攻した。こんな「もの」を所有して、こんな「こと」をしている。何より大事なのは、「私はこんな経験をした」という話だ。

それを聞いた相手はこう答える。その「人々」を僕も知っている。その「場所」には異なる「時間」に住んでいたことがある。僕もそういう「こと」をしているし、同じ「経験」をした。

こうして二人は互いが理解できるようになる。つまるところ人間関係とは神経化学的状況に基づいて形成される。同じ経験をしていれば、同じ感情も共有しているからだ。

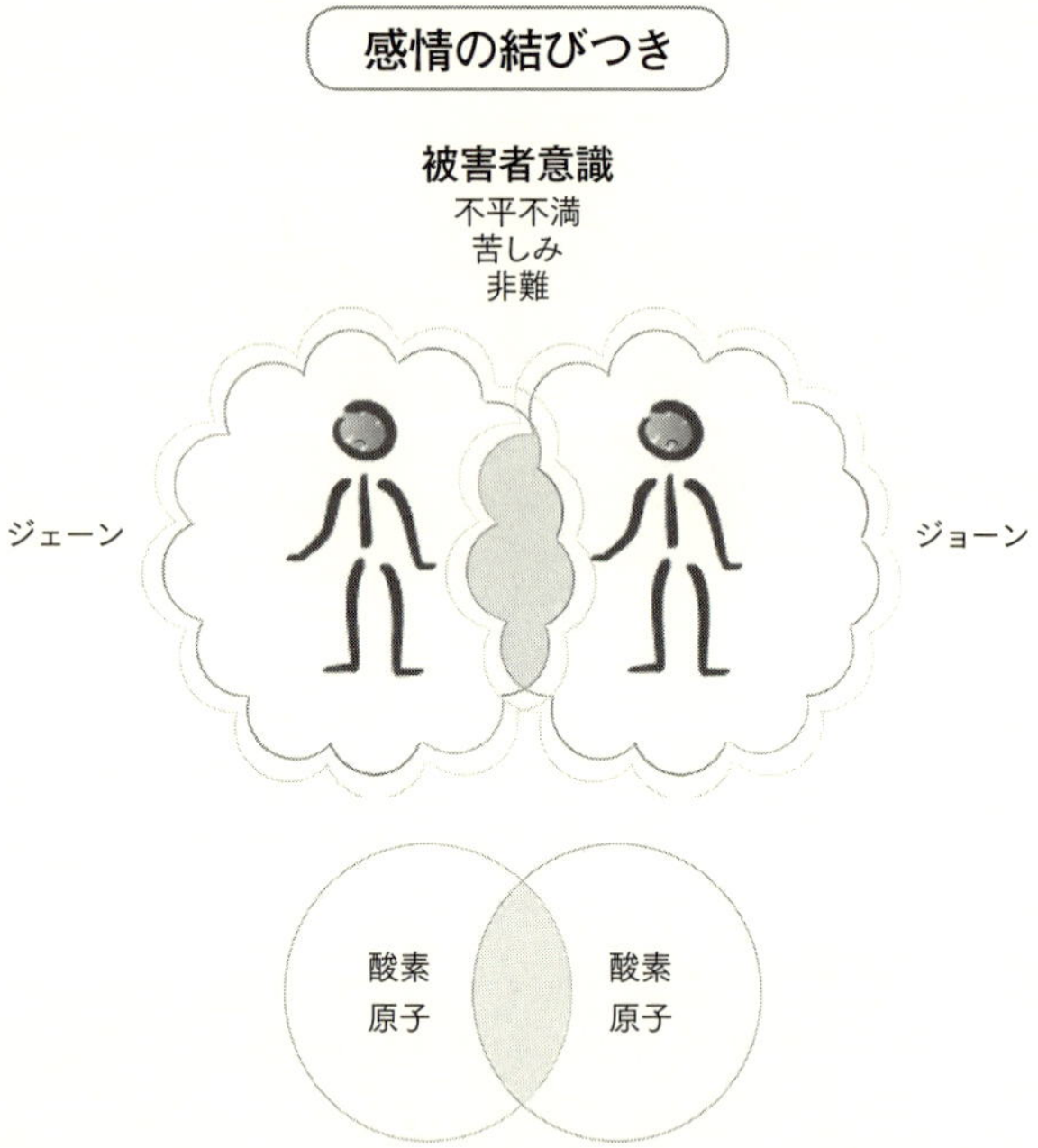

《図版 7C》同じ経験を共有する相手とは、同じ感情とエネルギーを共有する。酸素を形成する二つの原子が、私たちが呼吸している空気を構成するために結束しているように、(時空を超えた) 目に見えないエネルギー場が私たちを感情的に結び付けている。

感情を「動くエネルギー」と捉えてみよう。あなたが誰かと同じ感情を共有するなら、同じエネルギーを共有することになる。時空を超えた目に見えないエネルギー場を共有する酸素の二つの原子が空気を構成するために結束しているように、人は目に見えないエネルギー場を通じて外界のすべてのモノや人々、場所とつながっている。いろんなつながりのうち、人間同士のつながりが最も強力で、それは感情エネルギーが最も強いことに起因している。当事者双方が変わらない限り、二人の関係は安泰だ。《図版7C》

さて、前項の例で覚醒したあの女性が、偽らざる自分の気持ちについて語り始めると、実に不快なことが起こり始める。それまでの彼女の友情が日常生活の不平不満をぶつけ合うことで成り立っていた場合、その友情は被害者意識という感情エネルギーによって結びついている。さて、彼女が覚醒した結果、それまでの彼女でいるという習慣を断つことに決めると、周囲の人々がよく知っている彼女ではなくなってしまう。周囲の人々もそれぞれに彼女の存在を介して自分の感情的アイデンティティーを確認しているため、友達や家族はこんな反応を示す。

「今日のあなたはいったいどうしちゃったの？　ひどいことをするじゃないの！」

これはつまりこう言っているのだ。

「私たちはこれまでとてもうまくやってきたと思っていたわ。自分がここに存在していると思っていることを覚えていたいから、私は自分の感情を示す化学物質の依存症を再確認するのにあなたを利用してきたのよ。前のあなたのほうがずっといいわ」

変化するにあたり考慮すべきは、私たちのエネルギーは外界で得たすべての経験とつながっているということ。これまで記憶されてきた感情の中毒症状を断つとき、あるいは本当の自分という真実と向き合おうとするとき、そこには大きなエネルギーが必要になる。酸素を形成する二つの原子を引き放そうとするときにエネルギーが要るように、周囲の人々との間に結ばれた感情のつながりを断つのにエネルギーが必要になる。

かくして覚醒した人の周囲でそれまで彼女と同じ感情で結ばれていた人々は集まってこん

なことを言う。

「この頃彼女の様子がおかしいよ。気でも違ったんじゃない？　精神科に連れて行こう！」

彼女はそれまでこれらの人々と同じ経験を共有してきた。したがって同じ感情を共有していたことになる。しかし今覚醒した彼女はそれまで慣れ親しんだ人々、モノ、場所とのエネルギー的つながりのすべてを断とうとしている。これは何年もの間、彼女とともに同じゲームを続けてきた人々にとって脅威となる。彼女がゲームから降りようとしている。

彼女は精神科に連れて行かれ、プロザックなどの抗鬱剤を投与されるなどして、以前の自分に戻るのにそう時間はかからない。元通りになった彼女は、それまでと同じセルフイメージを世界に向けて発信し、周囲の人々との感情的共有契約に署名し、握手を交わす。彼女はこうしてマヒ状態に逆戻りし、曖昧な笑顔をたたえ、目覚めた感情は再び闇に葬られる。覚醒は無駄になった。

そう、彼女は少しの間自分を見失っていて、周囲の人々がよく知っている「建前」の彼女ではなかったのだ。あのとき、彼女は「本音」（過去の痛みとともにある）の彼女だった。

周囲の人々と調和し、これからもうまくやっていくために、以前のマヒ状態の彼女に戻ってほしいと主張するこれらの人々を、誰が非難できようか？　彼女がひと時見せた新しい人格は全く予測不能で、過激ですらある。そんな人と誰が付き合いたいだろうか？　真実なんていったい誰が求めていると言うんだ？

最後に残る大切なこと

自分が外界に存在していることを覚えているために環境を必要とするなら、あなたが死んで環境が店じまいをして消えたときどうなるのだろうか？　どんなことが起きるかご存じだろうか？　世間の人々に知られたあなたという人物、アイデンティティー、セルフイメージ、そして馴染み深い予測可能な日常に定義され、環境の依存症となっていた（建前の）人格。大きな成功を収め、人気者だった、美貌を誇った人物、あるいは世界中の富をほしいままにした大富豪……、どんな形容をされたとしても、死が訪れて外的現実が奪われてしまえば、もう外界によってあなたを定義することはできなくなる。死とともにすべては消える。

そのとき残っているのが真実の（本音の）あなたであり、他人の目に映るあなたではない。人生が終われば、自分の定義を外界に頼るわけにいかなくなり、一生涯直視を避けてきた感情だけがあなたのもとに残る。今終えた人生で、あなたの魂は成長しなかった。

つまりこういうことだ。たとえば五十年前に起きた出来事を経験したときあなたは不安や無力感を覚え、それ以来ずっとその感覚とともに生きてきたとすれば、あなたは感情的に五十年間成長していない。地上に降りた魂の目的は経験から学び、知恵を身につけることだとすれば、そしてあなたがつまずいた出来事で感じた感情を克服できずにいるとすれば、あなたはその経験から（その感情を受け止め、昇華させることにより理解と知恵を得るという学びを）学んでいないことになる。過去のつらい経験に結びついた感情が今でも身体と心を縛り、繰り返しその出来事に引き戻しているのなら、その状態で自由な未来に向かうことはできない。そして似たような経験が起きるたび、その出来事が過去の経験にくっついた感情を呼び起こし、五十年前と同じ反応を経験する。

あなたの魂はあなたにこう語りかける。

「よーく聞けよ！　君に喜びをもたらすものなど（下界には）ないんだ。私は君にサインを送っている。君がこのままそのゲームを続ける気なら、私はもう君の注意を引こうとするのをあきらめ、君はまた眠り続けるがいいさ。そして君の人生が終わったときにまた会おう……」

底なしの欲求

自分を変える方法を知らない大多数の人々は、この気持ちをどうしたらどこかに追い払えるだろうか？　と考える。そして気を逸らせる目新しい経験をやり尽くし、何をやってもその気持ちを追い払えなくなったとき、彼らはどうするだろうか？　彼らはさらに大型のモノを探し始める。それまでの刺激をはるかに超えるもので感性に覆いをかけるという戦略から依存症が始まる。

「薬物やアルコールを大量に浴びていれば、忍び寄ってくるあの感情がどこかに消えるだろう。外界のこのモノが僕の体内の化学環境を変え、気分は最高さ」

外界に新しいアイデンティティーを作る試み

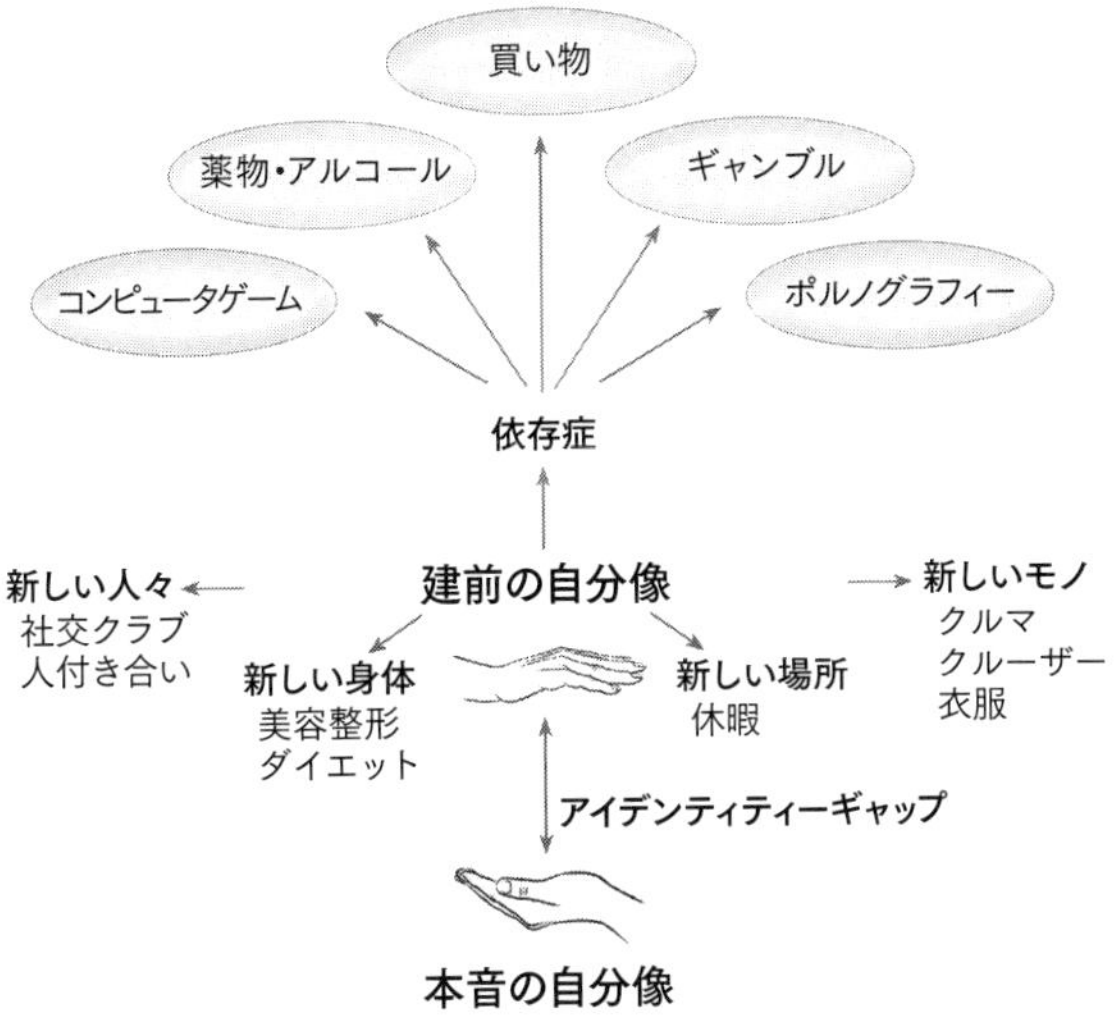

《図版 7D》同じ顔触れやモノたちが同じ感情しか起こさず、見たくない感情を追い払えなくなったとき、人は新しい人やモノを求め、あるいは新しい場所を求めることにより心に湧き起こる感情を変えようとする。それがうまくいかなくなったとき、人は依存症という次のレベルへとエスカレートする。

「しょっちゅう買い物に行くのよ。お金はないけれど、モノを買うたびに心の中の空虚さを忘れられるから」

「俺はポルノを見るんだ。ビデオゲームをやる。ギャンブルをやる。食べまくるんだ……」《図版7D》

　依存の対象にかかわりなく、外界の刺激により内面の感情を見えなくすることができると人々は信じている。そして人には、見たくない感情を忘れさせてくれる外界のモノと内的化学変化を結び付けるという生来の傾向があることを思い出してほしい。外界のモノが気分を良くしてくれるなら、それは必需品となる。こうして私たちは自らの気分を落ち込ませる、あるいは痛みを伴う感覚から逃げ出し、気持ちよさや快適さ、快楽を与えてくれるものに引き寄せられる。

依存症により得られる興奮が脳の快楽中枢を刺激し続ける間、人々はその経験がもたらすスリルが作り出す化学物質を浴び続ける。問題は、人がギャンブル、がぶ飲み、ドカ食い、乱用、あるいは深夜までオンラインゲームに興じるとき、同じ興奮を得るためには前回よりさらに強い刺激が必要となることだ。

ドラッグの量や買い物の量を増やさなくてはならない理由は、刺激によって起きる化学物質の放出が細胞の外側にある受容体部位のスイッチをオンにすることによる。受容体部位が常に刺激を受け続けていると、センサーが鈍感になりスイッチがオフになる。このためさらに強い信号、もっと強い刺激がないとスイッチがオンにならない……、同じ効果を得るために、前回よりも大きな化学物質の放出が必要となるのだ。

かくしてギャンブルでは一万ドル賭ける代わりに二万五千ドル賭けないと、前回と同じスリルが得られなくなる。買い物三昧の支出が五千ドルでは満足できなくなったとき、同じ化学物質の放出を得るためにクレジットカードを二枚用意しなくてはならなくなる。

これらすべては自分が本当は何者なのかという感覚を追い出すために行われる。同じ刺激を得るためにやることはみな、次回はより強く大きな刺激を必要とする。もっと薬物を、もっとアルコールを、もっとセックスを、もっとギャンブルを、もっと買い物を、もっとテレビを……、という風に。

時の経過とともに私たちは心の疼《うず》きや不安、絶望感などから日常的に逃れるために依存体質を形成していく。それは悪いことだろうか？　そうとも言えない。これはほとんどの人がやっていることで、どうすれば心の内面を変えられるかを知らないからだ。彼らはただ単に自分を悩ませる感情からの救いを求めて無意識にやっているだけで、救済は外界からやってくると思い込んでいるからだ。自分の内面の世界を変えるのに外界を使うと、事態はさらに悪化するだけだと誰からも教わらなかっただけだ。それはギャップを拡げることになる。

私たちの人生の野望が、たとえば成功者となり、富を蓄えることにあるとしよう。野望が叶ったとき、自分のアイデンティティーを強くするだけで、本当の気持ちには全く影響しない。この状態を私は「自らの所有物に所有されている状態」と呼んでいる。私たちは物質に支配され、所有物はエゴを補強する。エゴは自分を覚えているために常に環境を必要としている。

自分が幸せになるために外界の変化を待っているとき、私たちは量子の法則に従っていない。そのとき私たちは内面を変えるのに外界に依存している。

もしあなたがほしいものをもっと買うためにお金がたくさん入ってくればうれしいと考えているのなら、それは順序が逆行していることになる。あなたは豊かさが現実になる「前」に、うれしい気持ちにならなくてはならない。

ところで依存症患者がもうこれ以上の刺激は得られないということになったとき、どうなるだろうか？ 彼らはさらに怒り、さらにイライラし、皮肉っぽくなり荒涼とした空虚感が増していく。そうなると彼らは合わせ技で回避しようとする。ギャンブルに飲酒を加え、あるいは買い物にテレビを加え、映画の世界に逃避する。

しかし最後には何をやっても満たされない日がやってくる。快楽中枢の目盛りは最高レベルに達し、外界の経験がもたらすどんな化学物質の放出を以ってしても満足できなくなり、シンプルな出来事から喜びを得られなくなっていく。要するに、真の幸福は快楽とは何の関係もないということだ。もっともっと強い刺激を求めることによりいい気分になろうとする行為は、真の喜びからますます遠ざかる行為に他ならない。

拡がるギャップ：感情的中毒

薬物やアルコール、セックス、ギャンブル、買い物といった、いわゆる物質への依存によるダメージの軽減は本書の目的ではない。これらの問題は多くの依存症患者や患者を愛し支える人々にとって由々しい難題であることに変わりはない。上記を含む様々な物質への依存傾向にある人々はこれからご紹介するステップを利用して物質依存（これもビッグスリーの一部）を克服することができるだろう。しかし依存症の克服に焦点を当てることは本書の意図を超えるものだとご理解いただきたい。覚えておいてほしいのは、あらゆる依存の背後には記憶された感情があり、それが依存へと駆り立てる動機となっているということだ。

本書の意図する本題であり、最大の目的は、読者一人ひとりが自分でいるという習慣を断つための支援をすることにある。それはアルコール依存症、セックス依存症、ギャンブラー、買い物依存症であることや、常に孤独に苛まれている、絶望している、怒りっぽい、皮肉っぽい、あるいは虚弱体質である人など、すべての自分でいる習慣を対象としている。

ギャップについて考えるとき、あなたはこう思ったかもしれない。

「自分の心にある怖れや不安、弱さ、心の闇の部分を他人から隠そうとするのは当然だろう。あんなものをすべて白日のもとに野放しにした日にゃ、誰にも相手にしてもらえなくなるばかりか、自分でも自己嫌悪に陥ってしまうじゃないか」

ある意味それはもっともなことだ。しかし真の自由を手に入れるには、私たちの人格の影の部分である、真の自分自身に光を当て、直視することを避けては通れない。

私が使っているシステムの利点は、あなたのダークサイドと直面するにあたり日常の現実を引き合いに出さなくてもいいという点だ。

あなたが毎日通っているオフィスや、家族が集まったところで、「みんな聞いてくれ。僕は両親が小さい弟ばかりを可愛がり、自分に愛情をかけてもらえなかったことで長い間両親を憎んでいた悪い男なんだ。でもこれからはもう愛されないとか、自分が悪いとか感じるのをやめたいから、僕が何かしたらすぐに感謝や関心を示してもらいたい。僕は今日から自己中心で行くと決めたんだ」などと宣言する必要はない。

そうではなく自宅の密室で、心の中で、あなたは自らの否定的な面を解体し、肯定的で生産的な面と差し替える作業（あるいは少なくとも比ゆ的に、これまでずっと演じてきた役割の登場頻度を限りなく減らしていく作業）を行えばいい。

あなたにしてほしいのはあなたの人格の一部となっている記憶された感情にパワーを与えている過去の出来事を忘れることだ。過去の出来事にくっついた感情をまだ引きずっているうちは問題を分析しても解決はしない。その経験をよく観察し、出来事の原因をたどって再現しても、それは当時と同じ感情を呼び起こし、なぜ今でもその感情を手放せずにいるかを再確認するだけだ。あなたの人生を作り出した意識のままでその人生を振り返ったところで、分析は無限に続き、変わらない言い訳ばかり見つけることになる。

だからこの際、自分を縛る感情の記憶をさっぱり消し去ろう。感情の色がついていない記憶を知恵と呼ぶ。そうすれば出来事を冷静に思い出し、感情というフィルターを通すことなく自分がどんなありようだったのかを見ることができる。感情の状態の記憶をリセット（あるいはできる限り影響力を最小化）したら、その感情に抑制されることなく生き、考え、行動する自由を得られる。

たとえばある人が不幸な気持ちを手放して新しい人生を生き始めると、新しい人間関係や新しい仕事が現れ、新しい場所で新しい友達を作る。その時点で過去の出来事を振り返るとき、その出来事が起きるまでの彼自身の人格を克服し、新しい人格を構築するために必要な試練だったという見方をするだろう。ものの見方が変わっただけで、問題そのものも解決できるようになる。

本当の自分と世間の人が知っている自分像の間のギャップを埋める、あるいは縮める仕事は、おそらく私たち全員にとって最大のチャレンジとなる。真実を生きること、自らを克服すること、あるいはありのままの自分を他者に受け入れてもらうことなど、表現は様々だがそれをみんなが求めている。変化（ギャップを埋めること）は内面から始めなくてはならない。

しかし悲しいかな、大多数の人々は危機的状況やトラウマに直面したときや、残念な評価を受けたときにしか変われない。危機的状況は物理的（事故や病気）、感情的（愛する人を失ったときなど）、精神的（挫折が続き自信を喪失し、宇宙を呪うなど）、または経済的（失業とか）なチャレンジという形で訪れる。これらはみな何かを失ったときだということにお気づきだろうか？

トラウマや喪失に見舞われ、否定的な感情に自我のバランスをすっかり乱されるまで、待っている必要があるだろうか？　災難が降りかかれば行動するしかないのは明らかだ。文字通り立っていられないほど打ちのめされているときは仕事も手につかなくなるものだ。

追い詰められて、状況の餌食となって踏んだり蹴ったりの目に遭うことにつくづく嫌気がさしたとき、人はこんなことを言う。

「もうたくさんだ。もう（身体が）どうなってもかまわない。どれくらい（時間が）かかってもいい。これから（環境に）何が起ころうと私は変わるんだ。変わるしかないんだ」

人は痛みと苦しみから学び、変わることができるが、喜びとインスピレーションの中で変わることもまた可能だ。休眠状態から叩き起こされ、不快な状況の中で変わる必要性に迫られるまで待つ必要はない。

ギャップを埋めることの副産物

これから必要になるスキルの一つが自己認識、自己観察であることはおわかりのことと思う。それが次章で瞑想を通じて伝えたいことの端的な定義と言える。

瞑想であなたは過去の人生に強い衝撃を及ぼした否定的感情について見ていくことになる。あなたの思考や行動の動機となっている基本的な人格について認識することになる。そうすることで自分の思考や感情の細かな襞に至るまでよく理解できるようになっていく。しばらくするとその観察能力を使ってその否定的感情を消去することになる。その過程であなたはより大きな意識の支配下にその感情を置き、本当のあなたとそれまで世間の人々に見せてきた人物像とのギャップを埋めていく。

部屋に立ち、腕を真横に広げて両脇の壁を押し広げている姿をイメージしてほしい。両脇の壁が迫ってくるのを防ぐのにどれほどの力が必要か想像できるだろうか？ それをする代わりに壁の狭間から脱出してはどうだろう？ 二歩ばかり前進し（早い話がそのギャップはドアのようなものではないか？）、その部屋を出て隣の新しい部屋に行くというのはどうだろう？ そして元いた部屋を見ると、壁と壁のギャップは接近しすぎてしまい、もう戻れない。ギャップはついにふさがれ、二つの壁は一つに統合された。迫りくる二つの壁を押し戻していた膨大なエネルギーはどうなるだろう？ 物理の法則でエネルギーは生まれないし失われもしない。エネルギーは移動するか変形するかしかない。あなたが思考、感情、無意識的行動のすべてを観察するようになったとき、そういうことが起きる。

別の見方をしてみよう。あなたは無意識のＯＳ（オペレーティングシステム）に入り、すべての内蔵データや指示書きを顕在意識に移動させ、自然に湧き起こる欲求や傾向が具体的にどこから発してあなたをコントロールしているのかを厳密に突き止めるとしよう。このときあなたは無意識の自分自身を意識のもとに照らしている。

感情の鎖を断ち切るとき、身体が解放される。こうして身体は同じ毎日を繰り返す「意識」の役を返上する。感情を断ち切って身体を解放すると、ギャップが埋まる。ギャップが埋まるとそのギャップを維持するために使われていたエネルギーが解放される。そのエネルギーを原動力として新しい人生を構築していける。《図版7E》

感情の中毒を断ち切ることから生まれるもう一つの副産物は、解放されたエネルギーがある

ギャップを埋める

１枚ずつ層を剥がして感情を消去するたびにエネルギーが解放されていく。

感情の層 ──→ 記憶の消去 ──→ エネルギーの解放

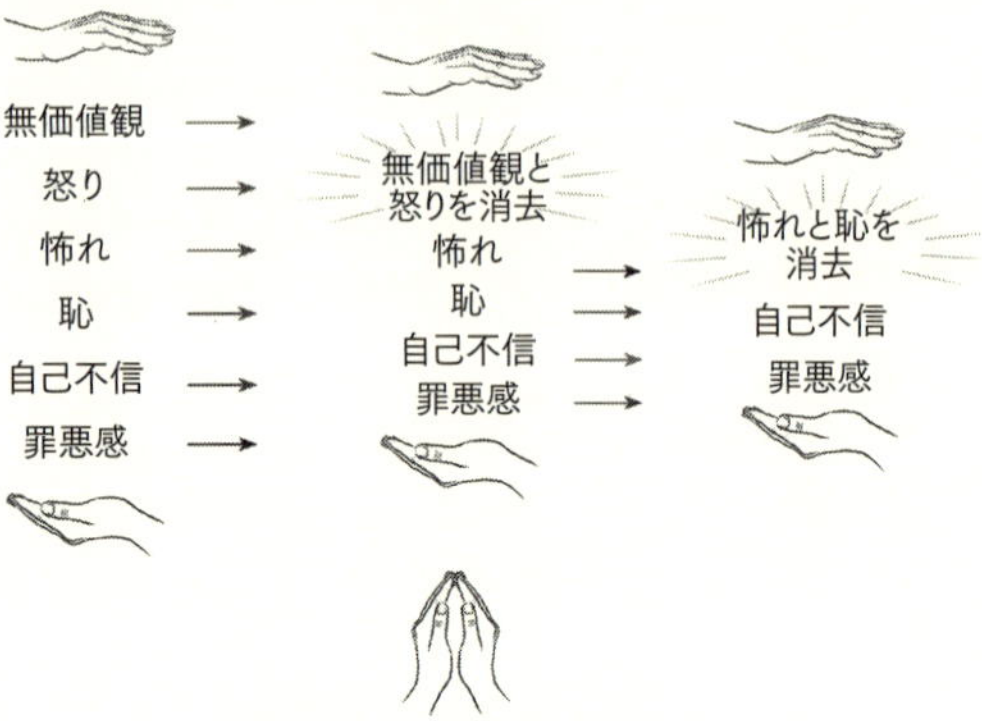

究極的目標＝透明性

外から見えるあなたは内面のあなたと同じ

《図版 7E》あなたのアイデンティティーとなっている感情を消去するとき、外から見えるあなたの姿と本当のあなたの間のギャップが埋まっていく。この現象の副産物は、身体に感情という形で蓄積されていたエネルギーの放出だ。その感情に結びついた意識が身体から出ていくと、エネルギーは解放されて量子場に行き、あなたの創造活動の原動力となる。

種の万能薬の注入となってパワーアップできること。エネルギー注入されるだけでなく、あなたのなかにしばらくご無沙汰していた感覚……、喜びがよみがえってくる。感情的依存の鎖から身体を解放すると、身も心も軽くなり、洞察力が増してくる。車で遠出をしたことがあるだろうか？長距離を運転した後で車から外に出て身体を伸ばし、新鮮な空気を吸い込むとき、そして路上を走るタイヤの音、ヒーターやエアコンファンの回る音から解放されたとき、清々しい気分になるものだ。それがもし2000マイルもの距離をトランクに閉じ込められてきたとしたら、そこから解放されたときはどれほど新鮮な喜びを味わえるだろうか！　大多数の人々が、そういう長い年月の抑圧から解放されることになるだろう。

自分がこれまでどのように考え、感じ、行動してきたかに気づくだけでは不十分だということを覚えておいてほしい。瞑想があなたに求めるのはそれよりもっと活動的になること、そして自分に決して嘘をつかないこと。ギャップの影にそれまで何を隠してきたのかを明確に露呈させなくてはならない。影に隠れてきた部分を白日の下にさらさなくてはならない。これまで自分にしてきたことを本当の意味で悟ることができたとき、あなたは目の前のゴミの山を見てこう言うだろう。

「これらはもう私にとって何のメリットももたらさない。私の役に立たないモノになった。これらはもともと自分を愛してくれてすらいなかった」

こうしてあなたは自由になる決心を下す。

被害者意識から予想外の豊かさへ。ギャップを埋めたある女性のケース

私のセミナー受講者、パメラという女性は量子的観察者として勇敢に自らの人生と向き合い、その報償を勝ち取った一人だ。パメラの元夫は失業者で、二年間養育費を支払わなかっ

たため、彼女は財政面で苦境に立たされていた。パメラは苛立ち、怒り、被害者意識に苛まれ、無関係の状況にも否定的な反応を示していた。

その日私たちが行った瞑想のテーマは、経験が生み出すものは感情だということだった。私たちの経験の大半は友人関係や家族に関するものなので、その結果物である感情もまた彼らと共有している。それは通常はいいことだ。よく行く場所やよくやる活動、共有するモノなどに関連した心のつながりは人々同士の連帯感を強くするからだ。しかし裏を返せば、否定的な経験に基づく感情の共有も起きていることを意味する。

私たちのエネルギー的なつながりというものは、時間空間を超えたところで起きる。私たちは量子的に言えばエンタングルメントという形で他者と絡み合い、多くの場合サバイバルモードの感情で結びついている。このため否定的な経験や感情で結びついている間は、ほとんど変わることは不可能だ。したがって現実は変化しない。

パメラのケースでは、元夫の不安、罪悪感、我が子をサポートできないことから来る劣等感が、パメラ自身が持つ被害者意識や怒り、欠乏感といった意識状態に織り交ぜられていた。機会があるたびに、彼女の被害者意識が醜い首をもたげ、残念な結果を生み出していた。パメラの破壊的な感情とそれらに結び付いたエネルギーは彼女の思考、感情、行動、存在を文字通り凍りついたような停滞状態に追い込んでいた。状況を改善しようとどんなことをしても、彼女と元夫は二人が共有していた否定的な経験、感情、エネルギーでしっかりとつながれていたのだ。このため彼女がどんなに頑張っても、彼との間の状況に変化が起きることはなかった。

ワークショップに参加したことでパメラはこのつながりを断つ必要があることに気がついた。目の前の現実につながれた感情が彼女のアイデンティティーとなっている状況を断ち切る必要があった。パメラはまた、何年もの間同じような思考、感情、行動のサイクルを繰り返してきた結果、遺伝子が病気を引き起こすトリガーとなりかねないことについても学んだ。これは大変だ。何かを起こさなければ、とパメラは思った。

私はその決心をうれしく思った。パメラはあとでこんなことを話してくれた。瞑想中に彼女は被害者意識によって引き起こされる感情の数々、たとえば子供たちに対してイラつく、不平不満、非難、絶望感や欠乏感が自分を害することに気がついたという。彼女は過去の経験に結び付いた感情を手放し、同時に自分のことに囚われた意識状態も手放してすべてを大いなる意識に委ねた。

それによりパメラは凍りついていたすべてのエネルギーを溶かして量子場に送り、自分だと思っている自分像と世間に見せている自分像の間のギャップを埋めた。あまりにうまくできたため、すぐにパメラは大きな喜びと感謝にあふれ、この豊かさを自分だけでなくみんなにも分け与えたいと願った。彼女は自己中心の状態から無私の状態へと移行した。瞑想を終えたとき、彼女は瞑想する前とは別人になっていた。

パメラのエネルギーは解放されて量子場に信号が送られ、彼女がなろうとしている新しい自分に見合った結果がすぐに作られた。間髪入れずにパメラは二つの成果の証拠を受け取ることになったのだ。

一つ目はパメラのインターネットビジネスだ。以前販促をかけた際、彼女は結果がとても気になりコンスタントに売り上げのチェックをしていたが、ほとんど成果は上がらなかった。ワークショップに参加した日の朝、二度目の販促をかけたが、その日は忙しくてチェックする暇がなかった。その夜、パメラは過去を手放したことによるポジティブな感情に満たされていた。そしてさらにうれしかったのは、朝の販促の結果わずか一日で売り上げが一万ドル近くに達していたことだ！

その三日後、パメラは二つ目の証拠を受け取った。ケースワーカーが電話してきて、元夫がその月の分だけでなく、これまで未納だった一万二千ドルを全額一括で支払ったという知らせを聞いたのだ。あの瞑想の直後に約二万二千ドルが転がり込んだことに、パメラは喜び以上のものを感じた。これらの成果を得るために、パメラは物理的領域に対して何の手も下していなかったし、それらがどうやって自分のもとにたどり着いたか想像もしなかったが、豊かさが手に入ったことにこれ以上ないほどの感謝を感じた。

パメラのエピソードが示すのは、否定的な感情を手放すことの恐るべき力だ。年季の入った意識状態や習慣的行動、思考などに囚われているうちは、過去に根差した問題の答えが見つかることはない。それらの問題（というより経験なのだが）は強力なエネルギーを帯びた感情を呼び起こす。それらを自分の外に追い出すとき私たちは膨大なエネルギーの解放を経験し、現実はひとりでに、まるで魔法のように再構成を始める。

過去から解放されると未来が開かれる

あなたが持っている創造エネルギーのどれほどがあなたの過去にかかわった人々や経験から来る罪悪感、決めつけ、恐れ、不安によって奪われているか、考えてみてほしい。破壊に使われているエネルギーのいくばくかを創造活動に振り向けられたら、どんな素晴らしいことが起きるだろうか？　サバイバル（自己中心的な感情）に関心を向けることなく、ポジティブな意図（無私の感情）に基づいて創造を始めたら、どれほどのことが達成できるか考えてみてほしい。

こう自問してほしい。過去の経験（自分を制限する感情という形を持つ）から来るどんなエネルギーを手元にとどめた結果自分の過去のアイデンティティーとなり、現在の状況にその感情を結びつけているだろうか？　そのエネルギーを新しい、これまでとは違った結果を生み出せる、高揚した意識に変換して活用できないものだろうか？

瞑想により人格を覆っている層のいくつかを剥がすことができ、あなたがかぶっている仮面のいくつかを取り除くことができる。それらはみなあなたの中にある大いなる英知の流れを遮断してきたブロックだ。それらの層を払い落とすことであなたは透明化していく。外から見たあなたイコール内面のあなたになったとき、あなたは完全に透明になる。そうやって生きるとき、あなたは感謝や高揚した喜びを経験し、それこそが私たち人間のあるべき姿だと私は考える。この過程であなたは過去から脱却し、未来の展望を抱けるようになる。

内なる英知の流れをブロックしていたヴェールを取り除くにつれ、あなたはどんどん本来のあなたに近づいていく。以前よりも愛情深く、気前良く、思慮深く、より目的意識を持った人になる。それがあなたの新しい意識であり、ギャップは埋まっている。

ここまでくると、あなたは幸せと充足感に満たされる。あなたは自らを定義するのに外的環境を必要としなくなる。高揚した感情は無条件に起きている。あなたの感情は他人や出来事に誘発されたものではない。あなたが幸せと充足感に満たされているのは、それがあなたの自然なありようだからだ。

あなたはもう欠乏や渇望を感じて生きることはない。何の欠乏も渇望も感じないとおかしなことが起きることをご存知だろうか？　こうなって初めてごく自然にモノが出現し始めるのだ。ほとんどの人は感謝、熱意、充足感のかわりに、欠乏感や自信喪失、分離、あるいは何らかの不自由な感情から創作を試みる。このとき量子場はあなたに対し、最も寛大に反応する。

これらすべてはギャップの存在に気づき、ギャップを生み出した元凶であり、今まであなたの人格を支配してきた否定的な感情について瞑想することから始まる。あなたが自らを詳細に観察し、程よい誠実さ（うまくできないからと言って自虐的にならない）を査定する準備ができていない限り、あなたは永遠に過去の出来事やそれに結び付いた否定的な感情に囚われたまま過ごすことになるだろう。観察する。理解する。手放す。意識を身体から引き離し、量子場に送ることで得られるエネルギーで創造を始めよう。

広告屋の常とう手段

広告代理店とその企業顧客は、人々の欠乏感の概念とそれが消費行動に大きな役割を果たしていることを知り尽くしている。彼らは消費者である私たちが抱える空虚さを取り除く方法を知っていると私たちに信じ込ませようとし、その答えを彼らの販促対象商品と結びつけて売り込んでくる。

広告主は著名人の顔を広告に出し、消費者はこの人物のような「新しい自分」になれると無意識に刷り込んでくる。

「自己嫌悪になっているの？　これを買えば解決！　社会からはみ出してるって？　あれを買うといいよ！　喪失感、分離、渇望、ネガティブな感情に悩んでいるの？　この電子レンジ、大型テレビ、車、携帯、何だって構わない……がハッピーへのチケットさ。たちまち自分が好きになり、社会に受け入れられ、ついでに虫歯になる確率も40パーセント低下するよ!!」

私たちはみなこんな風に空虚感の概念を手玉に取られている。

私の変容のきっかけとあなたへのインスピレーション

私はこの章の始めに、ソファーに座り、本当の自分自身と世間に見せている自分像の間のギャップに気がついた瞬間について書いた。この章を終えるにあたり、その後日談について記しておこうと思う。

あれが起きた当時、私は“What the Bleep Do We Know!?”（前掲）という映画に出演した私を見た人々を対象に、地方を飛び回り頻繁に講演を行っていた。集団を前に話をしているとき、私は本当に生きている実感を味わい、私の姿は誰の目にも幸せそうだったろうと思う。

しかしそのとき、私の感覚はマヒしていた。私はそれにはっと気がついたのだ。私は映画に出ている自分を見た人々の期待を裏切らないように振る舞おうとしていた。私は世間に知られている人物になろうと努め、自分が思っている人物だと思い出すために環境を必要とするようになっていた。私は文字通り二つの人生を生きていた。もう二度とこんな罠にはまるのはご免だ。

あの朝一人ソファーに座り、心臓が高鳴るのを感じたとき、いったい誰が心臓の鼓動を促しているのかと考え始めた。その瞬間私は自分が内面の英知と離れてしまったことを悟った。

私は目を閉じ、すべての関心をそこに振り向けた。私は自分がどんな人物だったか、何を隠し続け、どれほど不幸だったかを認め、受け入れた。私は自分の人格の一部を大いなる意識に委ねた。

次に私がしたのは、もうやめたい自分自身について明確にしたことだ。私は古い人格のまま生きるのをやめようと決心した。それから私は古い人格をなぞっている無意識の行動、思考、感情を観察し、顕在意識のもとで何度も繰り返し精査した。

そしてこれからどんな人物でありたいかについて考え、その人物になりきれるまで考え続けた。唐突に私は違った気分に襲われた。喜びだ。これは外界とは何の関係もなく起こった。それは外界とは切り離された私の人格の一部だった。何かがわかりかけてきたことを悟った。ソファーに座って考えたあの最初の瞑想に対する反応が起こり、私はすぐそれに気づいた。瞑想をする前と後では別人になっていたからだ。私は立ちあがり、自分に最大の注意を払い、一瞬一瞬を生きていると感じた。それはさながら目に入るもののほとんどを生まれて初めて見たかのような新鮮な感覚だった。仮面が何枚か剥がれ、私はもっと透明になりたかった。

こうして私は約六か月の休暇を取った。クリニックの仕事の一部だけを残し、講演の依頼をすべて断った。友人たちは私の気が違ったと考えた（その通り）。"What the Bleep" の売れ行きは最高潮に達していたため、今が稼ぎ時なのに、とみんなが口々に私を止めようとした。

しかし私は世界の人々の理想を演じるのをやめ、自分のために生きられるようになるまで再び舞台に立つことはないだろうと宣言した。私が講演していた内容のすべてを自ら体現して見せられるようになるまでは講演をしたくなかった。私には瞑想をする時間、人生を完全に変えるための時間が必要で、心の内側から湧き上がる喜び、外界からではない喜びを味わいたかった。それを講演中に味わいたかった。

私の変容はすぐにはやってこなかった。私は毎日瞑想し、手放したい感情を見つめ、一つずつ消去していった。身についたものを消去しては新たに学習するという瞑想の過程を始め、何カ月もかけて自分を変えていった。そうするうちに私は意図的に古い人格を解体し、過去の自分でいるという習慣を断っていった。

この頃から私は理由もなくうれしい気持ちに浸るようになった。日を追うごとに私はさらに幸せを感じるようになり、それは外界とは何のつながりも持っていなかった。今日でも私は毎朝瞑想の時間をとっているが、それはこの意識状態をさらに極めたいからだ。

○●○

あなたが本書を手に取った理由が何であれ、変わろうと決心した途端、あなたは新しい意識に移行している。

自分がしていることを明確に意識し、何を考え、どのように生き、何を感じ、どんな存在でいるかを徹底的に観察し尽くし、これは自分ではないと気づき、もうやめたいと思うまで続けなくてはならない。そのシフトは身体の芯まで染み渡っていなくてはならない。

あなたがこれから学ぶのは私が実際にやったことで、私が人格を変えるために取った手順だ。しかし何ということはない。もしかしたらすでに似たようなことをやった人もあるかもしれない。変身の方法をスキルとして取り入れるために、瞑想の過程に関して、あと少しだけの知識を習得すればいいだけだ。それでは始めよう。

第8章 瞑想、神秘の解明と未来の波

前章では本音の自分と世間に見せている建前の自分の間の溝を埋める必要性について書いた。これができたら今度は理想の自分になるためのエネルギーを解放するための手順を進める。これらはガンジーやジャンヌ・ダルクといった世界史を彩る偉人たちになぞらえて作られている。

すでに言及したとおり、あなたでいる習慣を断つためのカギの一つは、メタ認知（思考をモニタリングする）であれ、静寂の時間を取る、あるいは外的環境のどんな要素が感情反応を引き起こしているか、自らの行動に注意力を集中させることであれ、観察力を高めることにある。そこで大きな疑問が生まれる。どうすればそれら全部ができるのだろうか？

つまり、観察力を高めるにはどうすればいいかということだ。身体・環境・時間と感情の癒着を解き、ギャップを埋めるには？

答えは簡単だ。瞑想。本書でこれまで私はたびたび、あなたという習慣を断ち、理想の新しいあなた自身を作り出す方法としての瞑想についてちらちらとほのめかしてきた。本書の第1部、第2部は、第3部で瞑想の手順を実践する際、よりよく理解するための準備としての情報提供となっているとすでに話した。それでは私が瞑想と呼んでいるプロセスの仕組みについて説明することにしよう。

瞑想と言うと、自宅の祭壇の前で足を組んで座る人物、ヒマラヤの人里離れた洞穴の中で袈裟を着て座る髭のヨガ行者、あるいはまた違ったイメージを抱く人もあるかもしれない。いずれにせよ瞑想とは静寂を極め、心を無にしてある思考に意識を集中したり、その他の多様なバリエーションを思い浮かべることだろう。

瞑想のテクニックにはいろいろあるが、本書で私が目指すのは最大の成果を得る瞑想法——無意識のＯＳ（オペレーティングシステム）にアクセスし、思考、信条、行動、感情の自動オペレーション／存在モードから脱却し、すべてを観察するモードに変換し、それができたら無意識の再プログラミングを行い、あなたの脳と身体を新しいあなた自身に差し替えるという方法だ。無意識に思考、信条、行動、感情を生み出している状態から脱却し、顕在意識の意思を応用することによりそれらをコントロールできるようになると、古いあなた自身につなぎとめている鎖を断ち、新しいあなたへの移行が可能になる。どうやって無意識のＯＳにアクセスするか、そして無意識から顕在意識への移行の仕方について、これより本書の最後までかけて解説していきたい。

瞑想の第一の定義：自分と親しくなる

チベットの言葉で「瞑想する」とは、「親しくなる」という意味を持つ。これに従い、私は瞑想という言葉を自己観察、自己開発と同義語として扱う。何かと親しくなるにはまずその対象を観察することから始めなくてはならない。ここでも言えるのは、およそ何を変える際にも必要となるのは存在モードから観察モードへの移行なのだ。

この移行のもう一つの考え方は、行為者でいることから、行為者＋観察者に変わることにある。類推すると、たとえばゴルファー、スキーヤー、スイマー、ダンサー、歌手や俳優といったアスリートやパフォーマーが自分のテクニックを変えようとするとき、彼らのコーチは多くの場合本人を写した映像を見せることから始める。古いテクニックから新しいテクニックに変えるにあたり、まずは古いものと新しいものがどんなものかを知らなくては話にならない。

古いあなたと新しいあなたにも同じことが言える。何をやっているかを知らなくてはそれを止めることはできない。私は変化のこの部分のことを「学習の解除」と呼んでいる。

自分と親しくなるプロセスには二つの要素（古いあなたと新しいあなたの両方を見る）が絡んでいる。自分の観察は仔細に油断なく行う必要があり、どんな無意識の思考、感情、行動も見逃してはならない。あなたの前頭葉の大きさからすれば、あなたにはそれをするインフラが備わっているのだから、よりよく生きるために観察を行い、どの部分を変えたいかを決めることができる。

古いあなたをやめる決心をする

無意識のＯＳに書き込まれた古い、習慣化したあなたの部分を意識的に把握できたら、そのときあなたは自分の変化の過程を歩み始めたことになる。

何か違うことを真剣に始めようとするとき、普通どんな手順を踏むだろうか？　外界のもろもろに邪魔されない時間をじゅうぶんに取り、まず何をして、何をしてはいけないかについてじっくりと考える。古いあなた自身のいろんな特徴について認識し始め、新しい自分に移行するための行動計画を作り始める。

たとえばあなたが幸福になりたいなら、第一のステップは不幸でいるのをやめることだ。つまりあなたに不幸だと感じさせるような思考を止めること、痛みや残念な思い、恨みがましい感情がよぎるに任せないことだ。豊かになりたいなら、あなたを貧しくさせる行動をやめること。健康になりたいなら、不健康な生活習慣をやめなくてはならない。これらの例が示すのは、変わろうとするならまず古いあなた自身をやめる決心をして、新しい人格、つまり新しい思考や行動のためのスペースを作らなくてはならないということだ。

外界からの刺激を遮断して目を閉じ、静止して（感覚器官からの情報を減らす）、身体を静寂の中に置き、一方向に進む時間の概念から意識を遠ざけることができたら、自分が何を考え、感じているかだけに意識を向けることができる。そして無意識状態の身体と意識に注意を払い、無意識下の自動プログラムが顕在意識に上るまで「親しくなる」ことができたら、瞑想していると言えるだろうか？

答えはイエスだ。瞑想とは自分を知ることを指す。

あなたが古い自動運転のあなたという存在でいることをやめ、違う面に気づき始めるとき、あなたは過去の人格の作ったプログラムを観察している意識になっていることに同意できるだろうか？　言い換えると、古いあなたを意識的に観察するとき、あなたはもう古い存在でいるのをやめている。気づかない状態から気づいた状態へと移行するとき、あなたは主観的な意識を対象として見ている。古いあなたでいるという習慣に注意を払うことにより、意識的行動があなたと一連の無意識下のプログラムとを切り離し、あなたは少しずつ主導権を取り戻していくことになる。

ところで身体と心の日常化した習慣をコントロールできるようになったら、「ともに発火しない神経細胞は互いに結束しなくなる」。古い自分を作っていた神経学的回路が取り除かれると、遺伝子に送られる信号も以前とは違ったものになる。あなたはあなたでいるという習慣を断とうとしている。

新たな、よりよい自分のあり方について考える

さらに歩を進めよう。古いあなた自身とじゅうぶん親しみ、どのような思考、行動、感情も古い無意識のあなたに引き戻すことがなくなったら、次は新しいあなたと親しくなる番だということは明らかだ。そこであなたはこう自問する。

「自分がこれからなりたい、よりよい自分とはどんな人物だろうか？」

前頭葉のスイッチを入れ、新しい人格の側面について考えを巡らすとき、あなたは以前のあなたとは違った脳の使い方をしている。前頭葉（ＣＥＯ）が新しい質問の答えを探すとき、脳全体を見渡し、蓄積されているすべての情報と経験を切れ目なく網羅し、新しい思考パターンを形成する。それはあなたがこれから意識を集中させていくための新しい人格の内的ガイドラインとなっていく。

この思考プロセスは新しい神経ネットワークを構築する。上記の基本的な質問について考えるとき、あなたは違った思考を巡らしているためニューロンは新しいルート、パターン、コンビネーションで発火と結束を始める。違ったやり方で脳を使うときはいつでも、あなたは意識を変えている。行動計画を練り、今までにない可能性を予測し、革新的なあり方を生み出し、意識と身体の新しいありようについて夢想するとき、前頭葉のスイッチが入りビッグスリーの音量を下げる瞬間が訪れる。これが起きるとき、あなたの思考は内的な経験となる。新し

いソフトウェアとハードウェアプログラムが神経システムの中にインストールされ、新しいあなたでいるという経験はすでに脳内で現実として受け止められる。このプロセスを毎日繰り返していると、あなたの理想は親しみ深い意識状態となっていく。

ここでもう一点加えておこう。ある思考にすっかり集中しているためにそれが文字通り経験となったら、その経験は感情を呼び起こす。こうして感情が起きると、あなたはその新しい理想、そしてそれに伴う感情に馴染んでくる。現在の現実に起きていると身体が勘違いして反応するとき、あなたは遺伝子に新しいルートで信号を送り、出来事が実際に起きる前に身体は変化を始めるということを思い出してほしい。このときあなたは時間を先取りし、最も大事なことは、意識と身体の足並みがそろい、存在モードになっているということだ。このプロセスを何度も繰り返していると、あなたはこの意識状態にも馴染んでくる。

外的環境、身体の感情的ニーズとは無関係に、時間を超越したところであなたの意識と身体を変更後の状態のまま維持できるようになると、外界で起きる出来事に変化が現れ始める。これが量子物理学の法則だ。

要約してみよう。これから取り組んで行く瞑想ですべきことはもうやめたい自分についてじっくりと考え尽くし、あなたが変えたいと願っている古い自分に結びついた思考、行動、感情が古い意識としての発火や結束をやめ、古いパターンで遺伝子に信号を送らなくなるようにすることだ。それからあなたがなりたいあなた自身について反復して考え続ける。その結果新しい発火や結束により新しい意識が形成され、それにより生まれる感情を身体が受け止め、やがてそれは習慣となっていく。これを変化と呼ぶ。

瞑想の第二の定義：自分を耕す

チベット語に加え、サンスクリット語で「瞑想する」とは「自分を耕す」という意味だ。私がとりわけこの定義が好きなのは、それが比ゆ的にガーデニングや農業のような発展性を示唆するからだ。土を耕すとき、しばらく作付けしていなかったために堅くなっている土壌を、鋤などの道具を使って掻き回していく。土を掘り起こして空気に触れさせ、肥料を与え、種が発芽して根を張りやすい環境を作っていく。土地を耕す過程には、前の季節に育てた作物の残留物を取り除き、知らないうちに生えてきた雑草を取り、自然に土の上に顔を出した岩や石を取り除く作業も含まれる。

前の季節の作物は、それまで慣れ親しんできた古いあなたの思考、行動、感情が作った創作物にたとえられる。雑草は無意識下で知らずに育ってきた、あなたにとって好ましくない態度、信条、自己認識にたとえられ、それらはあなたが他のことに熱中してきたために気づかなかったものだ。岩はあなたの人格の上に層をなしてかぶさっているブロックや制限（それらは時の経過とともに無意識から顕在意識に上ってくる）にたとえられる。あなたの意識という土壌に新しいガーデンを作るにあたり、これらはみな必要な作業となる。しかるべき準備を怠ったまま新しいガーデンを作っても、よい収穫は期待できないからだ。

過去に根を下ろしたまま新しいあなたを築くことは不可能だということは、もうそろそろおわかりいただけていると思う。新しいあなたの人生を作るための新しい思考、行動、感情の種を蒔き、新しいあなた自身を耕す前に、古い意識のガーデンの痕跡をすべて片づけなくてはならない。

留意すべきもう一つのポイントは、これは場当たり的に起きるものではないということ。このワークは野原の雑草が種を蒔き散らし、そのうちのごくわずかな種が運よく芽を出すという確率の話ではない。育てるというからには、意図的な決意が必要となる。土壌をいつ耕し、いつ種を蒔き、何を植え、植えた植物が互いに調和して育っていくように気を配り、水や肥料の量、割合、タイミングを計るなどなど。費やした努力が実を結ぶには計画と準備が不可欠だ。毎日「注意深く観察する」ことが欠かせない。

同様に、人がある分野（畑）でプロジェクトを耕すというとき、それはその分野のリサーチを入念に行うという意味で使われる。教養のある（訳注：英語では「教養のある」と「耕された」は同じ単語）人というとき、その人は幅広い知識と教養を持ち、自分の表現の仕方に配慮が行き届いている。どれをとっても気まぐれや偶然によって起きるものではない。

何かを耕すとき、目的はその対象をコントロールすることにある。あなたが自分のどこかを変えようとするとき、それが必要になる。何かが自然発生的に起きるのを待つ代わりに、積極的にプロセスに介入して失敗の芽を排除するための手順を踏む。そういう努力の背後にある目的は、大きな収穫を確保することにある。瞑想により新しい人格を耕すとき、あなたが目指す豊かな収穫とは、新しい現実のことを指す。

新しい意識を生み出す仕事は新しいガーデンを耕すことに似ている。意識というガーデンからあなたが生み出す収穫は、畑で育つ作物のようなものだ。しっかり耕してほしい。

変化を起こす瞑想の過程：無意識から顕在意識へ

瞑想の過程を一言で言うと、あなたでいる習慣を断ち、新しいあなたを再構築すること。古い意識を失わせ、新しい意識を作ること。神経回路をリセットし、新しい神経回路を育てること。過去の感情を消去し、身体を新しい意識と感情に調和させ、馴染ませること。そして過去を葬り、新たな未来を創造すること。《図版8A》

この過程の要素についてもう少しよく見てみよう。

あなたが経験したくない思考や感情があなたの監視の目をすり抜けることを防ぐには、観察と集中を促す強力なスキルが必要となるのは明らかだ。私たち人間には限定的な集中力や吸収能力しかないが、無意識の自動操作状態にあるときよりははるかにマシな能力を発揮できる。

あなたでいる習慣を断つにあたり、賢明な方策として変えたい人格の側面のうち一つを選択し、

変化の生物学的モデル

馴染みのある過去	新たな未来
学習の解除	再学習
あなたという習慣を断つ	新たな自分像を再構築
神経回路を消去	新しい回路を生成
発火と結束の解除	発火と結束
身体から感情の記憶を消去	身体に新しい意識と感情を記憶させる
古い意識を失わせる	新しい意識を創造する
古い自分自身と親しくなる	新しい自分自身と親しくなる
プログラミング解除	再プログラミング
過去に生きる	新たな未来を創造する
古いエネルギー	新しいエネルギー

《図版 8A》生物学的変化モデルとは馴染みのある過去を新たな未来へと変容させること。

それ一点に意識を集中させることをお勧めしたい。たとえばこんな風に自問してみよう。

「怒りを感じているときの私の思考パターンはどんなだろう？ 自分や他人にどんな言葉を発するだろう？ どんな行動に出るだろう？ 怒りの感情につられてほかにどんな感情が湧き起こるだろう？ 怒りのエネルギーを身体はどんな風に感じるだろう？ 何によって怒りの感情が点火されるかを監視し、反応の仕方を変えるにはどうしたらいいだろう？」

　変化の過程に必要なのはまず学習の解除をしてから学習

すること。後者は脳内の発火と結束の機能だ。前者は回路の消去を指す。以前の思考パターンをやめ、習慣を自粛して感情的依存を断つと、古い自分自身は神経学的に排除されていく。神経細胞間のつながりが記憶をつかさどるのなら、それらの神経回路が消去されるとき、古い自分自身につながる記憶もまたリセットされていく。それまでの人生や、以前のあなたについて考えるとき、それはあたかもあなたの前世の記憶のように映るかもしれない。その記憶はどこにストックされるのだろうか？　それらは知恵として魂が記憶することになる。

身体に信号を送り続けてきた思考や感情があなたの意識的な努力により停止するとき、抑制されてきた感情の解放により放出されたエネルギーは量子場にあふれ返る。こうして新しい人生を設計し、新しい運命を創造するための燃料が手に入る。

変化の手段として瞑想をして、注意深く観察をして親しくなり、望ましくない人格の一面を一掃すると決意して、望ましい人格を耕すとき、私たちは太古の神秘家たちが何世紀にもわたり続けてきた取り組みと同じことをしている。

私は明解な生物学的アプローチを取り入れているが、神秘家たちも同様の方法を用いていた。同じプロセスを別の呼び方で表現していたにすぎない。そして引き出される結果（身体、環境、時間への依存症からの脱却）も同じものだ。それらと切り離すことができて初めて変化が実現する。ビッグスリーを超越して考えることができて初めてそれらに干渉されずに生きることができ、日常的に考え、感じることを真の意味で支配できるようになる。

あまりにも長い間、私たちは無意識プログラムを自動運転させ、それらに自らの主導権を委ねてきた。瞑想により、その主導権をようやく取り戻すことができる。最初に必要なのは「気づき」。無意識プログラムがいつどのように作動し、自らを支配しているのかを知ることが不可欠だ。無意識から顕在意識への移行にともない、本音と建前の間のギャップを埋める作業が始まる。

あなたの未来の波

これまで見てきたように、知識とは経験に先行するものなので、瞑想により脳内で何が起きるかという基本的知識をもっていると、第3部で瞑想について学び実践する際に役に立つ。

脳が電磁化学的性質を持っていることについてはすでにご承知のことと思う。神経細胞が発火するとき、細胞同士が電荷を帯びた要素を交換し合い、電磁場を形成する。脳の多様な電子活動は計測可能なため、これらの影響は私たちの思考、感情、学習、夢想、創造、情報処理の仕方に重要な情報を提供できる。科学者が脳の電子活動の変化をとらえた技術のうち最も一般的なものは脳波計（ＥＥＧ）だ。

人間の脳波周波数の研究では、深い睡眠状態（デルタ波）の非常に不活発なレベル、深い睡眠状態と覚醒状態の中間レベル（シータ波）、創造／想像状態（アルファ波）、そしてより高周波数の意識的思考状態（ベータ波）、さらには最高周波数（ガンマ波）が記録された意識高揚時[1]までが計測されている。

瞑想の旅を始めるにあたり、よりよく理解できるように、それぞれの状態をあなたに当てはめて概略を説明しておこう。すべての領域が理解できると、エゴがエゴを変えようと無駄な努力をしている脳波の領域（私もかつてこの状態にあった）にあるとき、また真の変化を起こす肥沃な土壌と呼べる脳波の状態にあるとき、それと気づけるようになるだろう。

子供たちは成長するにつれ、彼らの脳の主たる脳波の領域はデルタからシータ、アルファ、そしてベータへと進化する。瞑想で私たちが試みるのは子供の脳波にかえること。ベータからアルファ、そしてシータ、最後にデルタ（達人や神秘家のレベル）へと至る。人間の成長期に合わせた脳波の変化を理解することは、瞑想を経験する際の神秘のヴェールを剥がす助けになるだろう。

子供の脳波の進化：無意識から顕在意識へ

●デルタ

誕生から二歳までにかけて、人の脳機能は主に最も低い脳波のレベル（毎秒０・５〜４ヘルツ）にとどまっている。この領域の電磁活動はデルタ波と呼ばれる。深い睡眠状態にある成人の脳がデルタにあることからわかるように、新生児は通常数分間しか起きていることができない（しばしば目を開けたまま眠っていることもある）。一歳児が覚醒しているとき、彼らはまだ主にデルタの領域にあり、ほとんど無意識の状態にある。外界からの情報はほとんど編集、批判的思考、決めつけをすることなくそのまま吸収される。思考脳（大脳新皮質、あるいは顕在意識）はこの時期ほとんど機能していない。

●シータ

二歳前後から五、六歳にかけて子供は少しずつ脳波周波数を高めていく。シータ波の周波数は毎秒４〜８ヘルツ。シータ領域で機能する子供はトランス状態のように内面世界とつながっている。抽象的な、想像の世界に住み、批判精神や合理的思考はほとんど持たない。このため小さい子供は言われたことをそのまま受け入れる（たとえばサンタは実在するなど）。このステージで以下のようなことを言われるとその後の人生に甚大な影響を及ぼす。

「男の子は泣かないの」「女の子はおしゃべりをせず可愛いほうがいいの」

「お姉ちゃんのほうがあなたより頭がいい」「あったかくしておかないと風邪をひく」……。

こういった言葉はストレートに無意識に吸収される。遅い脳波の領域は無意識の領域（ヒント、ヒント）だからだ。

●アルファ

五歳から八歳までの間、脳波はアルファ周波数（毎秒８〜13ヘルツ）へと変化する。子供の人格形成に分析的な思考が始まる。物事を解釈し、外的環境の法則について結論を引き出そうとする。同時に創造の内面世界は依然として外界の現実と同じくらいリアルなものととらえられている。この年齢グループの子供たちは両方の世界に足場を持つ。ごっこ遊びに興じるのもこれが原因。子供に海の中を泳ぐイルカになれ、風に舞う雪の結晶になってみて、地球を救いに降りてくるスーパーヒーローになってごらん、などと言って遊んでいると、何時間でもそのキャラクターになりきって遊ぶ。同じことを大人に試すと……、答えはわかりきっている。

●ベータ

八歳から十二歳以降、脳の活動はさらに高い周波数に至る。毎秒13ヘルツ以上の周波数を持つ子供はベータ波域の始まりに突入している。ベータの領域はこの年代から大人までを網羅し、意識的分析的思考をつかさどる。

十二歳を過ぎると、ほとんどの場合顕在意識と無意識の間の扉は閉ざされる。ベータ波は低・中・高レベルに分類される。子供はティーンエイジになると低レベルから中・高レベルのベータ波へと移行し、大人の領域に達する。《図版8B》

大人の脳波の概略

●ベータ

本書を読んでいる状態から想像するに、今あなたは日常の覚醒状態であるベータ活動領域にあ

脳波の発達

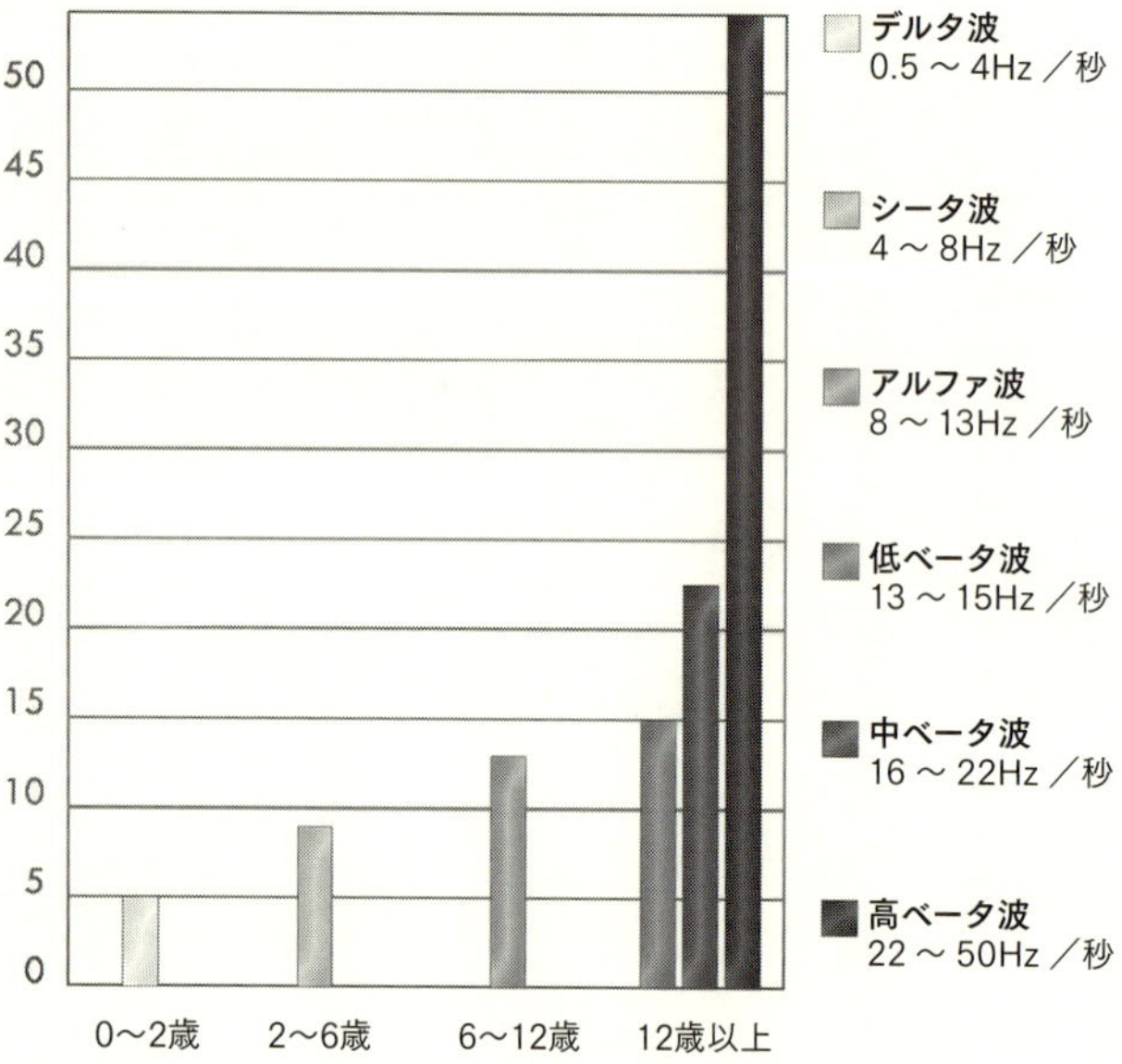

《図版 8B》幼児期のデルタから青年期のベータまでの脳波の発達。ベータの三つの領域を見ると、高ベータ波は中ベータ波の２倍となっていることがわかる。

ると思われる。脳は感覚器官からの情報を処理し、外界と内面を結び意味を引き出している。本書を読んでいるとき、あなたは身体の体重が椅子にかけている圧力を感じ、背景に流れる音楽が聞こえ、窓の外を眺めたりもしているだろう。これらすべての情報は思考脳、大脳新皮質が処理している。

●アルファ

ここで目を閉じ(感覚器官からの情報の80パーセントは視覚から来る)、内面に意識を振り向けてみよう。感覚情報を大幅に減らしたため、神経系に入る情報は激減している。

脳波は自然に遅くなり、アルファ領域に入る。リラックス状態が起きる。外界の要素に向かう意識が緩められ、内面の世界へと関心が向かう。思考と分析という活動が減少する。アルファの領域で脳は軽い瞑想状態にある（第3部で瞑想をするときは深いアルファ状態になる）。

何の意識も努力もなく、脳は日常的にアルファ領域に入っている。講義を聞き、新しいことを学んでいるとき、脳の機能は低～中レベルのベータ領域にある。メッセージを聞き提示された概念の分析を行う。じゅうぶん情報を取り入れたとき、また自分に当てはまる何か面白い情報に遭遇したとき、脳は自然に小休止を取り、アルファ領域に移行する。これが起きるのは、その情報が脳に統合されたためだ。無の空間を凝視するにつれ、集中力を傾けている思考がだんだん外界にあるものよりもリアルに見えてくる。それが起きた瞬間、前頭葉はその情報を脳の構造に組み込み、魔法のように今学んだことが記憶される。

●**シータ**

大人にとってシータ領域はもうろう状態、明晰夢状態、つまり半分起きていて半分眠っている状態の領域だ（意識は覚醒しているが身体が眠っている）。ここは催眠療法士が無意識の領域にアクセスする領域だ。シータにあるときは顕在意識と無意識の間のヴェールがなくなるため、プログラミングが行いやすい。

●**デルタ**

ほとんどの人にとってデルタ波は熟睡している領域を表す。ここでは顕在意識はほとんど

脳波

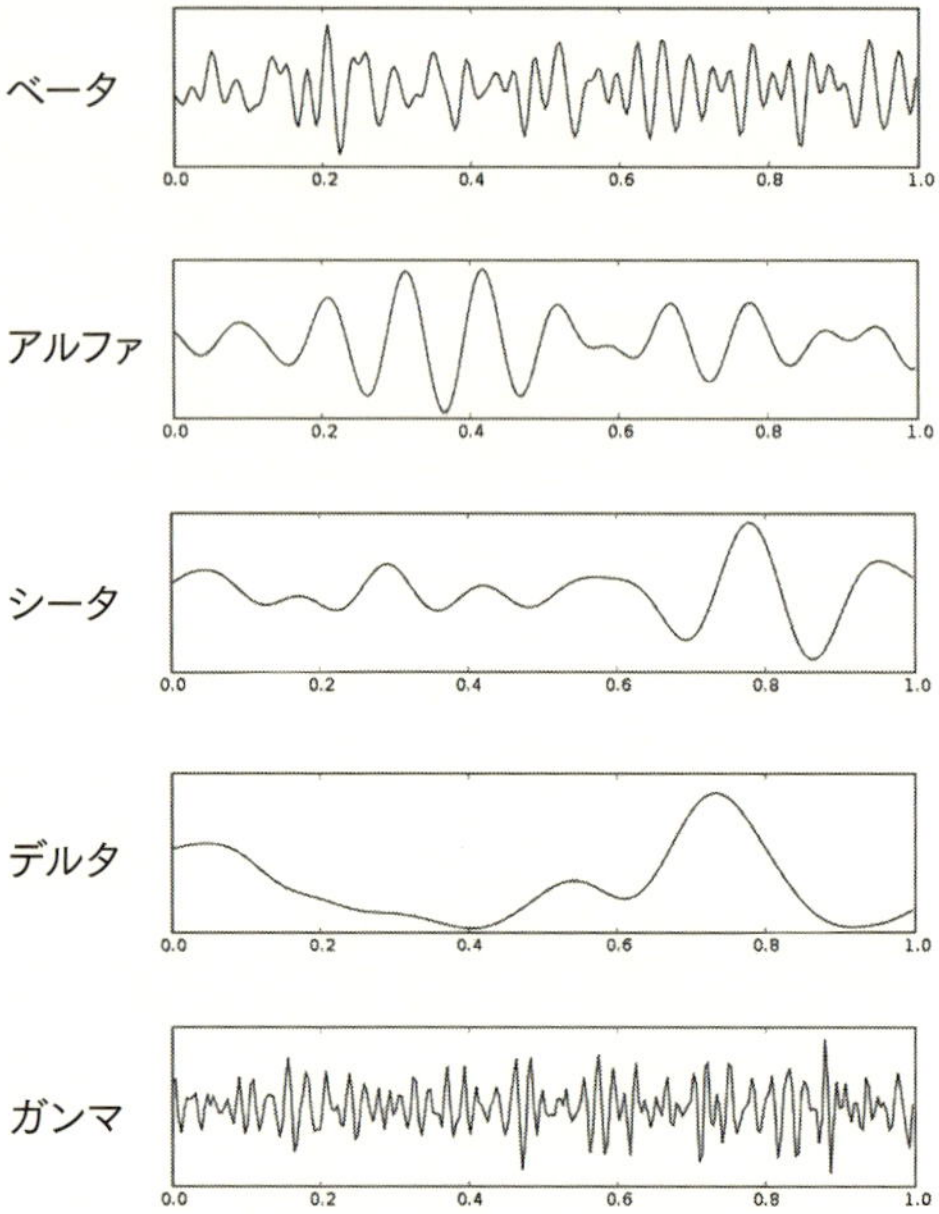

《図版 8C》大人の異なる脳波の比較

活動せず、身体は修復に励む。

以上の概略が示す通り、脳波の低い領域に進むほど、より深い内面世界、無意識に近づいていく。その逆もまた真である。脳波が上がるほど脳は覚醒し、外界とのつながりが深くなる。

反復練習をするうちに意識のこれらの領域に馴染んでいくことだろう。続けているうちにそれぞれの脳波のパターンがどんな感覚を伴うかがわかってくる。ベータ領域で思考や分析が過剰になっていればそれに気づく。過去の感情から予定調和の未来の予測へと行ったり来たりするので、今を生きていないことにすぐに気づくからだ。アルファやシータにあるときも、一貫性があることからそれとわかる。どの脳波の領域にあるかはやっているうちに判断できるようになるだろう。《図版8C》

ガンマ：最速の脳波

脳波の周波数で最も早いと計測されているのがガンマ波で、40〜100ヘルツ（ガンマ波は、これまで紹介してきた他の四つの脳波と比べると波形が密集していて振幅が小さい。このため毎秒周波数は高ベータ波と類似していても、両者の相関性は低い）。脳内に位相の揃ったガンマ活動が大量に存在するとき、多くは長期記憶に残る幸福、思いやり、高度の注意力など、高揚した心と結び付いている。これは人々が一般に「超越体験、あるいは至高体験」と呼ぶような高揚した意識レベルを指す。本書の目的に沿ってガンマは意識シフトの副産物ととらえておこう。

覚醒時間をつかさどる三つのベータ領域

私たちは朝起きてから一日の大半を外界の関心事と取り組み、ベータ領域で機能しているのだから、ベータ領域の三つのレベルの脳波パターンについて解説しておこう。(2) ここが理解できれば、ベータからアルファに至り、最終的にシータの瞑想状態に移行しやすくなるだろう。

1. 低レベルのベータ波

リラックスして何かに関心を向けている状態で、13～15ヘルツ／秒。好きな分野の本を読んでいるとき、脳は低レベルのベータ波で発火している。警戒心を持つことなく一定レベルの関心を保っている状態だ。

2. 中レベルのベータ波

外界の刺激が継続しているなかで、それに高い関心を向けているとき。学習がその好例。低レベルのベータ波の状態で、適度の関心を持って読み終わった本の内容について、読解力テストをすると言われた場合、あなたは注意力を少し高めて分析的思考を始め、大脳新皮質が活性化する。中レベルのベータ領域は16～22ヘルツ／秒。

中レベルのベータ波と一部の低レベルベータ波の周波数は、私たちの覚醒意識、論理的思考、注意力を反映している。それらは感覚器官が外的環境の刺激から読み取った情報を大脳新皮質が取りまとめ、一つの意識としてパッケージ化した結果として生まれたものだ。私たちが視覚、聴覚、味覚、感覚、嗅覚に意識を集中させるとき、脳内には膨大で複雑な活動が起きていることは容易に想像できることだろう。

3. 高レベルのベータ波

22～50ヘルツ／秒の脳波パターンのすべてを指す。高レベルのベータパターンにあるときは、ストレス下で認められるあの厄介なサバイバルモードの化学物質が体内に生成される。極度に警戒しているときにその対象に意識を集中し続ける状態は、学習、創造、夢想、問題解決、ヒーリングの最中に起きる集中とは質が異なる。高レベルベータ波にある脳は、集中過剰と言える。意識のテンションが上がり過ぎて、身体は過剰な刺激に興奮状態になっていて、うわべだけの平静を保っている（高レベルのベータにあるときは、何かに集中し過ぎてそれを制止できない状態にあると理解しておいてほしい）。

高レベルベータは短期サバイバルメカニズム
長期化するストレスと不調和の元凶

緊急事態はいつでも脳内の電気的活動を否応なく大幅に増加させる。潜在的な危機に素早く対応して集中力を高められるよう、私たちには天賦の闘争・逃走本能が授かっているからだ。心臓、肺、交感神経が生理的に興奮すると、心理面でも劇的な変化が訪れる。知覚、行動、態度、感情のすべてが緊急仕様に変化する。このタイプの注意力は普段の注意力とは全く別物だ。そのとき人は興奮状態の脳の肥大した動物のような行動を取る。注意力の矛先はほとんど外的環境に向けられ、意識が対象に過剰集中する。危機感による不安、心配、怒り、苦痛、困難、フラストレーション、怖れ、競争心に駆られた意識は高レベルベータを作り出す。

どんな生き物でも短期的にはじゅうぶんその機能を果たす。狭い対象に極度に集中した関心を注ぐこと自体に何ら不都合はない。この態勢でたくさんのことを成し遂げられるので、するべきことがきちんとできる。

しかし、緊急事態モードに長くとどまっていると、高レベルのベータ波は人のバランスを大きく崩していく。この状態はすべての脳のパターンのうち最も受け身で不安定で興奮しやすい状態であり、この状態にとどまるには膨大なエネルギーを必要とする。高レベルベータが慢性化し、コントロール不能になると、脳は健全な範疇を超えて強壮剤を使ったようになる。

残念ながら大多数の人々がこの高レベルベータ状態を、過剰に濫用していると言える。私たちの多くは強迫観念に取り憑かれ、強迫神経症のように振る舞い、不眠症や慢性疲労に悩み、イライラして絶望している。全力を発揮しようと闇雲に自らを叱咤激励し、どうしようもない気持ちで無力感と痛みを抱きしめている。誰かに先んじようと焦り、環境の犠牲者となっている。

長期化する高ベータ状態は脳機能障害を引き起こす

脳本来の機能という観点からみると、中枢神経系の一部としての脳の通常機能は、身体のほかのすべての系統をコントロールし、調整することにある。脳には心臓の鼓動を管理し、食べたものを消化し、免疫系の調節を行い、呼吸の速度を維持し、ホルモンバランスを整え、新陳代謝を制御し、排泄物を外に出すなど、この他にもあまたの仕事がある。意識が統合されていて秩序立っている限り、脳から脊髄を通じて身体に伝達されるメッセージは調和した健全な身体への首尾一貫した信号となる。

しかし、多くの人々が覚醒時間のほとんどを慢性的な高ベータ状態のまま何日も過ごしている。彼らにとってはすべてが緊急事態だ。脳は長い間非常に速い周波数を維持し、それは全身のシステムに大きな負担をかけている。脳波の限られた狭い領域にずっと留まっていることはさながら車をトップギアに入れ、アクセルを踏みっぱなしにしているようなものだ。この人々の人生の「ドライブ」は、自らの脳波の稼働領域を変えるという「ギアチェンジ」を全く考慮しないまま突っ走っていることになる。

サバイバルを動機とした思考ばかりに明け暮れていると人は怒り、怖れ、悲しみ、不安、絶望、競争、攻撃、心配、イライラなどを募らせる。彼らはこれら中毒性のある感情にどっぷりと浸かり過ぎているため、自分の問題をこれらの感情に照らして分析しようとする。するとより一層サバイバルに一点集中した思考をさらに永続させる結論しか出て来ない。また、私たちは思考のみによりストレス反応を引き起こす力を持っていることを思い出してほしい。考え方のパターンが脳と身体の状態をより堅固なサバイバルモードに変えていく。その結果思考はますますサバイバル以外の要素をつぶしていく。悪循環はエンドレスに続く。まるで蛇が尻尾をくわえているように。

長期間続く高ベータ状態はストレス化学物質の不健全な合成物を誘発し、まるで音程やリズムが狂ったオーケストラの雑音のように脳はバランスを崩していく。脳の一部はほかの部分と調和しなくなり、ある領域は別の領域と真逆の、あるいは全く無視した動きを始める。家の中に仕切りができたかのように、脳内では組織的包括的なコミュニケーションができなくなる。ストレス物質が思考脳である大脳新皮質を隔離させるため、一人の人格の中で起きている経験として統合できなくなり、多重人格者のようになる場合もある。

脳の秩序が乱れ、不揃いな信号が送られてくると、中枢神経系が全身の生理システムに送る電磁的メッセージも不規則で混乱したものとなり、身体はバランスを崩し、生体恒常性維持機能（ホメオスタシス）や均衡が壊れて病気を発症する。

脳機能をかき乱すこのような高度のストレスモード状態で長期間生活していると、心臓は打撃（不整脈や高血圧）を被り、消化器系が機能障害（消化不良、逆流などの症状）を起こし、免疫機能が低下（結果として風邪、アレルギー、癌、リウマチ性関節炎などなど）していく。

これらすべての元凶は、ストレス物質と脳の高レベルベータ波が、外界のみが注意を喚起すべき現実だというメッセージを送った結果、神経系がバランスを崩して不揃いな作動を始めたことに起因している。

高レベルベータが長期化すると内省が困難になる

これまで書いてきたストレスは、ビッグスリーへの中毒症状の産物で、問題は私たちが自覚しているような内面の話ではない。高レベルベータ状態における集中意識はほぼ全面的に環境（人々、モノ、場所）、身体の部分や機能（お腹が減った、自分は弱虫だ、もっとかっこいい鼻がほしい、彼女よりも太っている……）、そして時間（早くしろ！もう時間がないぞ！）に向けられている。

脳波が高レベルベータにあるとき、外界は内面世界よりもリアルに見える。私たちの注意力や関心は外的環境を構成するすべてのものに向けられる。その結果ますます自分のアイデンティティーを外界の物質に照らして考えるようになる。知り合いを端から批判し、自分の体型や容姿を○○だと決めつけ、抱えている問題をいちいち針小棒大に受け止め、所有物を失うかもしれない恐怖に駆られてしがみつき、行かなくてはならない場所にせっせと通い、いつでも時間に追われている。こんな様子では自分が本当に求めている変化――自らの思考、行動、感情を観察し、監視する行為――に注意を振り向ける処理能力はほとんど残っていない。

外的世界に過剰に関心が向いているとき、自らの内的現実を内省するのはほとんど不可能だ。大体においてビッグスリー以外のことなど考えられず、その関心の及ぶ狭い範囲の外にあるものに対して意識を拡大することもできず、解決の糸口を探す代わりに問題そのものに取り憑かれている。外界へ向かう関心を抑えて内面に向かうことはなぜこれほど困難なのだろうか？高レベルベータ波の状態にある脳は、アルファ波の想像の世界へと簡単にはギアチェンジができないからだ。このとき脳波のパターンは、まるで唯一の現実であるかのように外界の要素に固定されている。

高レベルベータの状態から抜けられなくなったとき、学習はほとんど不可能となる。今経験している感情と関係のない新しい情報は、神経系に取りこまれないからだ。真実を言うと、ある感情に駆られて必死に分析を続けて解決しようとしている問題は、その感情に囚われている限り解決を見ることはない。何故かって？その分析は高レベルベータ波をさらに高い周波数にしているからだ。このモードで思考を巡らすとき、脳は過剰反応する。理性が働かず、思考は不明瞭になる。

ある感情に囚われているとき、あなたは過去に生きている。その過去の経験則を使って未来予測をしようとしている。そのときあなたの脳は現在起きている出来事を処理できない。したがってあなたの世界に新しい、未知の要素が入ってくる余地はない。あなたは量子場と隔絶されていて、今の状況に新たな可能性が開かれることなど考えつきもしない。あなたの脳は創造モードにはなく、サバイバル一辺倒に凝り固まり、最悪のシナリオのことばかり考えている。脳が緊急事態に関連したこと以外は受け付けないため、符号化されて取りこまれる情報はごくわずかしかない。こうしてすべてが危機にかかわっているように感じられ、脳は危機対応に高い優先順位を付け、学習は後回しになる。

危機対応の解決策はあなたが囚われている感情、過剰分析している思考の枠外にある。なぜならそれらの感情や思考はあなたがよく知り、馴染んでいる過去につながっているからだ。問題解決はそれらの馴染み深い感情を超越することから始まり、取りとめなくビッグスリーに向けられている思考を止め、秩序立った思考体系に移行することから開かれる。

高ベータの不揃《インコヒーレント》いな信号は散漫な思考を生む

脳が高レベルベータにあり、環境、身体、時間に関する感覚情報を処理しているとき、その活動が混沌とした状況を生むことは想像に難くない。脳内の電気的刺激がある一定〝量〟（毎秒の周波数）に達するとき、その信号の〝質〟にも注意が必要となる。量子場での創造の話の中で、望ましい出来事を未来に起こすためには思考と身体が同じ信号を送ることが不可欠であると書いた。それと同様に、思考と脳波もまた一致していなくてはならない。

脳がベータ周波数域にあるとき、ビッグスリーのうちのどれか一つがあなたの関心を引きつける。たとえば約束の時間に遅れそうなとき、あなたの関心は時間に集中する。時間についての思考は大脳新皮質に高周波数の脳波を起こす。もちろん身体や環境についても注意力が向けられているため、それらに関連した電磁刺激を送る。身体と環境に関する刺激は大脳

時間に関心を集中させた脳波の波形

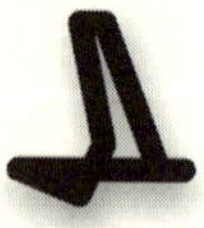

環境に関心を集中させた脳波の波形

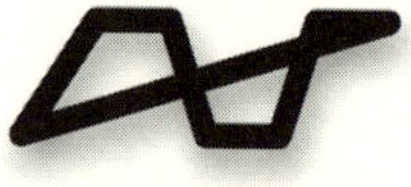

身体に関心を集中させた脳波の波形

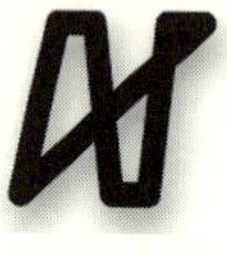

ビッグスリーの全部に同時に関心を集中させようとして注意力の分裂が起きるとき、こんなパターンの脳波を生み出す。

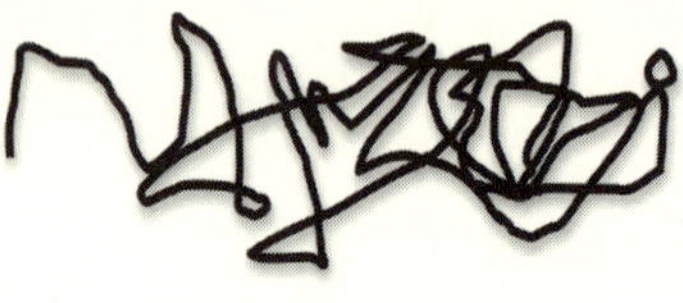

新皮質で違った波形かつより低い周波数の脳波となる（右図）。

これを見ておわかりのように、ストレス下で起きる三つの異なる波形は高ベータモードで不揃い《インコヒーレント》な信号を生み出す。あなたが私と似ている面が少しでもあるなら、右下の図形が示すような思考（散漫さ）を経験したことがあるだろう。

環境、身体、時間という三つの次元にべったり癒着しているとき、脳は多様な周波数や脳波の波形を一つに統合しようとする。その処理には膨大な時間と処理スペースを要する。もし私たちの関心の矛先を減らし一つにまとめることができたら、そこから生まれるパターンは辻褄が合い、処理作業もずっと楽になる。《図版8D》

位相の揃った《コヒーレント》信号と不揃いな《インコヒーレント》信号の違い

位相の揃った信号

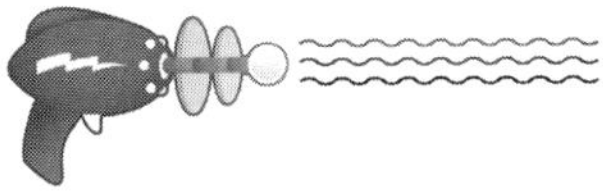

不揃いな信号

《図版 8D》上の絵のエネルギーは秩序立っていて、組織的でリズミカルだ。エネルギーが高度にシンクロして一つの波形を形成するとき、その威力は計り知れない。レーザー光線はコヒーレントなエネルギーの波が一つに統一され一方向に向かっている例だ。下の絵で、エネルギーの波は混沌といていてバラバラで一定の法則が存在しない。インコヒーレントで力の弱い信号の例は白熱灯の光だ。

分析ではなく気づきが無意識の扉を開ける

あなたがベータ状態にあるかどうかを判断する方法がある。いつでも何かを分析している人は（これを私は「分析思考にある」と呼んでいる）ベータ状態にあり、そこから無意識に移行することはできない。「分析麻痺」という表現があるが、まさにそういうことだ。ほとんどの覚醒時間をベータ領域で暮らしていると、そういうことが起きる。眠っているときだけはそれを免れる（睡眠時の脳波活動はデルタ域）。

あなたはこう考えているかもしれない。

「確か気づきが大事だと言っていたはずだ。自らの思考、感情、反応のパターンなどについてよく知る必要があるのなら、そこに分析能力がかかわってくるのではないか？」と。

実際のところ、分析することなく気づくことは可能だ。気づこうとする意識を持っていれば、「今自分は怒りを感じている」などと思うだろう。分析というのは単純な観察よりさらに掘り下げて、こんな風に考えることだ。

「インターネットページのダウンロードでこれほど待たされるのはなぜだろう？ このムカつくウェブサイトの設計者は一体誰なんだ？ 上映中の映画のリストが今すぐにほしいだけなのに、急いでいるときに限ってこれだ。まったく処理能力の遅いインターネットというものは腹が立つ！」

私が言うところの気づきとは、ただ単純に思考や感情をそれと気づく（見て取る）、そして次に向かうということだ。

瞑想の試み

子供と大人の脳波の基本的知識を網羅したので、それをベースに瞑想の過程をよりよく理解するための瞑想のモデル（図版8E〜8I参照）の話へと進めよう。[3]

まずは次ページの図版8Eをご覧いただきたい。子供の脳波の波形研究のお陰で、この世に誕生したばかりの赤ん坊は完全に無意識領域にあることがわかっている。《図版8E》

次に図版8Fを見てほしい。円の中にある＋と－の記号は幼児の発達する意識が何かを学ぶ

初期の意識

《図版 8E》この円は意識を表す。人は生まれたとき、完全に無意識状態にある。

たびに肯定的、あるいは否定的な定義付けや関連付けをしていることを表し、それが習慣や行動へと発展する。

肯定的関連付けの例を挙げよう。《図版8F》お腹をすかせたり不快になったとき、赤ん坊は泣くことでそれを母親に知らせ、関心を得ようとする。母親がミルクを飲ませたりおむつを替えたりすることでそれに答えるとき、赤ん坊は自分の内面世界と外界との重要な接点を作る。泣けばミルクをもらえること、また気持ちよくしてもらえることをほんの数回セットでくり返しただけで、赤ん坊はこれら二つを関連付ける。こうして行動パターンが生まれる。

否定的な関連付けを示す例としては、二歳児が熱いストーブに指を触れたときの反応だ。幼児は瞬時に外界にある物質（ストーブ）と内面世界の痛みを関連付け、それをあと二、三

発達する意識

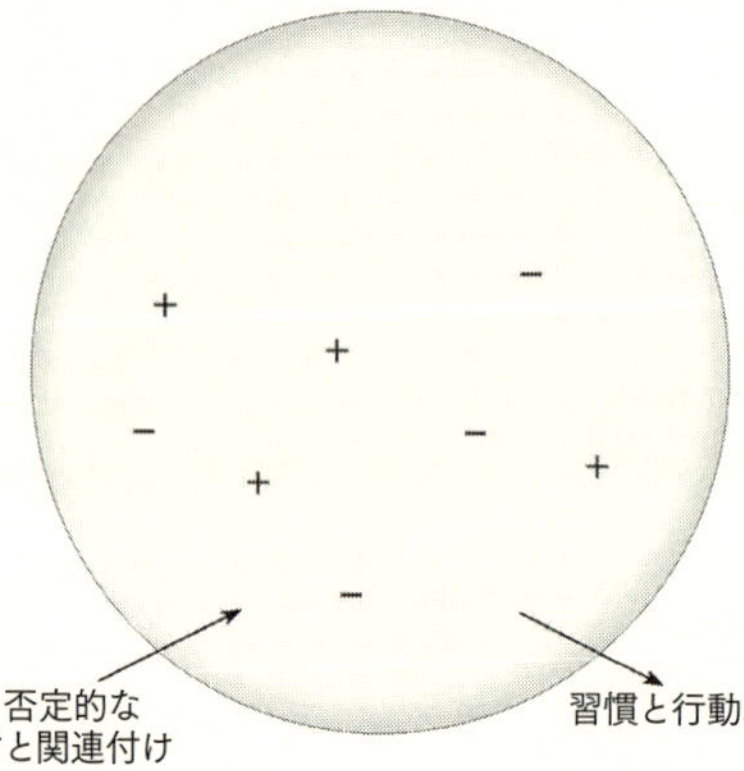

《図版 8F》感覚器官を通して内面世界と外界との多様な接触をするうちに、相互の関連付けをしながら学習を重ねていく。

回もやれば貴重な学習をすることになる。

二つの例で、幼児は体内の化学組成に変化が起きたことに気づいた瞬間、脳は（それが苦痛であれ快楽であれ）体内の変化を外界の何が引き起こしたかに注目する。このような定義付けや関連付けによりゆっくりと習慣やスキル、行動パターンを積み重ねていく。

このような学習を続け、六、七歳になると脳波はアルファ波に変わる。子供の心のなかではこれより分析、あるいは批判的な意識が発達してくる。ほとんどの子供の場合、分析意識の発達は七歳から十二歳までに完了する。

瞑想は分析意識を超越し無意識へと至る

図版8Gで、円の上部を走る横線が表すのは、

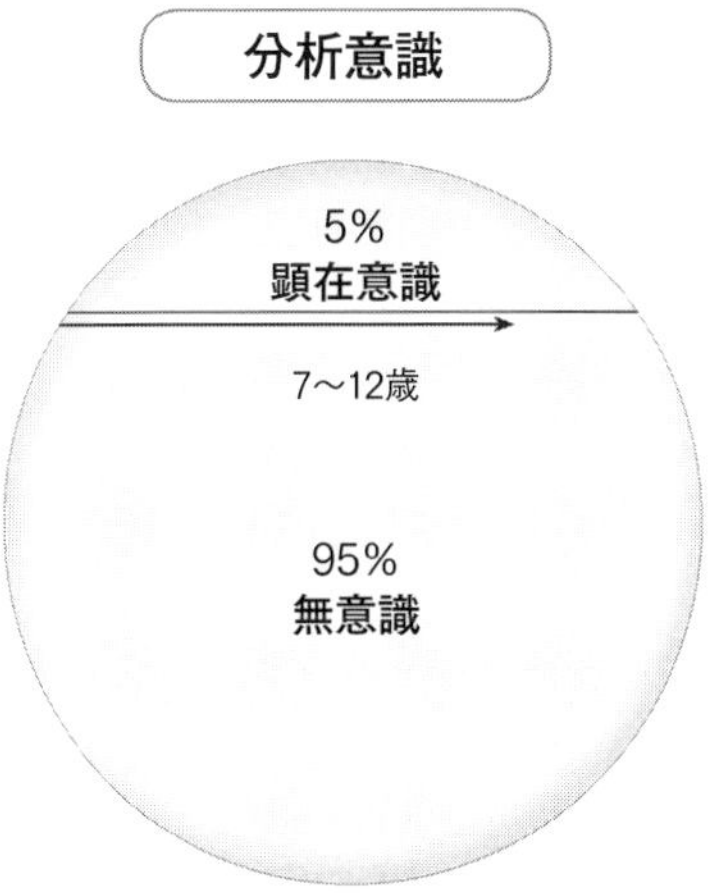

《図版８G》６歳から７歳の間で分析意識が形成を始める。分析意識は顕在意識と無意識の間の仕切りとして機能し、７歳から 12 歳頃までに完成形となる。

顕在意識と無意識の境界線として両者を隔てる分析意識だ。大人の場合、この批判意識は好んで理由付け、評価、期待、予測、あるいはすでに知っていることと学習中のこととの間の比較や対照を行いたがる。ほとんどの場合、大人は覚醒している間じゅう分析意識が作動している。つまり大人の脳はいつでもベータ波のどこかの領域が活動している。《図版8G》

図版8Hを見てほしい。分析意識を表す線の上部が顕在意識で、意識全体の5パーセントを占める。ここは論理や推論を行うところで、私たちの意思、信念、決意、創造活動のもととなる。意識全体の95パーセントを占める無意識は、習慣や行動パターンを生み出す肯定的、否定的な定義付けや関連付けが収められている。《図版8H》

図版8Iは瞑想（矢で示している）の最も基

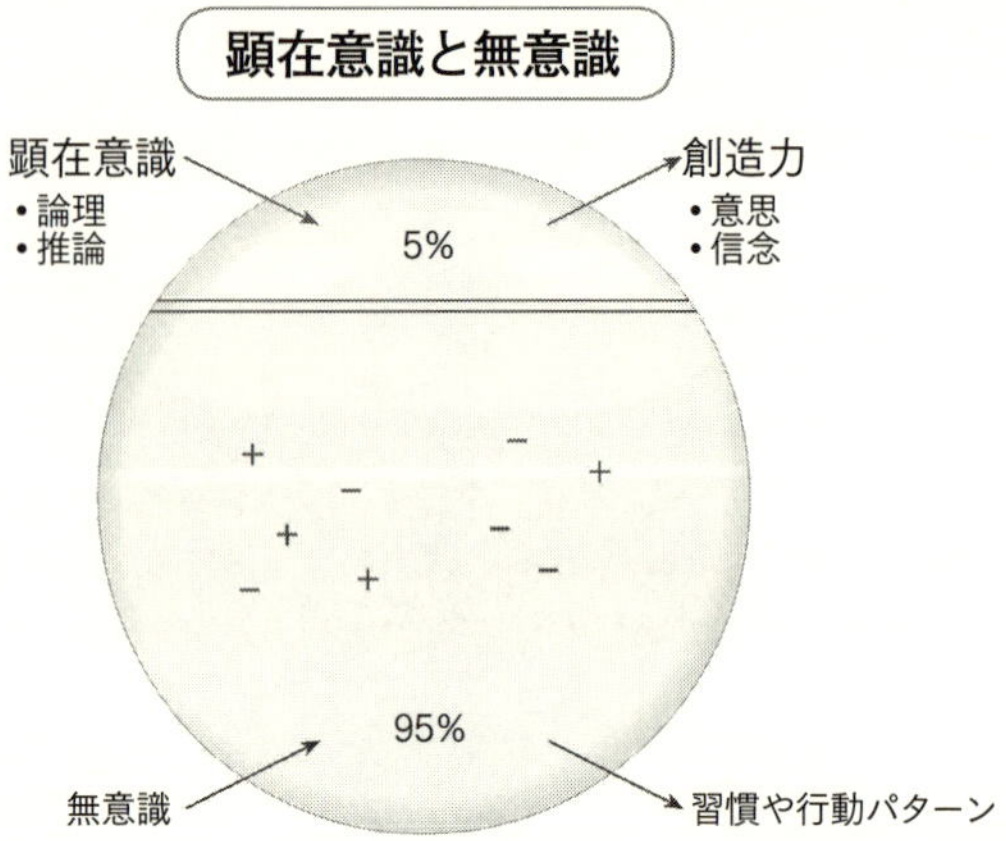

《図版８H》意識は５パーセントの顕在意識と95パーセントの無意識から成り立っている。顕在意識は主に論理や推論を使って機能し、私たちの意思、信念、創造力のもととなっている。無意識は無数の肯定的、否定的な定義付けからなり、習慣、行動パターン、スキル、信条、知覚のもととなっている。

本的な目的、分析意識を突き破る行為を表している。分析意識に留まっているうちは真の変化は訪れない。古い自分自身を分析することはできるが、古いプログラムをアンインストールし、新しいプログラムをインストールすることはできない。《図版8I》

瞑想は顕在意識と無意識の間の扉を開ける。瞑想により無意識のＯＳに進入し（望ましくない習慣や行動パターンのすべてがここに収められている）、よりよい人生を支えてくれるようなプログラムに差し替える。

瞑想により脳波はベータからアルファ、シータ領域へと至る

身体、環境、時間にしっかり関連付けられている状態から抜け出すために、脳波のギアチェ

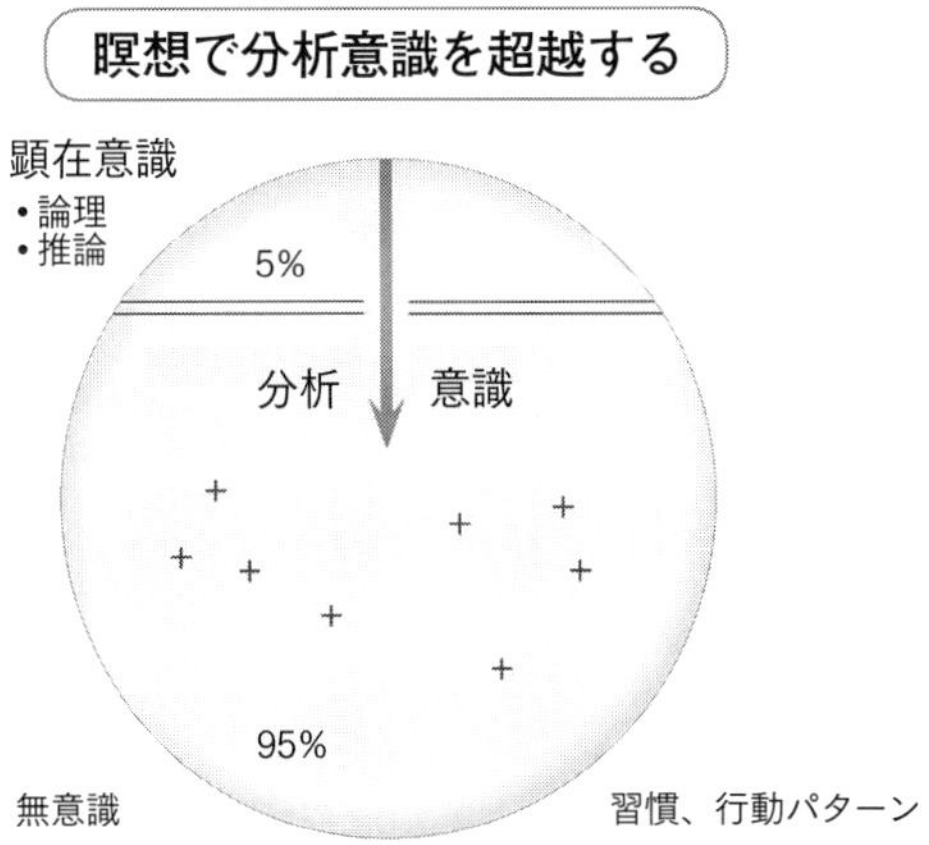

《図版81》瞑想の主要な目的の一つに、自己破壊的な習慣や行動パターン、信条、感情的反応、態度、無意識的に生きるといったプログラムを書き換えるため、顕在意識を出て無意識領域に進入することが挙げられる。

ンジをして異なる脳波領域に進入する方法を学んでいこう。高速警戒モードにある脳と身体を自然にリラックスさせ、秩序のある規則正しい脳波の波形に移行することは誰にでもできる。

したがって高周波数のベータ状態からアルファやシータ状態へと意図的にギアチェンジすることも極めて可能である（自主訓練次第で脳波の周波数を上げたり下げたりできる）。これは人格の真の変化への扉を開ける行為にほかならない。こうしてあなたはサバイバルモードで刺激に反応しているという通常の思考の領域を踏み越え、無意識の領域に入っていく。

瞑想をすると身体の感覚を超越し、環境に振り回されることがなくなり、時間の感覚も消滅する。あなたというアイデンティティーのこともどこかへ行ってしまう。目を閉じると外界からの情報が激減し、大脳新皮質は処理・

分析するべき情報量が減る。その結果、分析意識の抑制が始まり、大脳新皮質の電気活動が静かになっていく。

こうして休息モードの中でリラックスしながら注意を払い、集中し、関心の対象を絞っていくと自動的に前頭葉の動きが活発になり、前頭葉以外の大脳新皮質は神経細胞の発火を抑制し始める。こうして時間と空間を処理する脳内の回路の音量を下げていく。これにより脳波は自然に遅くなり、アルファ域に達する。このときあなたはサバイバルから創造へとギアチェンジを行っている。脳は自然に自らを再調整し、規則正しく辻褄の合った脳波の波形を作る。

練習を積むうちに、瞑想の後半の手順ではシータ波の周波数域にまで入ることができるが、このとき身体は眠りに落ちるが意識は覚醒している。ここは魔法の国だ。あなたは無意識の深部に達し、瞬時に否定的な関連付けを肯定的なものに差し替えることができる。

たとえば身体が意識にとって代わっている人の場合、身体が眠っていて意識が覚醒しているとき、身体／意識の側からは何の抵抗も生じないということは重要なポイントだ。シータ域では、身体はもう主導権を手放していて、自由に夢想し、無意識のプログラムを変更し、一切邪魔ものの入らないところから創造することができるのだ。

身体が意識の主導権を手放すとき、召使いは主人でいることをやめ、あなたは真のパワーを持つ領域で仕事ができる。あなたは再び子供に還り、天の王国にたどり着く。

翌朝階段を上る――自然なギアチェンジ

夜就寝するとき、私たちの脳波の波長分布はベータからアルファ、シータ、デルタへと移行する。同様に起床時には自然にデルタからシータ、アルファ、ベータへと移行し、顕在意識に戻っていく。冥府から帰還して意識が戻ってくると、自分が誰だったか、どんな問題を抱えていたか、誰が隣に寝ているか、所有している家、その住所などを瞬時に思い出す。それらとの関連付けにより、あなたはいつものベータ状態に戻ってくる。

眠りに落ちるとき、鉄の球をビルの屋上から落としたときのように素早くこれらのレベルを急降下する人々もいる。彼らの身体は疲れ切っているため、無意識へと自然に各レベルの階段を下りていく過程が瞬時に起きる。

逆に、無意識への階段を下りるギアを見つけられない人々もいる。彼らは人生のある関心事に集中し過ぎているために、意識と感情の状態の中毒症状に浸りきっている。その結果不眠症を引き起こし、薬物の力を借りて化学的に脳の状態を変え、身体を鎮静化させる。

どちらのケースも睡眠障害が示唆するのは脳と意識がバラバラだということだ。

瞑想に最適なのは朝と夜：無意識の扉が開くとき

脳化学の日常的変化（脳は交互に、昼はセロトニンと呼ばれる覚醒・注意喚起の神経伝達

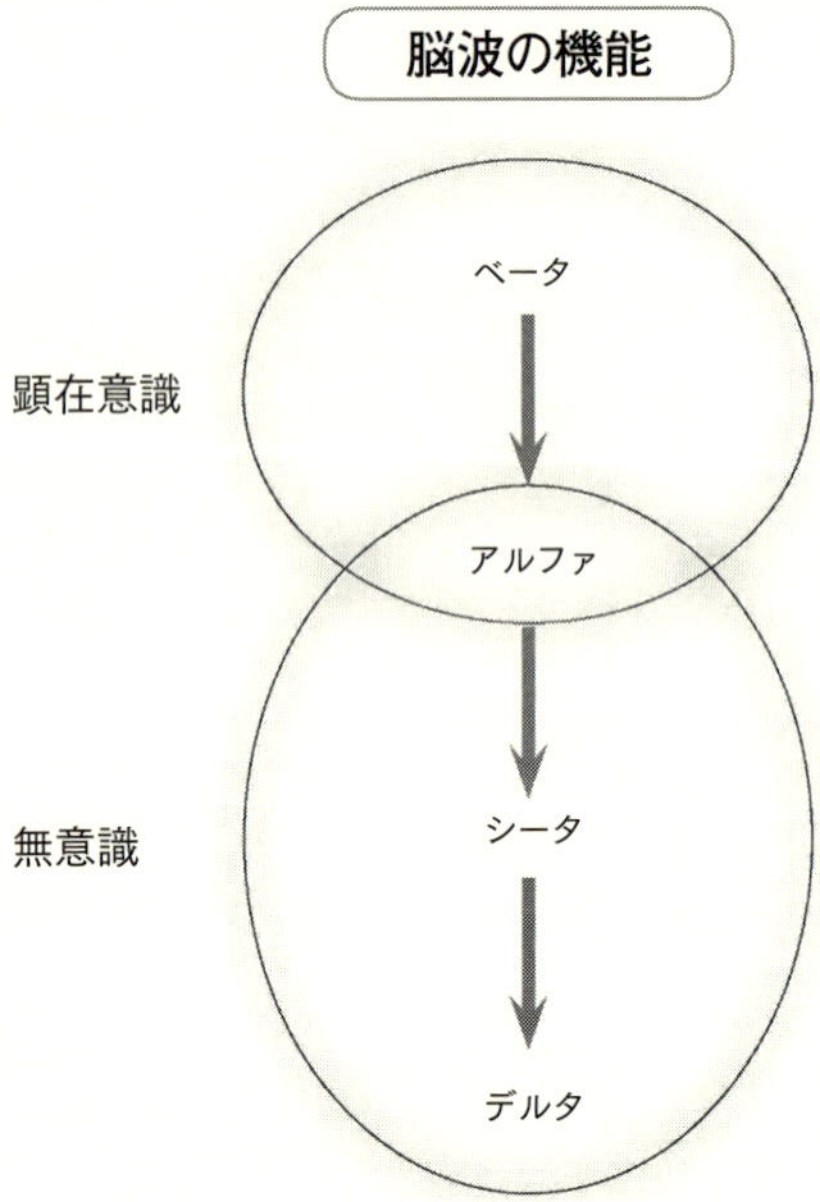

《図版 8J》この図は人の脳波の機能が最高、最速の活動（ベータ）から最低、最遅（デルタ）へと移行する様子を示している。アルファは顕在意識と無意識の橋渡し役を務めていることがわかる。脳波周波数が低いほど、遅いほど、無意識に近づいていく。脳波周波数が高いほど、早いほど顕在意識に近づいていく。

物質と、夜はメラトニンと呼ばれる睡眠・リラックスの神経伝達物質を出す）の結果、無意識の扉が開かれるタイミングが毎日二回（夜眠るときと朝起きるとき）存在する。このときはアルファやシータ状態に入りやすいため、瞑想は朝か夜がお勧めということになる。

私の場合、朝起きたすぐはまだ夢見モードでアルファ域にとどまっているため、早起きして瞑想することを好んでいる。個人的にはまっさらな状態から始めることが気に入っている。

夜の瞑想を好む人々もいる。彼らは身体（日中主導権を握っている）が就寝時には疲れ切って意識の主導権を手放すことを知っているからだ。この場合も覚醒したままアルファ域に簡単に達し、時にはシータにまで達することができる。

昼間の瞑想は、朝と夜よりは多少困難だろう。忙しいオフィスで働いているとき、ひときも監視の目を離せない子供と家にいるとき、あるいは高度な集中力を必要とする活動の最中など……、そういうときあなたは高ベータのただ中にあり、扉を開けるには朝と夜より多くの努力が要るだろう。《図版8J》

瞑想へのプロセスをコントロールする

心を鎮めて内面に向かう訓練は、未来に起きるかもしれない何かを予測し、不安やストレスにさらされている状態から意識、身体、脳を現在へと引き戻してくれる。瞑想をすると、過去に錨をおろしている身体＋意識の錨を引き上げ、慣れ親しんできた感情のまま生きる惰性を止めてくれる。

瞑想で目指すのは鳥の羽がビルの屋上から舞い降りるようにゆっくりと確実に高度を下げていくことだ。最初に必要となる訓練は、身体をリラックスさせつつ意識を集中させること。このスキルが習得できたら最終的なゴールは身体を眠らせ、意識を活発に作動させることだ。

その過程とはこういうことだ。覚醒している意識はベータ域（ストレスの度合いにより高から低まで様々）にあるが、背筋をまっすぐにして座り、目を閉じ、しばらく呼吸に注意を払って内面に意識を向けていくと、身体を制御している交感神経系が自然に副交感神経系へと移行する。このとき身体は生理的に緊急防御態勢（闘争・恐怖・逃走）から、長期的な構築プロジェクト（成長と修復）のための内部保全態勢へと移行している。身体がリラックスしていくにつれ、脳波も静かにアルファ波へと変わっていく。

正しく行えば瞑想は脳波の位相を揃え、秩序だった波形に調整してくれる。瞑想はビッグスリーに向かっていた意識を、身体も環境も時間もない境地へと誘導していく。こうして足が地についた感覚になり、足りないものは何もなく、調和が取れ、あなたは信頼、喜び、インスピレーションといった健全なワクワク感を経験する。

位相を揃えるための統括指揮

意識の定義が行動する脳、あるいは多様な意識の流れを処理する脳の活動だとすれば、瞑想は同期化《シンクロ》されて位相の揃った意識状態(4)を自然に作り出す。

これに対し、脳がストレス下にあるときの電気活動は下手な楽団員だらけのオーケストラのような状態になる。意識のリズムは乱れ、調和が崩れ、音程が外れている。

指揮者であるあなたが目指すゴールは名演奏だ。ほかのどの楽団員の演奏よりも自分の奏でる楽器が目立つことしか考えていない、秩序がバラバラで自己中心的で尊大な楽団員からなるオーケストラと根気良く付き合い、彼らが一致協力してあなたの指揮棒に注意を払うことを主張すれば、彼らはやがてあなたを指揮者と認め、チームとして機能し始めるだろう。

このとき脳波は同期化され、ベータからアルファ、シータへと変化する。単独で動いていた回路が他の回路と呼応するようになり、だんだん一体化して位相の揃った意識状態を作っていく。視野の狭い、一点に関心を集中させていた、偏執狂的で細分化された、サバイバル思考の意識から、より開かれてリラックスした、ホリスティックな、現在に根差した、秩序立った、創造的でシンプルな意識へと変化していく。これが私たちの本来あるべき自然な意識状態だ。

コヒーレンス（位相の揃った状態）、または共時性とも呼ばれる、脳が調和した様子を見てみよう。《図版8K》

コヒーレントな脳はヒーリングの始まり

脳から身体へ送られるこの穏やかで新しい、シンクロした信号は体内の多様な系統を生体恒常性維持機能（ホメオスタシス）へと統合していく。心臓血管系、消化器系、免疫系などがみなコヒーレントな状態になる。神経系統が自らを再調整すると、サバイバルのために動員

コヒーレント脳波とインコヒーレント脳波の違い

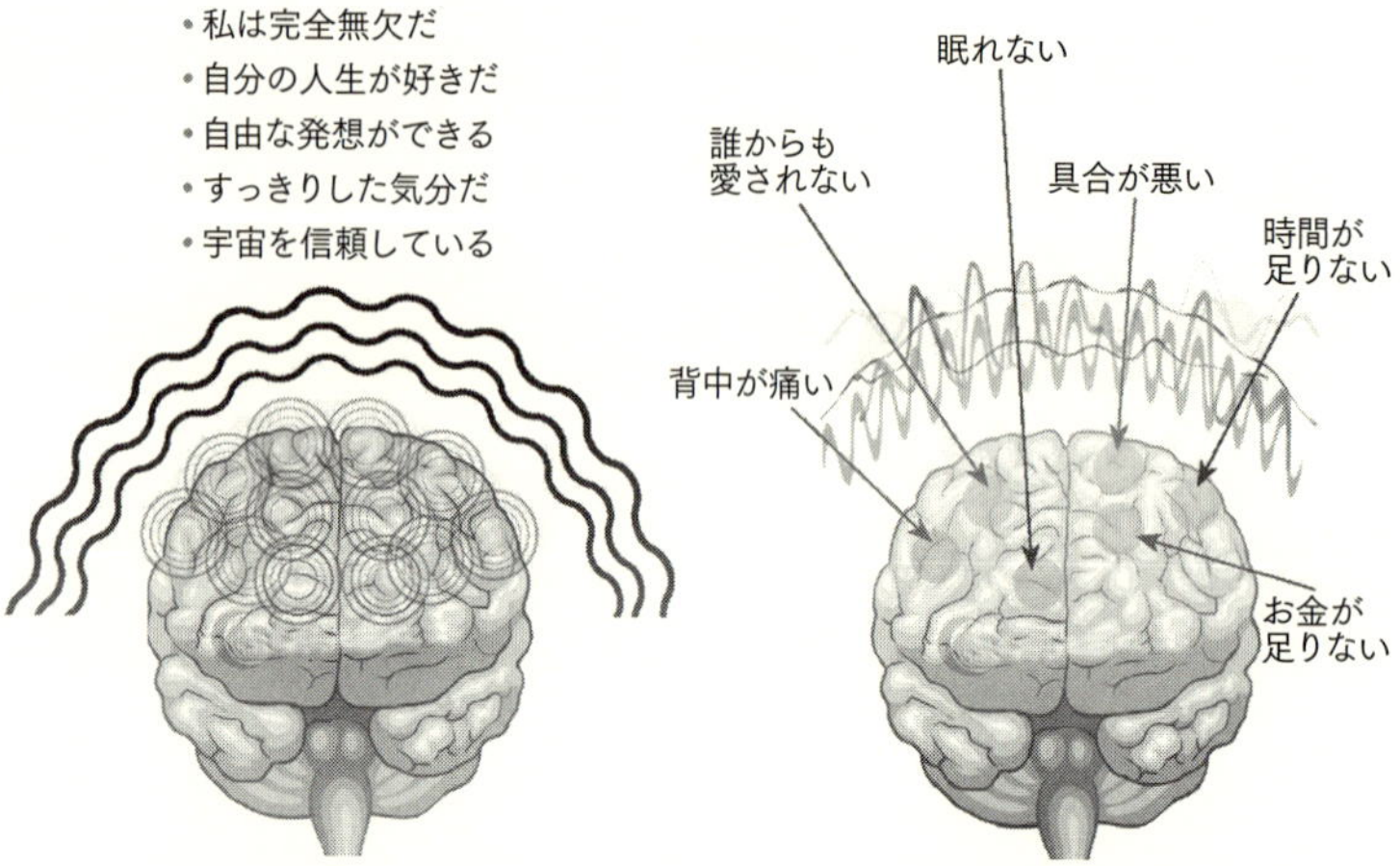
・私は完全無欠だ
・自分の人生が好きだ
・自由な発想ができる
・すっきりした気分だ
・宇宙を信頼している
眠れない
誰からも
愛されない
具合が悪い
時間が
足りない
背中が痛い
お金が
足りない

《図版 8K》左の絵の脳は調和していて、高度に統合されている。脳内の各部分がシンクロし、秩序立って共振するホリスティックな神経細胞の集団を形成している。右の絵の脳は秩序が乱れ、バランスが崩れている。脳内の複数の部分はばらばらでチームとして動いていないため、不健全で崩壊寸前だ。

されていた膨大なエネルギーが創造のために使えるようになる。ここから身体のヒーリングが始まる。

私の講演を聞きに来たホセという男性が、二十代の頃に初めてやった瞑想について話してくれた。当時彼の左手にはオリーブ大のいぼが十個できていた。彼はそれが恥ずかしくてたまらず、いつも左手をポケットに突っこんでいた。

そんなある日誰かがホセに瞑想の本をくれた。その本のやり方はただ静かに呼吸に注意を払い、意識を自分の身体より大きく拡大していくというものだった。ある晩彼は、寝る前にそれをやってみることにした。すると一点に過剰な関心を向けていた委縮状態の意識がどんどん薄まり拡がっていき、開かれて明晰な意識に変化した。いつもの人格を明け渡し、いつもの思考と感情ではない人格になると、いつものエゴが主導権を握る行き当たりばったりな思考パターンから、拡大された自己認識を感じた。これが起きたとき、何かが変化した。

翌朝目が覚めたとき、ホセの左手にあった十個のいぼが完全に消えていた。彼は驚き大喜びしながら、取れたいぼがどこかに落ちていないかシーツをめくって探したが何も見つからなかった。

「あのいぼはどこに行ったのだろう？」と彼は私に言った。

私は、「いぼは量子場に帰って行ったんだよ」と答えた。

彼の身体の秩序を管理している宇宙の英知がいつも通りの仕事（コヒーレントな意識にふさわしい秩序を作ること）をしたのだ、と私は彼に言った。彼の新しい習慣的でコヒーレントな意識が、客観的でコヒーレントなより高い意識とマッチしたとき、彼の内なる偉大な力がヒーリングを起こしたのだ。

これが起きたのは、彼がいつもの身体、環境、時間から抜け出し、自分自身を忘れたからだ。彼の意識の対象が慢性的な無秩序から継続する秩序へ、サバイバルから創造へ、委縮から拡大へ、インコヒーレンスからコヒーレンスへと変化した。そうして無限大の意識が彼の身体に秩序を回復させ、ヒーリングが起きた。

瞑想と行動：欠乏から抜け出した女性

私のワークショップではびっくりするような人生の変化の経験談を参加者全員で共有する機会を頻繁に作っている。カナダ、ケベック州モントリオールのセラピスト、モニクが最近彼女に起きた稀有なストーリーを話してくれた。

モニクは大人になってからのほとんどの日々を、慢性的な欠乏感のなか無意識状態で生きてきた。お金がない。エネルギーが足りない。やりたいことをやる時間がない。そしてある時期彼女はとりわけ苦しい人生の局面を迎えていた。借りていたオフィスの家賃が跳ね上がり（自宅には仕事をするスペースがなかった）、彼女と夫は息子を志望大学に行かせてやるための資金がなく、洗濯機が故障し、不況のせいで彼女のクライアントが何人も去って行った。

そんなある日彼女は、あなたがこれから本書で習得する瞑想をして、これからの人生の選択肢について考えていた。モニクはもうこれまでのようなこと――見せかけのポジティブ思考で、「悲しいことだけれどもっと悪いことに比べればまだマシかも」というメンタリティで身を縮めて嵐が去るのを待つこと――を続けるわけにはいかないと感じた。モニクは自分がこれまで欠乏、つまり時間、お金、エネルギーが足りないという視点から決断したり、問題の解決法を探ったりしてきたことに気がついた。彼女は欠乏状態を記憶し、欠乏は彼女の人格となっていた。無気力の典型と化し、結果がどうなろうと構わないという投げやりな姿勢になっていた。皮肉なことに、モニクはクライアントには受け身でなく積極的に物事に取り組む方法についてセラピーを行っていた。

一大決心をしてモニクは自分の人格を変えることにした。もうこれ以上人生に踏みにじられるのを許さず、物事が起きるに任せるのをやめようと思った。

次にモニクはなりたい自分像のひな型を作り、どんなことを考えて感じたいかを決めていった。モニクはいくらでもエネルギー、時間、お金を使える人としてすべての決断を下す女性をイメージした。最も重要なのは、彼女がその女性になりたいというゴールが具体的な像を結べるほど正確なものだったことだ。もうやめたい人格についてモニクは熟知していた。そして新しい人格が何を考え、感じ、行動するかについて具体的な計画を持っていた。

それほど強く決心をして、どんな現実を求めているかについて明確な意図を持っているとき、その思考の明確さとコヒーレンスはそれにマッチした感情を生み出す。その結果、体内の化学物質が変化し、神経学的組成も変化（古い神経回路を解除して新しい回路を作る）し、遺伝子の信号も変化する。

モニクはお金持ちで、エネルギッシュで、必要なものはすべて手に入れてきた女性として生き始めた。素晴らしい気分だった。もちろん、彼女の悩みごとのリストのすべてが消えたわけではなかったが、違った意識で生きることに上達していった。

堅い決意をしてから数週間経ったある日、モニクはその日最後のクライアントに向かっていた。その女性はフランス育ちで、彼女の両親が毎月フランスの富くじのチケットを買っていたため、今もそれが習慣になっているという話をした。

その晩モニクは車で帰宅する途中、富くじのことはすっかり忘れていた。お金がないのに富くじなどという当てにならないものを買うことがはばかられたため、彼女はこれまで富くじを買ったことがなかった。ガソリンスタンドで給油を終えた彼女はお金を払いに行ったところ、カウンターでいろんな富くじカードを売っていた。彼女は富くじが当たる可能性を信じてチャンスに賭けるだけの余裕のある新しいモニクとして、衝動的に富くじカードを買った。

それから自宅近くのピザ屋で夕食用のテイクアウトピザを買って家に着いた頃には、もう富くじのことはすっかり忘れていた。ピザを手に持ったとき、ピザの箱に富くじカードが張り付き、染み出した脂が車の座席を汚していることに気づいた。彼女はピザの箱と富くじを家のダイニングテーブルに置いた。家族にピザを先に食べ始めるように言い、彼女は車の座席についた汚れを落とすためガレージに行った。座席の脂汚れを拭いているとき、夫があわててガレージに入ってきた。

「信じられないよ！　君が買った富くじは当たりくじだったよ！」

量子場がリクエストに応えるとき、全く予想しないところで実現するという法則を覚えているだろうか？　あなたは今こう考えているだろう。

「そうだろうよ。彼女は億万長者になって、幸せに暮らしましたとさ、というハッピーエンドなんだろう」と。

そうでもなかった。モニクは五万三千ドルを当てた。彼女は喜んだだろうか？　喜んだというよりはびっくりした。この夫婦にはちょうど合計五万三千ドルのクレジットカードローンと車のローンがあったからだ。彼女はそのときの興奮を私たちに話してくれたが、茶目っ気たっぷりにこう付け加えた。

「意思を具体的に決めるとき、必要なことがすべて満たされるという代わりに、次回からは必要なことが満たされてもまだ有り余るほどの豊かさを意図することにしたの」と。

○●○

モニクの経験談が示唆するのは、新しい意識状態を創造することの底力だ。自分は新しい人に変わったのだと思うだけでは不十分で、その新しい人格として行動を起こす必要があったのだ。古いモニクは富くじを買わなかった。しかしモニクの新しい人格に見合った行動が目標に合致したため、量子場が完璧な形で予想外の手段により答えたのだ。

チャンスをつかめる女性という新しい人格を作り、それに見合った行動を起こし始めたため、願っていた新しい結果を引き寄せることができた。新しい人格には新しい現実がついてくる。

もちろんあなたが人生を変えるために富くじに当たる必要はない。しかし古い自分でいるのをやめる決意を固め、無意識プログラムが仕込まれているＯＳ（オペレーティングシステム）に立ち入り、新しい人格として生き始めるための明確な設計をリプログラミングすることは必須だ。

コヒーレントな脳で街に出る

この章を終える前に、前作“Evolve Your Brain”（前掲）で書いたことに触れておきたい。ウィスコンシン大学マディソン校で行われた仏教の僧侶の実験の話だ。彼ら「超瞑想の達人」たちは私たちの大半がたどり着けないコヒーレント脳波の領域に入ることができる。彼らが親愛や慈愛の思いに意識を集中する瞑想をすると、彼らの脳が発信する信号のコヒーレンスはほとんど測定不能な領域に達する。

この実験の期間中、僧侶たちは毎朝瞑想を行い、研究者はその脳波を測定した。瞑想のあと僧侶たちは大学のキャンパスに行き、その後街に出て美術館やショップなど、思い思いに好きなことをした。その後研究センターに戻り、瞑想をすることなく脳のスキャンを受けた。驚いたことに、彼らは一日中瞑想をしていたわけでもなく、私たちが日ごろ影響を受けているようなインコヒーレントで混沌とした信号を街で浴びてきたにもかかわらず、瞑想時に示したようなコヒーレントな脳波の波形を維持していたのだ。(5)

たいていの人は、外的環境にあふれ返る雑然とした情報の刺激を浴びると、それらから身を守ろうとしてサバイバルモードになってストレス関連化学物質を分泌する。それらのストレス反応は脳の信号にスクランブルをかける撹乱物質だ。しかし私たちが目指すのはあの僧侶たちのような意識だ。私たちも彼らのようにコヒーレントな信号パターン、シンクロした脳波を毎日発生させられるとしたら、そのコヒーレント信号は何らかの目に見える結果を現実に顕現させるはずだ。

僧侶たちが示したような内面のコヒーレンス状態を繰り返し再現できるようになったら、あなたも僧侶たちのように街に出ても破壊的な刺激の影響を受けて自己抑制的な思考に悩まされることはなくなるだろう。そうなれば、決別したいはずの古い人格に引き戻そうとする特定の外界の刺激と遭遇しても、以前のような反応をしなくなる。

瞑想を根気よく続け内面のコヒーレンスを生み出すことにより、あなたを苦しめてきたいろいろな身体面の不具合を解消できるだけでなく、あなたが夢見る理想の自分に近付けられる。あなたが作る内面のコヒーレンスが否定的な感情反応を打ち消し、その発信源となっている行動パターン・思考・感情プログラムをリセットしてくれる。

染みついたものを白紙にしてニュートラルで空っぽの状態ができれば、思いやりなどの高い波動の状態を取り入れるのはずっとたやすくなる。純粋な喜びや愛、感謝なども同様だ。その理由は、これらの意識状態がもともと非常に高度にコヒーレントな性質を持っていることにある。あなたが瞑想を通じてこれらの純粋さを投影した脳波状態を生み出したとき、あなたを縛ってきた抑制的な感情的状態のもととなっている身体、環境、時間から解放される。あなたはそれらにコントロールされる代わりに、あなたがコントロールする側に立つ。

知識を身につけたら経験を始めよう

第3部の瞑想を始める前に必要な知識をすべて習得したあなたは今瞑想について、何を、なぜするのかについて完璧に理解できたことと思う。

知識は経験の先駆けだ。これまで読んできた知識はすべてこれから始める経験の準備であり、ベースとなっている。瞑想のやり方について学び、それを自分の生活に応用すると、そのフィードバックが起き始めるだろう。第3部ではこれまで学んだことを実践し、あなたの人生のどの分野であれ計測可能な変化を起こし始めることになる。

アメリカ、ワシントン州にあるアメリカ本土最高峰の火山（1万4410フィート／4392メートル）レーニア山に登るたくさんの登山客は、登頂過程を二段階に分けて経験すると言われる。登山者はパラダイスジャクソンビジターセンター（5400フィート）で車を降り、キャンプ・ミュアー（1万80フィート）までトレッキングをする。ここのベースキャンプで登山者ははるか下のほうに見えるスタート地点を振り返り、そこまで登ってきた過程での経験とこの先の準備について考えたのち、追加の実地訓練を受けて一晩の休息をする。中腹でのこのプロセスが、そのあと頂上を目指し、雄大なレーニア山頂を極めたときの経験をずっと価値あるものにしてくれる。

あなたがこれまで学んできた知識は、この頂上体験を可能にするものだ。今あなたは学んだすべての知識を応用する準備ができている。新しい知恵はあなたが確かな足取りで第3部に書かれた意識を変え、人生を変えるスキルの習得へと進んで行くためのインスピレーションとなるだろう。

ここまで読み進んできた読者諸氏にはここでしばしの休憩をお勧めしたい。そして第1部、第2部で得た知識を今一度振り返り、必要に応じて重要だと思われる部分を読み返していただきたい。最終確認と準備が整ったら、あなたの人生の頂上を目指す瞑想の旅を始めるべく、私についてきてほしい。

第3部

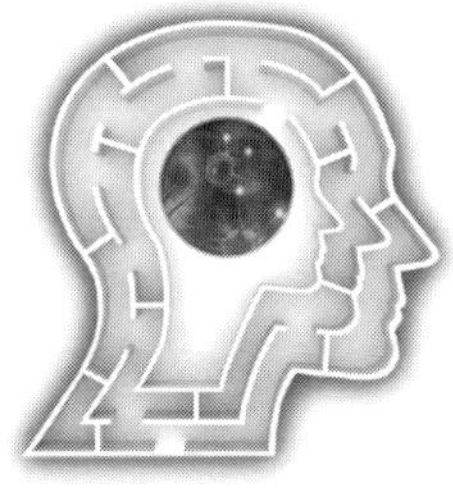

新たな運命への第一歩

第9章
瞑想的過程：序論と準備

すでに話した通り、瞑想の主な目的はあなたの関心を環境、身体、時間の流れから切り離し、あなたの意識を外界ではなく意思や思考に向けることにある。それによりあなたの内面の状態は外界に影響されることなく変えられる。瞑想はまた分析意識のバリアを超え、無意識領域に立ち入る手段でもある。これが何より重要なのは、あなたがリセットしたいすべての悪習慣や否定的な行動パターンが無意識のなかに収められているからである。

序論

ここまであなたが学んできたすべての情報は、第3部で行うこと（瞑想により新しい現実を創造すること）をよりよく理解するために用意されたものだ。これからご紹介するやり方をステップごとに理解し、何度も反復すれば、あなたは人生のどんなことでも変えられるようになるだろう。変化への手順を踏む際には、新しい未来のための新しい意識を作るために、古い意識を書き換えているということを心に留めておいてほしい。あなたがこれから学ぶやり方を私自身が行う際、私は自分の意識をなくし、親しみのある現実から自らを切り離し、古い自分の人格の輪郭を形成してきた思考や感情を無にしていく。

はじめのうちは、この新しいプロセスに慣れていないため落ち着かず、不快に感じる人もあるかもしれない。それでかまわない。それは意識となっていた身体が新しい訓練のプロセスに抵抗していることの証しだ。そういうことが起き得ることをあらかじめ理解して、まずはリラックスしてほしい。それぞれのステップはわかりやすく簡単にできるように作られている。私個人としては、他の何よりも瞑想の時間を楽しみに暮らしている。心の秩序、平和、明晰さ、インスピレーションが得られる瞑想を、私はほとんど一日も欠かしたことがない。ただしこの蜜月関係に至るまでにはしばらくの時間がかかったため、あなたも気長に付き合ってほしい。

小さなステップをシンプルな習慣にする

集中力と真剣な訓練を要するものを習得する際はいつでもはじめに具体的なステップについて一つひとつ指導を受けるものだ。細かいステップに分けてあるのは、学ぼうとしている対象の複雑さや大きさに圧倒されることなく簡単に習得するためだ。どんなスキルでも目的はもちろんそのやり方を暗誦し、自然に楽々と、無意識にできるようになることにある。要するに新しいスキルを習慣化することにある。

小さな課題を反復によりマスターする、あるいは一つ完成させてから次に進む、という方がわかりやすく簡単に習得できるものだ。それから小さな個々のステップをつなぎ合わせ、一連の切れ目ないプロセスに統合する。個々のステップの集積が、簡単で淀みのない一つのプロセスのように見えてきたら、あなたはそれをモノにし始めているという証拠だ。それがステップごとに瞑想のスキルを身につける目標だ。

たとえばゴルフでボールを打つとき、あなたの行動が目指す成果を引き出すためには一連の方法論について考えながら進めなくてはならない。あなたがTグラウンドで最初のショットを打とうとしているときに、親友が「頭を下に向けて、膝を曲げろ。肩はいからせて背筋まっすぐ！　腕をまっすぐにしてしかもグリップはゆったり持つ。振り抜くと同時に重心を移動させるんだ！　ボールの後ろを叩き、フォロースルーも気をつけろ！」と叫ぶのを想像してほしい。ここでお気に入りの言葉「リラックス」が登場する。

こんな風にたくさんの指示を一気に浴びせかけられたら誰でも一種のマヒ状態に陥る。そうではなく一つひとつを順番にこなしていくとしたらどうだろう？　やっていくうちに頭に入って行き一つの切れ目のないスイングのフォームとして見えてくるだろう。

また、フランス料理のレシピを覚えるときは、一つひとつの手順を学ぶことから始めるだろう。そして何度もやっているうちに個々のステップとしてではなく、連なった一つの大きな手順として見えてくる瞬間がやってくる。たくさんの指示を身体＋意識に統合し、たくさんのステップをいくつかにまとめ、最終的には習い始めの頃の半分の時間で料理を作れるようになる。思考段階から行動段階へ移行し、身体と意識が段取りを覚える。これが「手続き記憶」というものだ。この現象はどんなことでもある程度反復すると起きる。そのときあなたはやり方を習得し始める。

瞑想の神経ネットワークを構築する

豊富な知識があればある分だけ、新しい経験を覚えるのはたやすくなる。本書で学んだ知識に照らすとき、瞑想のどのステップも意味があるとわかるだろう。一つひとつが科学的、哲学的な理解に基づいているため、憶測する必要がどこにもない。これらのステップはあなたの人格変更のためのプロセスを覚えやすい順序で作ってある。

全体のプロセスを四週間で終えられるようなプログラムになってはいるが、自分が納得するまで一つひとつのステップに時間をかけてかまわない。習得に要する期間はあなたが心地よく感じ、詰め込み過ぎて圧倒されない程度のペースが望ましい。

各セッションのはじめにひとつ前のステップを復習してからその週の課題について学んでいく。いくつかのステップは同時に習得したほうがいいため、一週間に二、三種類のステップが含まれている週もある。また一つ、あるいはいくつかのステップが一つのセットになった手順を学んだら、次の週の課題に行く前に少なくとも一週間はそれを習得する期間を設けてほしい。数週間もすればあなたは瞑想のための確かな神経ネットワークを脳内に作り上げていることだろう。

四週間のプログラム

第１週（第10章）毎日、第１ステップを実施。
「導入」

第２週（第11章）毎日のセッションの初めに第１ステップを行う。
その後、第２ステップ「気づき」、第３ステップ「受容と宣言」、第４ステップ「委ねる」

第３週（第12章）毎日のセッションの初めに第１〜第４までのステップを行う。
その後、第５ステップ「観察と注意喚起」、第６ステップ「方向転換」

第４週（第13章）毎日のセッションの初めに第１〜第６までのステップを行う。

その後、第7ステップ「創造とリハーサル」じゅうぶんな時間をかけてゆるぎない基礎を築いてほしい。すでに瞑想の習慣のある人で、一度にもっと多くを習得したい場合はそれでもかまわないが、端折ることなくすべての指示を暗記するまでしっかり習得してほしい。

外界の刺激に思考がつられて移ろうことなくしっかりと取り組んでいる対象に集中できたら、身体と意識が一体となる瞬間が訪れる。そうなると発火と結束に関するヘブの学習則に従い、やればやるほどやりやすくなっていく。学習、注視、指導、訓練といった一連の要素はあなたの意思を投影してそれぞれつながり合った神経ネットワークを形成する。

準備

ツールの準備

●**筆記用具**

瞑想のセッションとは別に、それぞれのステップに関する解説を読むことになるが、そこには質問が書かれ、「筆記タイム」という個所が出てくる。このときにあなたの答えを書きとめるためのノートを用意してほしい。各日の瞑想に入る前にあなたの答えを参照してほしい。こうしてあなたが記述した思考が瞑想の進展（無意識に立ち入りＯＳにアクセスする）を導くロードマップとなっていく。

●録音済みの瞑想ガイドＣＤを聞く〈オプション１〉

瞑想の各ステップを始めるにあたり、録音された瞑想ガイドを聞くことができる。第11章～第13章で扱うアプローチの準備として高度にコヒーレントなアルファ状態の脳波を引き出すために、毎日の瞑想に使う導入テクニックを学んでいく。毎週あなたが学んでいくステップの数々を瞑想ガイドに従って学ぶことも可能だ。

訳注：誘導セッションとして、http://www.drjoedispenza.com/ から著者の声で録音された英語による瞑想ガイドのＣＤを購入し、ダウンロードすることができます。

瞑想ガイド

瞑想への二つのアプローチ

〈オプション１〉このマークが出てきたら……

各章を読んだ後ノートにあなたの感想を書き留めてから、それに対応する瞑想の録音（英語）をダウンロードする。前週までに学んだステップに加えて毎週新しいステップが出てきて、それに対応した録音をダウンロードできる。それらは「第1週の瞑想」「第2週の瞑想」「第3週の瞑想」「第4週の瞑想」というタイトルで、第4週には瞑想のすべての行程が収められている。

たとえば「第2週の瞑想」を聞くと、第1週のステップ（導入のテクニック）に始まり、第2週で習得した第2〜第4までのステップが収められている。第3週の瞑想を終えたら、第1・第2週で学んだステップを復習してから第3週のステップに入る。

〈オプション2〉

もう一つのやり方として、これらの誘導セッションの台本は付録の中に収められているので、これらを暗記するまで読むか、それらを自分の録音機材に録音するという方法もある。

付録Aと付録Bには二つの導入法が書かれている。付録Cは瞑想の全行程の台本で、第3部で学ぶすべてのステップが網羅されている。あなたの瞑想の誘導に付録Cの台本を使う場合、毎週瞑想を始める前に前週までのステップを行い、順に積み上げていってほしい。

環境を整える場所を選ぶ

あなたという習慣を断つには環境を克服することが不可欠だとこれまで学んできた。瞑想をするために最もふさわしい環境を選ぶこと……、最も邪魔が入らない場所を選ぶことは、ビッグスリーの一つ（あとの二つについては後述）を克服する優位なスタートを切る条件となる。外界の中毒症状を刺激されることのない、一人になれる心地よい場所を選んでほしい。あなたにとってアクセスが容易で、周囲から隔離された、あなた以外の誰も入ってこない場所にしよう。あなたはその場所に毎日行き、あなたにとっての聖域にしよう。この聖域にあなたは深くコミットしていく。その聖域は、いつでも気が散っているエゴを飼い馴らし、古い自分を克服し、新しい自分を創造し、新しい運命を切り開いていく場所となる。あなたはすぐに、その場所に行くことが大好きになるだろう。

私が主催したあるイベントの参加者が、この場所で瞑想をするといつでも眠ってしまうと言った。それはこんな会話だった。

「どこで瞑想訓練をしているのですか？」

「ベッドです」

「連想の法則にあてはめると、ベッドと睡眠はどうなりますか？」

「ベッドは睡眠を連想します」

「反復の法則に当てはめると、毎晩ベッドで眠っているとどうなりますか？」

「毎晩同じ場所で眠っていれば、ベッドと睡眠は一緒に発火・結束し、習慣化します」

「連想の法則と反復の法則に従って神経ネットワークが構築されていくのなら、ベッドイコール睡眠と神経ネットワークに教え込んだことになりませんか？　また神経ネットワークは私たちが毎日無意識に行う自動プログラムなので、あなたがベッドに行けば身体（イコール意識）は自動的、無意識的に睡眠が誘発されていくのではないですか？」

「はーい。もっといい場所を瞑想の聖域として選びなおします」

この人が瞑想の場所を選びなおす際、ベッド以外の場所を選ぶだけでなく、私はベッドルームからも離れた場所を選ぶよう勧めた。新しい神経ネットワークを構築する場所として、この瞑想は成長、再生、新しい未来を想起させる場所である必要があるからだ。

どうかこの場所を拷問室のようにとらえたり、瞑想をしなくてはならないと思わないでほしい。義務や負担ととらえるとせっかくの努力が無駄になる。

●邪魔が入らない環境を作る

何かの邪魔が入ったり、人やペットに気を散らされないような態勢を作る（「入室禁止」のサインが役立つ）。

あなたを古い人格に引き戻す、あるいは外界の活動を想起させる刺激を極力遮断し、あなたがよく知っている環境を遠ざけること。

携帯電話やコンピュータの電源を落とす。オフにするには抵抗があるのはわかる。しかし電話やメール、ツイッターやショートメールはあとからでもチェックできる。またコーヒーメーカーや食物の香りが瞑想をする場所に漂って来ないようにしてほしい。室温を快適温度に保ち、隙間風も起きないように。私は普通アイマスクを使っている。

●音楽

音楽は、それがあなたの気を逸らす連想を呼び起こさない限り、有効な小道具だ。私が音楽をかける場合、ソフトでリラックスできる、トランス状態に誘導するようなインストルメンタル音楽や、言葉が入らない詠唱を使う。音楽をかけない場合、私は耳栓を使っている。

身体を整える姿勢、姿勢、姿勢

私は背筋をまっすぐ伸ばして座る。背筋は直角で首をのばし、腕と脚は左右にゆったりと静かに座りよい姿勢を作り、全身をリラックスさせる。

リクライニングチェアはどうかって？ ベッドのケース同様、リクライニングチェアを使うと眠ってしまう人が多いためＮＧ。一番いいのは普通の椅子の背もたれに寄りかからず、足を組まずに座る姿勢だ。床に座って蓮華座を組むのもオーケーだ。

●身体の気を散らすものを遠ざける

目指すのは身体に関心が向かわないように、「身体を遠ざけること」にある。

たとえばトイレを済ませておくこと。ゆったりとした服装を選び時計を外す。水を少し飲み、手元に置いておく。空腹感にも邪魔されないようにしておく。

●頷きVS居眠り

身体の話のついでに、あなたの瞑想中に起こるかもしれないことについて言及したい。まっすぐ座っていても居眠りを始めるかのように頭がこっくりと下を向くことがある。これは好ましい兆候で、脳波がアルファやシータに移行していることを示す。脳波が速度を遅くするとき、身体は普通眠りに落ちる。頭が突然そんな風に頷いたとき、身体は睡眠に入ろうとしている。練習を重ねるうちに、まっすぐ座ったままで脳波が遅くなることに慣れることと思う。頷きの動作は最終的に止まり、身体は眠ろうとしなくなる。

瞑想の時間を作る

●いつ瞑想をするか

すでにおわかりのように、脳内の化学物質は一日の中で変化するため、無意識にアクセスするには朝起きたときと夜寝る前が最適なタイミングとなる。この時間帯を選べば楽にアルファやシータの領域に入っていける。

私は毎朝同じ時間に瞑想をするようにしている。もし瞑想に積極的で朝晩の両方やりたいと思うなら、やってみるといいだろう。しかし初心者には一日一回をお勧めする。

●どれくらい瞑想するか

瞑想のセッションを始める前に数分かけて、その日に練習するステップについてあなたが書いたものに目を通してほしい。前にもお話ししたように、これらの記述は瞑想という旅のロードマップとなる。瞑想に入る前に本書の当該部分を読み返し、内容を復習してもいい。

瞑想のプロセスを学んでいるうちは、導入に一〇～二〇分かかる。これにステップを加えていくと、各ステップに要する時間は一〇～一五分だ。何度もやっているうちに慣れてきて、各ステップをこなす時間が短縮されていくだろう。プロセスの全部を覚えたら、(導入部分を含め）毎日の瞑想時間は合計四〇～五〇分程度になるだろう。

ある決まった時刻までに瞑想を終えたい場合はアラームクロックをその時刻より一〇分早くセットするといい。それが鳴ったら瞑想を終了する合図となり、唐突に覚醒することなく緩やかに終えることができる。時計が気にならないよう、じゅうぶん時間の余裕を持って始めることが望ましい。そもそもあなたが瞑想をする目的は時間を超越するためで、時間を気にしているようでは成果が得られない。瞑想をする時間を一日のどこかで捻出するには、普段より少し早く起きるか、普段より寝る時間を遅くするかという判断になるだろう。

心の準備を整える

●エゴを克服する

正直に言うと、私にも意識の主導権を取りたがるエゴと必死に戦った時期があった。朝私が瞑想を始めると、分析思考がその日私が乗るべき飛行機のフライトについて、スタッフミーティングについて、怪我をした患者について、報告書や原稿を書かなくてはならないこと、子供たちやその複雑な状況について、かけるべき電話などなど、ありとあらゆることが頭に浮かんできたものだ。私は外界の予測可能なことのすべてに取り憑かれていた。多くの人々同様、私も未来の予測か過去の回想ばかりに明け暮れていたのだ。それが起きたとき、私は心を落ち着け、それらはすでに刷り込まれた連想であり、今この瞬間に創造しようとしていることとは無関係だということを思い出すようにした。あなたにこれが起きたときは、普段と同じような思考活動を乗り越えて、創造モードに移行することに専念してほしい。

●身体を克服する

もしあなたの身体が、馬具をつけていない種馬のように抵抗して意識の主導権を手離そうとせず、何かを始めようとしたら、未来に行くべき場所について考えるか、あるいは過去に誰かと過ごした経験について思い起こすようにするといい。

そうやって身体を落ち着かせ、現在という瞬間に引き戻し、身体をリラックスさせる。瞑想をするたびにあなたは身体が新しい意識に馴染むように再調整している。しばらくやっているうちに身体は順応してくる。身体は無意識によって働いていたため、あなたが手綱を取り戻すというプロセスを愛し、辛抱強く取り組み、身体を愛してあげてほしい。身体は終いにはあなたに降伏し、あなたを主人と認めるようになる。

これをするときは決然と、粘り強く、ワクワクと楽しみながら、柔軟に、インスピレーション豊かに取り組んでほしい。そのときあなたは神の領域に手を伸ばしている。

それでは始めよう……。

第10章　創造意識の扉を開ける

第１週

私がプロとしての道を歩み始めた頃に習得し、最終的に教えることにもなったのが催眠療法と自己催眠の方法だ。催眠療法士がクライアントをいわゆるトランス状態に持っていくテクニックのことを導入と呼ぶ。簡単に言うと、人々の脳波を変えるよう導くことを指す。人を催眠状態にする、あるいは自己催眠を施すために必要なのはただ一つ、高レベル、あるいは中レベルベータ波域からもっとリラックスした状態であるアルファ波あるいはシータ波域に脳波を移行させることだ。その意味で瞑想と自己催眠は似通っている。

導入と準備にかかわる情報については前の章に入れてもよかった。なぜなら導入とは脳波をコヒーレントな状態にするもので、よい瞑想の大前提となるからだ。導入を習得できれば、これから出てくる各ステップによる瞑想訓練のための基礎を確立したことになる。しかしあなたが毎日瞑想をする前に準備を整える手順（携帯をオフにすることや、犬や猫を別の部屋に入れておくなど）と違い、導入は瞑想の一部であり最初にマスターすべきステップ、瞑想セッションの冒頭の部分となるものだ。

混乱を避けるために言っておくが、瞑想セッションの導入を終えたからと言って、マスコミが面白おかしく扱っているような「催眠術にかかる」ものではない。導入をマスターすればあなたは、これから三つの章にわたって解説していくすべてのステップを行う準備が完璧に整ったことになる。

第1ステップ　導入

導入：創造意識の扉を開ける

少なくとも一週間、必要ならもっと長く、毎日導入の訓練をしてほしい。このプロセスは瞑想セッションの前に必ず行い、二〇分ほどかけてほしい。これに慣れて、心地よい習慣として定着することが目的なので、先を急がないこと。目標は「現在に留まること」だ。

●導入の準備

すでに説明した準備の手順に加え、いくつかのコツをお教えしよう。まずは背筋を伸ばして座り、目を閉じる。その瞬間に感覚器官を通して入ってくる環境情報が遮断され、脳波が周波数を遅くしていき、望ましいアルファ域に入る。そうしたらその状態に身を任せ、現在に留まり、自分自身を心から愛していると感じられたら次のプロセスに進む。高レベルベータ域からアルファ域に移行するために、必要であればヒーリングミュージックが役立つかもしれない。

●導入法

導入のテクニックには似通った方法が多数存在する。「身体の部分」、あるいは「水位上昇」テクニックのどちらを使うにしても、時々入れ替えて両方試したり、あるいは過去に覚えたことのある方法を取り入れたり、また違うやり方を試してもよく、やり方は問わない。重要なのはあなたの意識が分析モードのベータ域から感覚モードのアルファ域に移行し、身体に集中することにある。身体はあなたが変更したいプログラムのＯＳを収める無意識だからだ。

概論：「身体の部分」導入法

この導入テクニックは矛盾していると思うかもしれないが、関心を身体と環境に向けるというやり方だ。身体と環境は克服すべきビッグスリーのうちの二つではあるが、この場合は二つに向かう思考をコントロールするというやり方だ。

身体に関心を向けるとどんなメリットがあるだろうか？　身体と無意識が一体化していることを思い出してほしい。身体とその感覚に徹底的にフォーカスしていくことにより、無意識に立ち入ることができる。これまで何度も言及してきたＯＳの内部に進入できる。導入とは、ＯＳに入るために使うツールのことだ。

小脳は固有受容感覚（身体が空間でどの位置にあるかを認識する感覚）をつかさどる器官だ。したがってこの導入法では空間を占めている身体の各部分に意識を向け、身体が属している空間にも意識を向けるとき、あなたは小脳のこの機能を活用している。小脳は無意識がある場所のため、あなたの身体が存在する空間に意識を向けるとき、あなたは思考脳を経由することなく無意識にアクセスしていることになる。

さらに言えば、導入により感覚・感情モードに移行することで分析意識を強制終了できる。感情は身体が使う言語、身体は無意識であるため、導入により身体の自然な言語を使ってＯＳを解釈し、内容を変更することができる。つまり身体の多様な面に気づくことにより、思考が減り、過去から未来へと続く時間感覚に基づく分析活動も鎮まる。意識の向かう範囲が拡大しそれまで見えていなかった領域が視野に入ってくる。つまり、狭く強迫神経症的なものから創造的で解放された視野への移行が起こり、脳波はベータからアルファへと移行している。

意識が狭い範囲に集中した状態から、身体とそれを取り巻く空間へと意識を拡大していくとそういうことが同時に起きる。仏教徒はこれを半眼／解放視野《オープンフォーカス》と呼び、脳波が自然に規則的になり、シンクロした状態を指す。[1]

解放視野はパワフルでコヒーレントな信号を作り、孤立していた脳の部分同士が連動するようになる。その結果脳波はものすごくコヒーレントな信号を発信する。これは脳波として測定可能だが、より重要なのは思考や意図、感情がすっきり明快で集中した状態に変化したことがわかることである。

「身体の部分」導入法

●やり方（概略：フルバージョンは付録Ａ参照）

これは空間に存在する自分の身体の位置や位置関係に意識を集中させる方法だ。たとえば頭のある場所に意識を向け、徐々に下にさがっていく。身体の一つひとつの部分を移動していくうちにそれらがある空間を感じ、意識する。同時にその密度、重量（または重さ）、体積について感じる。意識を頭皮に向けた後、鼻、耳、と進め、足のつま先に着いた頃、何かが変化したことに気づく。身体の各部分を一つずつ意識し、空間の中の一つの空間に意識を集中させることがこの導入のカギとなる。

次に、身体を取り囲んでいる涙型の領域に意識を向ける。身体の周りにあるこの領域に意識が向かうとき、あなたはすでに身体の感覚をなくしている。このときあなたイコール身体ではなくなり、身体より大きい存在になっている。こうして身体を消し、意識体へと変化していく。

最後に、より大きな視点であなたがいる部屋の空間が占める領域に意識を振り向ける。室内の空間の体積について考える。ここまでくると、脳波は不揃いなものでなくなり、バランスの取れた秩序正しい脳波となっている。

●理由

どんな風に考えているか、という思考の質は計測できる。思考のパターンを脳波計で視覚化し、ベータ域とアルファ域での活動の違いを比較できる。ただしアルファ域に入れば何でもいいというわけではない。目指すのは高度にコヒーレントで整然としたアルファ波だ。このため最初に身体とその空間や位置関係に集中し、身体の個々の部分から今度は身体を取り巻く周辺の空間に意識を移し、最終的には身体の置かれた室内全体を観察する。その空間の密度を感じることができたら、そしてそれに意識を向けて注意を払うことができたら、あなたは自然に思考から感情へと移行できている。それができているとき、意識を狭い一点に集中させるサバイバルモードの特徴である高レベルベータ域にとどまることは不可能だ。

●「水位上昇」導入法（概略：フルバージョンは付録B参照）

もう一つ似たような導入法を使ってもいい。それはあなたが座っている部屋の中に水が入ってきて、少しずつ水位を上げていくことをイメージするというものだ。室内の空間と入ってきた水の体積を観察（感知）する。始めのうち、水はあなたの足元にあり、水位が次第にふくらはぎ、膝へと上昇してくる。水がだんだん満ちてきて腿から腹、胸、腕が水に浸かり、首に達する。顎を過ぎ唇に水を感じ、頭も水に浸かり、最終的に室内が水で満たされる。全身が水に浸かるという発想を好まない人々がいる一方で、温かく心地よい感覚だと歓迎する人々もいる。

瞑想ガイド

瞑想第1週の課題は導入法を習得することにある。

この導入法を自分で録音する場合は、付録に書かれている誘導導入の指示通りに問いかけを反復するようにしてほしい。特に感じ取る、気づく、感じる、注意を払う、意識を向ける、関心を寄せるといった言葉やフレーズに留意すること。また、音量、密度、空間の外周、空間の重みといった言葉は観察に集中する際に役立つはずだ。

一つの部分からすぐに次に行くのではなく、一か所にじゅうぶん（二〇～三〇秒以上）留まって空間の中にあるその部分の感覚や感情を味わい尽くしてほしい。

ざっくりと言って身体の部分の導入法を頭のてっぺんから足の先まで、また水位上昇導入法ではつま先から頭のてっぺんまでをカバーするのに二〇分はかけてほしい。

すでに瞑想経験のある人には、脳波周波数が遅くなり、落ち着いてリラックスしたアルファ波域に入り、外界より内面世界のほうがリアルに感じられる境地に入ると、時間の経過が消えていく感覚がおわかりいただけることだろう。

第11章　あなたという習慣を解除する

第２週

第２週ではいよいよ、あなたという習慣を解除する三つのステップを加えていく。気づき、受容と宣言、そして委ねるという三ステップだ。まずはこれら三つのステップについて読み、関連する質問に答えてほしい。次に少なくとも一週間、毎日瞑想（導入ののち三つのステップを網羅）してほしい。一週間で習得できたと思えなかったらそれ以上かけて構わない。

第２ステップ　気づき

気づき：問題を見つける

問題解決の最初の一歩は、何がうまくいっていないのかを把握することにある。問題が何かを見つけ、定義することによりそれをコントロールする力が手に入る。

臨死体験をした人々はみな、まるで映画を見るように自分の人生の総括を見せられたと声をそろえる。周囲に見せた行動、誰にも気づかれなかった行動、外界に表した感情、心の中に押し殺してきた感情、公に発表した考え、ひそかに抱いた考え、意識的・無意識的に取ってきた態度などなど。彼らは自分がどんな人物だったかを振り返り、その思考、言葉、行動が彼ら自身と周囲の環境にどれほどの影響を与えてきたかを目の当たりにする。そのあとで彼らはみな自らの存在についてより深い洞察を得たことを契機に、よりよい人生を生きようと決心したと口々に言う。臨死体験の結果それまで見えなかった可能性が見えるようになり、与えられた機会に際してどうあるべきかを悟る。完全に客観的な視点から自らの人生を俯瞰することにより、彼らは何をどう変えたいかを明確に把握できたのだ。

気づきとは、このような人生の俯瞰を毎日するようなものだ。あなたが今どんな意識状態でいるか、死ぬまでにどうしてもやっておきたいこと、つまるところ来世も同じ人生を生きたいかどうか、を読み取るための道具はすべてあなたの脳に収められている。練習を積むうちにこの手の気づきにより、脳と身体に組み込まれた運命（自動的奴隷的意識プログラムと、記憶された感情が化学的に身体を調節する）のまま行くとどんな現実が待っているか見えるようになる。

真の意味で気づき、それを自覚できない限り、人は夢から覚醒することはない。動きを止め、鎮まり、じっとして、リラックスする。それから古い人格が身に付けた習慣を見つけていく。使い古された態度や誇張された感情が作った主観的な意識を切り離していく。そのときあなたは自分の立ち位置を見失ったエゴの自己中心的な意識の鎖から解き放たれているため、すでにそれまでの意識とは違う意識になっている。観察者の注意深い視点でこれまでどんな人物でいたかが見えるとき、十全に生きることへの渇望が生まれる。あなたは明日から新しい人生を歩んで行きたいと心から願う。

沈思黙考と自己観察のスキルが発達していくにつれ、あなたの意識と、古いあなたの定義として存在していた無意識プログラムとを分離する能力が発達し始める。顕在意識を「古い意識」から「古い意識を観察する意識」へと移行させるとき、古い意識につなぎとめようとする力が弱くなる。メタ認知（あなたがどのような存在でいたかを前頭葉で客観視する能力）のスキルを通じてあなたがそれまでどんな人物だったかに気づくと、初めてあなたの意識は無意識プログラムの呪縛から解放される。それまで無意識下に埋もれていたことを、あなたは意識し始める。これが人格の変化の第一歩だ。

人生の概観を始めよう

あなたがリセットしたい古い人格の側面を見つけ、精査するにあたり、以下のような「前頭葉的」質問の時間を取ってほしい。

以下のような質問、あるいは心に浮かんだその他の質問について考え、答えを記録してみよう。

- 私はこれまでどんな人物だったか？
- 世間の人々に対してどんな人物として振る舞ってきたか？（ギャップの裏面にある真の自分はどうか？）
- 本当の私の内面はどんな人だろう？（ギャップの表面にある仮面はどうか？）
- 毎日何度も繰り返し感じる（克服しようと戦っている）感情はあるか？
- 最も親しい友人や家族は私をどんな人だと思っているか？
- 他人に見せたくない自分の側面はあるか？
- 弱点であり克服したいと思っている自分の人格の側面は？
- 自分の人格の中でいちばん変えたいのはどんなところ？

リセットしたい感情を一つ選ぶ

次に、自己破壊的な感情や自己抑制的な意識（手始めに後述する感情リストを参考にしてほしい）のうち、特にリセットしたい古い習慣の一つを選択する。記憶された感情は身体を意識としてとらえ、これらの自己抑制的感情はあなたの自動思考プロセスの元凶となっている。自動思考プロセスはあなたの態度を生み出し、それがあなたの自己抑制的思考（周囲の人々や環境と自分との関係性）を作り、それらからあなた個人としての人生観や価値観が形成される。

以下のリストに挙げられた感情はすべてサバイバルモードで分泌する化学物質から発し、それらはエゴのコントロールを強化する。

筆記タイム

以下のリストから、あなたらしさを形容する、リセットしたい感情を一つ選んでほしい（このリストの中には見つからないという人もあるかもしれない）。

あなたはその感情に親しんでいるため、その言葉にはあなたにとって意味があることを覚えておいてほしい。これはあなたが変えたい人格の一つの側面だ。

あなたが選んだ感情をノートに記録しておくことをお勧めする。このワークに加え、後述のすべてのステップでこの感情と向き合うことになるからだ。

〈サバイバルモードの感情の例〉

情緒不安定	恥	悲しみ
憎しみ	不安	嫌悪感
決めつけ	後悔	嫉妬
被害者意識	苦しみ	怒り
心配	イライラ	怨恨
罪悪感	怖れ	無価値観
絶望感	強欲	欠乏感

このリストを見るとほとんどの人がこう訊ねる。

「一個しか選んじゃいけないの?」

初心者は一度に一つの感情から始めたほうがうまくいく。どの道これらすべての感情は神経的・化学的につながり合っている。たとえば、あなたが怒っているとき、あなたはイライラしている。イライラしているときあなたは憎らしく思っている。憎らしく思うとき、あなたは何かを決めつけている。決めつけが起きているとき、あなたは何かを妬んでいる。妬んでいるあなたは情緒不安定で、情緒不安定なときあなたは闘争的になる。闘争的になっているときあなたは自己中心的だ。これらすべての感情は同じサバイバル化学物質の合成によって操られていて、それらに見合った意識を刺激しているのだ。

ポジティブな感情や意識状態についても全く同じことが言える。うれしいときのあなたは愛に満ちている。愛を感じるときあなたは自由だ。自由なときあなたはインスピレーションを感じる。インスピレーションを感じているときは創造的だ。創造的なとき冒険をしたくなる……などなど。これらの感情は先ほどとは違った化学物質の合成によって生まれ、思考と行動に影響を与えている。

たびたび湧き起る、リセットしたい感情の例として、怒りを例に取ってみよう。怒りをリセットすると、あなたの中に存在していた他の自己抑制的な感情もつられて徐々に減っていく。怒りっぽくなくなると、イライラすることも減っていき、憎らしく感じたり、決めつけたり嫉妬したりしなくなる……などなど。

うれしいことにこの行為は、身体がもう無意識の司令塔でいられなくなるための調教をするという行為にほかならない。自己破壊的な感情を一つリセットすると、身体の自動制御能力が弱まり、他のリセットしたい感情も変えやすくなる。

リセットしたい感情が起きると身体がどうなるかを観察する

次に、目を閉じてあなたが選んだ感情を経験しているとき、身体がどんな反応をするかに注目してみよう。その感情を克服する自分を観察することができるなら、その際の身体の変化にも注目してほしい。感情が身体に及ぼす細かなサインのすべてに注意を払ってみよう。

身体が熱くなる、落ち着かなくなる、ビクビクする、弱々しい、火照る、しぼむ、緊張する……？ 心の目で身体をスキャンして、その感情を身体のどのあたりで強く感じているかを探してみよう（もし身体感覚が何もない場合はそれでかまわないが、自分のどの部分を変えたいのかを心にとどめておいてほしい。観察という行為はその部分を刻一刻と変えていく）。

その感情を経験している現在の身体の感覚をよく覚えておこう。呼吸に変化が起きただろうか？ 落ち着きがなくなっただろうか？ 物理的な痛みを感じているとしたら、そしてその痛みに感情があるとしたらどんな気持ちだろうか？

その感情が生理的にどんな変化を起こしているかを観察し、そこから逃げないようにしてほしい。そのすべてを受け止め、一体となってみよう。身体が感じる多様な感覚にあなたが怒り、恐れ、悲しみ（あるいは何であれ）という名前を付けたとき、それは感情となる。それではリセットしたい感情を作り出している身体の感覚を一つひとつ見つけていこう。

外界の人や物に邪魔されない環境で、リセットしたい感情を味わってみよう。それ以外のことをせず、その感情を抑制しないように。

あなたはおそらくこれまで長い間、その感情からひたすら逃げ続けてきたことだろう。外界で使えるものはすべて使ってその感情を打ち消してきたに違いない。その感情を身体の中に感じ、それを一つのエネルギーとしてとらえてほしい。

あなたが生きてきた環境のなかで知り得たすべてのことが、この感情のもとに取り込まれてきた。この感情のお陰であなたは自分にとっての理想ではなく、世界にとっての理想を作り出した。

この感情はあなたの真実だ。それをしっかり受け止めてほしい。それはあなたが記憶しているたくさんの仮面の一つだ。それはあなたの過去のどこかで起きた経験から始まっている。その経験によって生じた感情が気分となり、気性となり、やがて人格となったものだ。その感情はあなた自身の記憶となっている。それはあなたの未来について一つも語らない。あなたがその感情に囚われているとき、あなたは物理的精神的に過去に縛られている。

感情が経験の産物なら、毎日同じ感情を抱いているとき身体は外界が毎日同じ状況にあると勘違いする。もし身体が環境のある状況を繰り返し体験するように仕向けられるなら、あなたは決して変われないし、進化もしない。毎日のようにこの感情とともに生きていれば、あなたは過去にしか生きられないことになる。

感情に結び付いた意識を定義する

次にこの質問に答えてほしい。

「この感情が起きたとき、私はどんなことを考えるだろう？」

仮にあなたがリセットしたい感情が「怒り」だったとしよう。そしてこう自問してほしい。

「怒りを感じているとき自分はどんな態度をとるだろう？」

その答えはおそらく自分の思い通りにしようとする、嫌悪感を露わにする、あるいは横柄な態度を取る、といったところだろう。

同様に「怖れ」を克服したいなら、圧倒される、心配になる、落ち込むといった意識状態を克服する必要があるだろう。苦痛は被害者意識、絶望感、怠惰、怨恨、欠乏感に直結している。

その感情を抱いているときの思考パターンに気づき、それをよく覚えておいてほしい。その感情はどんな意識状態を作っているだろうか？ その感情はあなたの一挙一動に影響を与えている。意識状態は意識されることなく身体にしっかりと錨を降ろしている記憶された感情によって生まれ、態度として顕現する。態度は、感情と直結した一連の思考傾向のことである。それは感情によって思考が起こり、思考によって感情が起きるという無限のサイクルを生む。だからこそ、その感情の中毒症状に陥っている神経的習慣をあぶり出すことが急務なのだ。

筆記タイム

リセットしたい感情を抱いているとき、あなたはどんなことを考えるか（意識状態）に気づいてみよう。後述のリストから選ぶか、なければ自分で書いてみよう。選択するのは先程選んだリセットしたい感情に基づいているが、リストに一つ以上思い当たるものがあっても当然と言える。目に留まる言葉を一つか二つ選択しよう。あなたはこれから出てくるステップでそれらと取り組むことになる。

〈自己抑制的な意識の例〉

他者と張り合う	欠乏感	他人や状況をコントロールする
圧倒される	知性を隠れ蓑にする	人の目を欺く
不平不満	尊大になる	自惚れる
他者を責める	シャイ・臆病・内向的	大袈裟になる
混乱する	他者の承認を求める	焦る、急ぐ
注意散漫	自信喪失・過剰	不足感
自己憐憫	怠惰	自己陶酔

自暴自棄　　不誠実　　神経過敏・鈍感

その感情の影響下にあるときほとんどの行動パターンやくだす選択、起こす行動はその感情と同じものだ。したがって、あなたの思考は予測可能でパターン化したものになる。そこに新しい未来の入る余地はなく、同じ過去の延長線でしかない。この色眼鏡を取り除き、過去のフィルターを通して現在を見る習慣と決別しよう。ここでのワークはその感情に直結した態度をただ観察することにある。

ここまでであなたはリセットしたい感情とそれに直結した意識状態を選択した。しかしこれを毎日の瞑想に取り入れる前にあと二つのステップを学ぶ必要がある。

第3ステップ　受容と宣言

受容：本音の自分を見つめる

自分が弱さを持つ存在であることを受容するとき、あなたは物質界の領域を超え、あなたの創造主である宇宙意識に初めて対峙できる。あなたはこの大いなる叡智とのつながりを築き、あなたがこれまでどんな人であったか、これからどんな面を変えたいか、そしてそれまであなたがそこから目を背けてきたことを認めたと伝えよう。

本当の自分を受け容れること、過去の過ちを認めること、そしてそういう自分を他者にも受け容れてほしいと願うこと……、これらは人として最も困難なことと言える。子供の頃、両親や教師、友達に何かを白状しなくてはならないとき、どれほど困難だったかを思い出せばわかる。罪悪感、恥、怒りの感覚は大人になった今、変化しているだろうか？　子供の頃ほど激しくなくなったかもしれないが、おそらく今でも経験していることだろう。

第3ステップをクリアするには私たちが欠点を持ち失敗をしてきたことを宇宙の崇高なる叡智の前で（自分と同等の不完全な人間にではなく）認めたと自覚することが不可欠だ。それらを受容し、全能の宇宙の前で認めるとき、そこはこんな世界だ。

- 懲罰の不在
- 断罪の不在
- 操作《コントロール》の不在
- 感情放棄の不在
- 非難の不在
- 成績順位の不在
- 拒絶の不在

- 愛の喪失の不在
- 天罰の不在
- 分離の不在
- 追放の不在

これらが生きている世界とはかつての神の領域であり、今では失われ、不確かな人類に合わせて堕落し縮んでしまった。私たちは完全に自分のことに埋没し、善か悪か、正しいか誤りか、ポジティブかネガティブか、成功か失敗か、愛か憎しみか、天国か地獄か、苦痛か快楽か、そして恐れかさらなる恐れか……といった対立概念にどっぷり浸かっている。私たちはここで失われた伝統的モデルを再び取り戻さなくてはならない。そして新しい意識によってのみ、この神の領域の意識に入ることができる。

この謎めいた力の名称は、内在する英知、気、神の心、精神《スピリット》、量子、生命力、無限の心、観察者、宇宙的英知、量子場、見えない力、父母生、宇宙エネルギー、高次の力など多岐にわたる。どんな名称で呼ぶにしても、それがあなたの内部と外部に偏在する無限のエネルギーの源（人生のすべての面においてこれを活用し、創造し続けるための）として認めなくてはならない。

それは意思を持つ巨大な意識体であり無条件の愛のエネルギーだ。それは何人《なんぴと》も何物も決めつけたり罰したり脅したり、追放したりしない。なぜならそれは自らにはね返ってくることになるからだ。

その存在はただ愛と思いやりと理解から手を差し伸べてくる。あなたに関するすべてのことを知っている（この存在を理解するための努力をして、関係を構築しなくてはならないのはあなたのほうだ）。その存在はあなたが作られた瞬間からあなたのことを見守ってきた。そしてあなたはその存在から生まれた。

その存在はただ希望と尊敬と忍耐を携えてあなたを待っている。そしてあなたの幸せだけを願っている。もしあなたが不幸の中に留まることを願うなら、それも尊重する。それほどまでにあなたを愛しているのだ。

この自律的な目に見えない場《フィールド》は私たちの想像を超えた叡智を持っている。それは時空のすべての次元、過去、現在、未来を網羅するつながり合ったエネルギーのマトリックスの中に存在している。それは無限の領域の思考、願望、夢、経験、知恵、進化、知識を記録している。それは途方もなく大きく形のない情報の多次元フィールドだ。その知識はあなたや私の比ではない（私たちはすべてについて知っていると思い込んでいるが）。そのエネルギーはたくさんの周波数帯を含むエネルギーのようであり、ラジオ波のようにすべての周波数が情報を載せている。すべての生き物は分子レベルで振動し、呼吸し、ダンスをし、輝き、生きている。その存在は私たちの意思を完全に受容し、呼応する。

あなたが人生に喜びを取り入れたいとしよう。そしてあなたは毎日宇宙に喜びを求め続ける。しかしあなたの身体は苦しみの意識ばかり記憶しているため毎日不平不満を言っていて、苦しみの原因をすべて他人のせいにして、自分にはあれこれ言い訳をして、塞ぎ込んで自己憐憫に浸っていた。喜びを無限に求めながら、あなた自身が被害者でいることを外界にアピールしていることがおわかりだろうか？　あなたの意識と身体が逆方向を向いている。あなたは少しの間あることについて考える。そしてその日の残りの時間をまた別の状態で過ごしている。さてあなたはここで謙虚にかつ誠実に、これまで自分がやってきたこと、隠してきたことを認め、否定的な経験を現実に引き寄せて不要な苦痛を作り出す前に、その人格の側面をリセットしたいだろうか？　これまで慣れ親しんできた古い人格を少しの間取り外して横に置いて、喜びと崇敬の境地から無限の可能性の扉を叩くことのほうが、過去のあなたのありようが繰り返し再生する同じ偏った運命の轍に沿って生きるよりずっと変化が起きやすい。苦しみながら変えるのではなく、喜びの中で変化を起こそうではないか。

筆記タイム

ここでじっと目を閉じてみる。

膨大な意識（そしてあなた自身の領域）の広がりを感じ、高次の自分に、これまでの自分がどうだったかを話して聞かせよう。あなたの意識の中で、あなたの生命力の源である高次の自分との関係を築き、正直に内なる自分と向かい合うように対話をしてみよう。

あなたが心に秘めてきた物語の一つひとつをひもとき、高次の自分と共有しよう。高次の自分にどんなことを語りたいと感じたかをノートに記録しておくと、後に続くステップのワークで役立つだろう。

〈高次の存在に告白する事柄の参考例〉

- 傷つくのが嫌だから恋に落ちるのが怖いんだ。
- 幸せそうなフリをしているけれど、実は孤独でつらいんだ。
- 罪悪感を誰にも悟られないように、自分自身を偽っているんだ。
- みんなに好かれそうな自分を演じることで、愛されない寂しさや無価値観から目を背けている。
- 自己憐憫から逃げられない。他にどう感じたらいいかわからなくて一日中そんな気持ちで生きている。
- 私の人生はほとんど失敗の連続だった。だから成功するために人一倍頑張っている。

ここで自分が書いたものを読み返し、高次の存在に対してどんなことを明らかにしたかを振り返ってみよう。

宣言：あなたが抱えてきた自己抑制的感情をはっきりと認める

瞑想のこの部分で、あなたはこれまでの自分の姿、これまで何を隠して生きてきたかを実際に口に出して宣言する。自分の真実を言葉にして、過去を過去に葬り、建前上のあなたと本当のあなたの間にあるギャップを埋めるのだ。

あなたは化粧した表看板を捨て、いつでも他の誰かになろうとすることをやめる。本当の自分とはこうだと高らかに宣言し、外界の各拠点と結び付いたあなたの感情的反応、合意事項、依存、執着、絆、中毒をすべて断ち切る。

私が世界各地で実施しているどのワークショップにおいても、ここが最も難しいステップとなる。自分の本当の姿を他人に知られたいと思う人などいない。誰しもただ表向きの顔で他人と付き合っていたいのだ。しかしすでに学んできたとおり、この体面を維持するには膨大なエネルギーが消費されている。ここがそのエネルギーを解放するポイントになる。

感情は動くエネルギーなので、あなたが外界で経験し、交信したすべてのものに感情エネルギーが生じている。端的に言えば、あなたは接触したすべての人やモノ、場所たちとエネルギーで時空を超えてつながっている。このためあなたは接点のあったすべてのものとの感情的つながりを通じてある人格を持つエゴとして常に自分を確認しているのだ。

たとえばあなたがある人を憎んでいたとしよう。その憎しみはあなたとその相手を結びつける。相手に対するあなたの感情は、その相手をあなたの人生につなぎとめるエネルギーであり、あなたはそれゆえ憎み続け、あなたの人格の一部である憎しみを補強し続ける。別の言い方をすれば、あなたはその相手を「利用して」自らの憎しみ中毒を助長しているのだ。

ちなみにそろそろお気づきかとは思うが、この憎しみは主としてあなたを傷つけている。脳の指令により全身に化学物質が満ちるとき、あなたは実のところあなた自身を憎んでいる。このステップの過程であなた自身の真実をさらけ出す行為はあなたを憎しみから解放し、その相手とのつながりを断ち切り、外界の古いあなたを思い出させる刺激からも自由にしてくれる。

ギャップについての話を思い起こしてみれば、ほとんどの人が客観的な外界での評価を通じて自分を定義していることがおわかりのことだろう。したがってあなたがある感情を自分の人格の一部として記憶し、中毒になっているとすれば、その感情に浸かって生きてきたことを宣言したときあなたは環境の中のすべてのものや人と結び付いたエネルギーを取り戻す（解放する）ことになる。あなたの意図的な宣言は、あなたを古いあなたから解放する。

さらに自分の弱点を公言し、それまで隠してきたことをあえて公表するとき、あなたは身体が意識を乗っ取っている状態からも解放される。こうしてあなたは体面上のあなたと真実のあなたの間にあるギャップを埋めるのだ。過去のあなたを言葉に表して明言するとき、あなたは身体の中に蓄えられていたエネルギーを解放する。それはあなたのフリーエネルギーとなり、後述する瞑想で新しい自分と新しい人生を創造する際に使う原動力となる。

あなたの身体はこれらを進めることにすぐには納得しないことを肝に銘じてほしい。あなたのエゴは自動反射でその感情を隠す。エゴは自分の真実を誰にも悟られたくないからだ。

エゴは主導権を決して離したがらない。エゴは主人に成り上がった従僕だ。しかし今主人は、身体の持ち主がこれまで怠慢で無意識で、留守がちだったことを認めなくてはならない。だから身体が主導権を離さないことは無理もない。あなたを信頼していないのだから。しかし主導権を主張する身体に向かってあなたが口を開き宣言することにより、抵抗は弱く軽くなっていき、少しずつ主導権を取り戻すことができるだろう。

これが外界を介在させることなく自分を定義する方法だ。あなたは感情的に結び付いた外界のすべての要素とのエネルギー的癒着の絆を断ち切っていく。受容が自分の内面で認めることを指すなら、宣言とは外界に対して広く認めることを指す。

あなたが宣言したいものは？

第3ステップのこの部分をこれまでの部分と合体するときがきた。この部分も淀みなく流れる大きなプロセスの一部として納めることを覚えておいてほしい。「怒り」を例に挙げれば、あなたはこんな言葉を声に出す。

「私はこれまでの一生を短気な人として生きてきた」

宣言したことの目的を思い出してほしい。この週の瞑想のこの部分において、あなたは座って目を閉じたまま口を開き、宣言するべき感情を静かに声に出す。

「怒り」

瞑想の準備をする間、そして実際に宣言する際、おそらくあなたは不快な思いをするだろう。しかしそれはあなたの身体があなたに示す抵抗なので、無理にでも押し出してもらいたい。結果として待っているのはインスピレーション、高揚感、そしてパワーアップした感覚だ。このステップをシンプルに簡単に、軽い気持ちでこなしてほしい。自分のしてきたことを過剰分析しないように。真実があなたを自由にすると信じて。

○●○

ここまででまだ第2週の瞑想の準備は完了していない。この項であなたはリセットしたい感情とそれに連携した望ましくない意識状態を選定し、自分の内面に向かって認め、外界に対して宣言した。これにもう一つのステップを加えたら、第2週の瞑想の過程として四つを積み上げることができる。

第4ステップ　委ねる

委ねる：高次の力に委ね、弱点やブロックを解消してもらう

あなたという古い習慣を断ち切るにあたり、この章の最後の過程は委ねるという行為だ。私たちのほとんどが手放すこと、そして誰かに主導権を明け渡すという行為が苦手で、四苦八苦する。しかし誰に向かって委ねるのかを思い出してほしい。その相手が生命の源、無限の叡智だとわかれば、このプロセスもさほど困難ではなくなるだろう。

アインシュタインの言葉に、ある問題を生み出した同じ意識の中から解決法は見つからないというものがある。あなたの人格の限界のある意識状態があなたの限界を生み出しているからこそ、あなたは答えを見出すことができなかったのだ。それならばもっと大きな無限の能力を内包する意識に委ねてあなたのリセットしたい弱点を克服する協力を仰ごうではないか？　すべての潜在的可能性はこの無限の可能性の海の中にあるのだから、あなたは謙虚な姿勢で、これまでやってきた古い解決方法ではないやり方であなたの弱点を解決してほしいと、大いなる意識に向かって願うのだ。自分を変えるいい方法がこれまで見つからなかったし、ここまで人生の問題を解決するために取ってきた方法が奏功しなかったのだから、そろそろ大いなる力の源にコンタクトを取るときが来たのではないか。

エゴの意識のままで解決法を見つけることは決してない。エゴは感情エネルギーに浸かるジレンマに陥り、意識と全く同じように考え、行動し、感じること以外できないからだ。どこまで行っても同じものの再生産しかできない。

あなたが起こす変化は客観的意識という無限の視点のもとに実現する。それはあなたでいるという延長線上ではないところからあなたを見ている。それはあなたが予測可能な外界に対応するのに忙しく、夢の中で自分を見失ってきたために思いもつかなかったような潜在的可能性を見出す。

しかしあなたが外部の客観的意識に委ねて協力を仰ぐと言いながら自分のやり方を手放さなかった場合、大いなる意識はあなたの人生のどの点をも変える手助けができないということがおわかりだろうか？　あなたの自由意志が、変わろうとする努力を自ら妨害しているからだ。

ほとんどの人が大いなる意識を生かせずにいる理由は、自分が抱える問題を同じ無意識の習慣的生き方の中で解決しようとすることにある。自分の古いやり方が行く手を阻んでいるのだ。実際のところ、ほとんどの人はエゴのやり方で力尽き、もう「これまで通り」のオペレーションができなくなるまで待っている。そのとき私たちは降参し、外から何らかの支援を仰ごうとする。

降参して委ねておきながら、結果をコントロールしようとするのは不可能だ。委ねるというからには、問題をどう解決すべきかについてのあなたの信条を始めとする、あなたの限定的意識に基づいた知識や認識をすべて手放さなくてはならない。真の意味で委ねるとは、あなたのエゴの主導権を放棄するということだ。あなたが想像もしないような結果が起きてもそれを信頼すること、そして全知全能の、愛の塊のような知性が主導権を握り、あなたに最良の解決法を届けてくれるのを受け入れることだ。この目に見えない力が実在すること、あなたのすべてを知っていること、そしてあなたの人格のどんな面も完璧に面倒を見てくれるということを、あなたはどうにかして信じなくてはならない。そしてそれができたとき、その目に見えない力はあなたの人生を、完璧な形で再構成してくれることだろう。

大いなる意識体に対し、あなたが受容し、宣言した感情の処分を委ね、協力を仰ぐとき、以下のことをしないというのがルールだ。

- 交渉する
- 懇願する
- 契約・約束をする
- 半分だけコミットする
- 操る
- 裏で立ち回る
- 許しを乞う
- 罪悪感を持つ、恥じる

●後悔する
●怖れを抱く
●言い訳を考える

さらに、高次の意識に対して「こうするべき」とか「こうしてほしい」といった条件を付ける必要はない。無限大の生命の根源に対して、いかなる指示も出すことはできない。それをした途端にあなたは元の古いやり方に逆戻りし、大いなる存在は当然ながらあなたの自由意志を尊重して協力をやめてしまうだろう。あなたは「大いなる意志の思し召しの通りに」という自由意志を示すことができるだろうか？　以下の境地に身を委ねてみよう。

●誠実
●謙虚
●正直
●確信
●明晰
●情熱
●信頼

……そして大いなる力の邪魔をしないようにしよう。

あなたがリセットしたい感情を喜んで手放し、大いなる意識に委ね、大いなる意識が必ずや変化を起こしてくれると信じよう。あなたの意思と大いなる意志がぴたりと一致したら、あなたの意識と大いなる意識が一致したら、そしてあなたが自身に向ける愛と大いなる意識があなたに向ける愛が一致したとき、あなたの呼びかけに大いなる意識は答えるだろう。

委ねるという行為の副産物には以下のようなものがある。

- インスピレーション
- 喜び
- 愛
- 自由
- 畏敬
- 感謝
- 活力

喜びを感じたり、喜びの意識にあるとき、あなたはすでにこれから起きる現実を受け入れている。あなたの願いがすでに叶っているかのように生きるとき、この大いなる意識はあなたの人生を、意表を突く新しい方法で最良の仕事をする。

あなたが抱える問題がすでに完璧な形で解決に向かっていると知っていたらどうだろうか？　何かわくわくするような、すごいことが近いうちにあなたの身に起きると確信していたら？　そしてもう何の心配も悲しみも恐れもストレスもなくなるということをこれっぽっちも疑わないとしたら？　あなたの心は軽くなるだろう。そして未来を心待ちにするだろう。

たとえば私が来週あなたをハワイに連れていくと言い、私が本気だとあなたが知っていたとしたら、その期待感で今から幸せな気分にならないだろうか？　身体が生理的に反応し、実際に経験する前にワクワクモードになることだろう。量子の意識とは大きな鏡のようなものだ。あなたが受け入れ、真実だと信じたことを映し出してあなたに見せるのだ。その意味であなたを取り巻く外界とはあなたの内的現実の合わせ鏡だ。この量子意識に関してあなたが作るべき最も重要な神経細胞の結束は、「それがリアルだとわかっていること」にある。

プラシボ効果がどのように働くか考えてほしい。私たちには三つの脳があり、それが思考→行動→存在へと進化していくことについてはもうおわかりのことと思う。健康に問題を抱える被験者が砂糖の錠剤を処方され、それを薬だと思い込み、それにより病気が治癒するという「思考」を受け入れ、よくなっているように「行動」を始め、気分もよくなり、そしてついに治癒した「存在」となる。その結果、普遍的意識とつながっている被験者の無意識が体内の化学環境を変え始め、健康が回復したという新しい信念を合わせ鏡に映し始めるのだ。ここで起きるのはそれと同じ原理だ。量子場があなたの訴えに答えると信じ切ることが肝要だ。

あなたがそれを疑い始め、不安を感じ、落胆し、またこの救いがどこからやってくるのかと過剰分析を始めると、あなたがそれまでに築いてきたものすべてを台無しにすることになる。あなたは自らの努力をぶち壊している。あなたは大きな力があなたを助けようとしているのをブロックしている。あなたの感情が、量子場の可能性を信用していないことを発信し、その結果神なる意識がすべての段取りを整えてくれる未来とのつながりが断ち切られるのだ。

そうなったらいったん撤退し、よりしっかりとした心の基盤を作り直す必要がある。量子の意識があたかもあなたのことをよく知っていて、愛していて、あなたの幸せを願っているかのように語りかけてみよう。なぜって？　それは真実だからだ。

筆記タイム

大いなる意識に語りかけ、身を委ねるにあたり、誓いの言葉を考えて書き出してみよう。

〈誓いの言葉の参考例〉

私の中にある普遍的意識よ。私は心に湧き起こる心配、不安、様々な取り越し苦労を許し、あなたにそれらを委ねます。私よりずっと良い形でそれらを解決する力があなたにはあると信じます。私の外界に働きかけ、私のために扉を開いてください。

内なる叡智よ。私は自らの苦しみや自己憐憫を手放し、あなたに向かって送ります。私はこれまであまりにも長い間誤った考えと行動を取り続けてきました。私の人生に介入し、私にふさわしい、もっと幸せな人生の現実をもたらしてください。

●委ねる準備をする

大いなる意識に向かって宣言する誓いの言葉ができたら、目を閉じてその言葉を頭に刻み込もう。書いたものを読み返し、あなたが抱える委ねたい課題を確認しよう。今という瞬間に集中すればするほど、その意識のパワーが増大する。心の中でその誓いの言葉を唱えるとき、目に見えない大いなる意識があなたを見ていることを肝に銘じておこう。あなたの思考、行動、感情のすべての動きを見通しているということを。

●助けを求め、リセットしたい意識状態を委ねよう

次に、普遍的意識にリセットしたい意識を送り、それをもっといいものに再構築してくれるように依頼する。それをしたら、あとはすべて普遍的意識にお任せしよう。心の中で扉を開き、そこを通り抜ける自分をイメージする人もいる。また、委ねたい意識を書き込んだノートを思い浮かべ、それを大いなる意識に手渡す様子を心に描くという人もいる。あるいは委ねたいものを美しい箱に入れ、箱が雲散霧消して普遍的意識のもとに届いたことをイメージする人もある。どんなイメージを描いてもかまわない。私は何もせずただ委ねるだけだ。

重要なのは意図する力。あなたが大いなる普遍的意識という愛あふれる存在とつながっていると感じ、その大いなる助けを借りながらあなたが古い自分自身と決別し、自由になっていくと感じることを意図することにある。あなたが目的意識を持って思考をコントロールすればするほど、そして解放された自由と喜びを感じられるほど、それは大いなる存在の意思と、意識と、愛と共鳴することになる。

●感謝を送る

誓いの言葉を届けたら、それが聞き届けられる前に感謝の気持ちを伝えよう。それをするとき、あなたは量子場にあなたの願いがすでに実現したという信号を送る。感謝の意識は受け取るために最も適した波動域だ。

筆記タイム

第2週の瞑想をする準備が整った。これまでに習ったすべてのステップを以下のように実践するといいだろう。本書を読み進むうちにすでに筆記課題を終え、以下のことを終えたと思う人は、瞑想に進み、瞑想でこれらを反復すればいい。その結果にあなたは驚くことだろう。

●第1ステップ

導入テクニックをこなし、無意識領域に入っていくこのプロセスにさらに磨きをかけていく。

●第2ステップ

あなたの意識と身体のどこを変えたいかに気づき、自ら抑制してきたことに「気づく」。そしてリセットしたい特定の感情を選択し、その感情によって湧き上がる態度についても観察する。

●**第３ステップ**

引き続き内面に向かって自分がこれまでどんな人物として生きてきたか、どんな面を変えたいか、どんな面を隠してきたかについて、自分の内なる高次の存在に対して認める。次に、身体と意識を解放し、環境の各拠点とのつながりを断つために、どんな感情を手放すかを外に向かって宣言する。

●**第４ステップ**

最後に、この自己抑制的な状態を高次の存在に委ね、あなたにとって望ましい形で解決してくれるように頼む。

瞑想の度にこれらの各ステップをこなし、やがてすべての行程によく慣れてスムーズな一つの流れになるまでやる。これができるようになったら次に進む。

瞑想のプロセスの中に新しいステップを加えていくとき、必ずここで学んだ４つの意図的行動のステップを加えることを忘れないでほしい。

第12章　古いあなたの記憶を解除する

第3週

第3週の瞑想セッションを行う前に、本章の解説を読み、第5ステップと第6ステップの筆記課題を終えておくように。

第5ステップ　観察と注意喚起

このステップでは古いあなた自身を観察し、どんな人でいたくないかを確認していく。

第2部に書かれた瞑想の定義に従い、観察して記憶することとはそれと親しくなること、自分自身を耕すこと、そしてある意味で知らなかったことを知ることを指す。ここであなたは、第2ステップ「気づき」で選択した、あなたの意識と身体を特定の意識状態に限定する、それまで無意識的習慣的に起きていた思考や行動のすべてに（観察という行為を通じて）自覚の光をあてる。次にあなたがもうやめたい人格、古いあなたを形成するすべての面を（思い出すことにより）自分に覚え込ませる。古い人格でいること……、もう力を持ってほしくない具体的な思考の数々と、もうやめたい具体的行動パターンの数々について習熟し、二度と古い人格の轍にはまらないようにする。この行為があなたを過去から解放する。

あなたが心の中でリハーサルを行い、物理的にそれを行動に移すことが、神経学的にいうところのあなたの定義となる。この「神経学的あなた」は、その場その場で浮かんだ思考や取った行動の集積からできている。

このステップでは高次の視座を形成し、あなたがそれまでどんな人だったか（メタ認知）をよりよく観察することを目的としている。古いあなた自身を振り返り、よく見ていくうちに、どんな人でいたくないかが明確になっていく。

観察：習慣化した意識を自覚する

第2ステップの「気づき」で、あなたはすでにあなたを動かしている感情について観察した。ここでは、古い感情由来の特定の思考と行動をはっきりと見極め、日常のなかでそれが起きたときにすぐに見つけられるまでになってほしい。練習を反復することにより、知らずに起こってきた古いパターンを見つけ、もう二度とそれの言いなりにはさせないようにできる。つまりあなたは古い自分自身の先回りをして、自分の思考や行動パターンをコントロールするのだ。こうしてあなたは日常のどこかで、あなたの無意識の思考や習慣が連鎖的に起きる元となっているその感情が起動する瞬間をとらえることができるようになる。そしてあなたはその感情の引き金となるほんの些細なきっかけにも気づく感度が身についてくる。

たとえばあなたが砂糖や煙草といった物質への依存を克服しようとしているとする。あなたの身体の化学物質の中毒症状が始まるときの発作的な欲求に気づけば気づくほど、その克服への道のりはたやすくなっていく。強い渇望が始まるときは誰にでもわかる。

あなたはその衝動、欲求、ときには大声で、

「やっちゃえよ！」「ほしいんだろう？」「欲求に逆らうな！」

「ほらどうぞ！」「今回だけだからさ！」

という心の叫びを聞くこともあるだろう。粘り強くそれらを監視し、よりよく対処しようと努力するうちに、どういうときに渇望が起きるかがわかり、対処の仕方にも熟達していくだろう。

人格の変化でも同様のことが言える。この場合の違いは、対象があなたの内面にあるというだけだ。現実にはそれはあなた自身であり、あなたの感情も思考もあなたの一部だ。しかしここでの目標は、あなたがリセットしたい自己抑制的な思考の一筋も一瞬の行動も見逃さな

いというほど自分の活動を監視できるようになることにある。

私たちの活動のほとんどは一つの思考から始まる。しかしながら、思考が浮かんだからと言ってそれが真実とは限らない。ほとんどの思考は何度も繰り返された結果作られた脳内の古い思考回路をなぞっているにすぎない。したがって、ある思考が起きたとき、その思考は真実の思考か、それともその感情が起きたときにつられて起きている考え方や思い込みか、この思考の通りに行動したら、今まで通りの人生をなぞることになるだろうか？と自問しなくてはならない。真実を言えば、これらは過去からのやまびこのような存在だ。やまびこは強い感情と直結していて、脳内の古い思考回路を刺激していつも通りの反応を引き出そうとする。

第2ステップで選択した感情が起きるときどんな思考が自動的に起きてくるだろうか？紙にすべて書いて、そのリストを暗記しなくてはならない。

自己抑制的な思考がどのように引き出されるか、以下の例を参考にしてほしい。

〈自己抑制的思考の例〉（日常的無意識的メンタルイメージ）

●もうどこにも雇ってもらえない。

●誰も私の話を聞いてくれない。
●彼はいつでも私をムカつかせる。
●私はみんなに利用されている。
●こんなことはもうやめたい。
●今日はついてないから何をしても無駄だ。
●こんなひどい暮らしになったのは彼女のせいだ。
●私は頭がよくない。
●私は変われない。そのうちやればいいさ。
●気分が乗らない。
●私の人生は最低だ。
●○○の状況は耐えがたい。
●人生を向上させる力なんて、私にはない。
●○○さんに嫌われている。
●人並み以上の努力はしたくない。
●遺伝子は争えない。私は母親そっくりだ。

習慣的思考同様、習慣的な行動もまたあなたにとって望ましくない意識状態のもとになっている。あなたの身体が意識にとって代わるようになったきっかけをなす同じ記憶された感情にあなたの一挙一動が影響を受けている。これは無意識モードのあなた自身だ。あなたはある時点でさあやるぞ、という気になる。しかし気づくとあなたはソファに座りポテトチップスを食べ、片手にはテレビのリモコン、もう片方の手には煙草を持っている。ほんの少し前にはやる気になって、自己破壊的な習慣を撲滅するぞと思っているあなたがいた。

ほとんどの無意識的行動はその人格に刷り込まれた感情を補強し、その中毒症状を持続させるように働く。その結果あなたは同じ感情をずっと抱き続けることになる。たとえば罪悪感に取り憑かれた人々は、その感情的指向を満たすような行動を取らざるを得ない状態にある。結果としていつでもトラブルに見舞われ、さらなる罪悪感を取りこんで行く。無意識的な行動は抱いている感情と符合しているため、その感情を満たす行動を常に引き寄せる。

逆に、記憶した感情を一時的に追い払った気になるための行動を習慣化させている人も数多くいる。彼らは心の痛みや空虚感から一時的に解放されるために、外界の手近な楽しみに耽る。コンピュータゲーム、ドラッグ、アルコール、食物、ギャンブル、買い物などの依存症はみな、心の内なる痛みや空虚さから逃れようという動機から生まれたものだ。

中毒症状は習慣を生む。心の内なる空虚感を抜本的に解消できるものは外界には存在しないため、あなたは必然的に同じ刺激を大量に取るしか方法がなくなる。スリルや興奮が数時間後に衰えると、初めの中毒症状がよみがえり、次はさっきよりも長くやらないと欲求が収まらない。しかしあなたの人格の否定的な感情を消去できれば、無意識的に起きる自己破壊的行動は減少していく。

筆記タイム

あなたが選択した否定的な感情について考えてみよう。それを感じているときのあなたが習慣的に取っている行動を探してみよう。以下の例文の中にあなたの習慣が見つかるかもしれないが、よく考えてあなたの行動の中からパターンを見つけること。その感情を感じているときに習慣的に取る行動のすべてを記述しよう。

〈自己抑制的行動・態度の例〉（日常の無意識的物理的パターン）

- 不機嫌になる
- 一人で座り、自己憐憫に耽る
- ストレスによるドカ食い
- 誰かに愚痴を言う
- 取り憑かれたようにパソコンに向かう

●愛する人々に八つ当たりする
●暴飲の末自嘲的になる
●収入を超えるほどの買い物をする
●先延ばしをする
●他人の噂話を広める
●自分について嘘をつく
●誰彼構わずキレる
●同僚を馬鹿にする
●既婚者なのに異性を求める
●自慢する
●怒鳴る
●ギャンブルばかりしている
●運転が荒い
●いつでも話題の中心にいようとする
●毎朝寝坊をする
●過去の話ばかりしている

もし何も思いつかなかった場合、あなたの日常で起きるいろんな状況を思い浮かべ、そのときにどんな行動を取ってきたかを思い出し、心の目でその背後にあるあなたの思考や反応を観察するといい。また、他人の視点であなた自身の行動を見ることも役立つだろう。他人はあなたの行動を見て何というだろう？　あなたは何をしているだろう？

注意喚起：やめたい古い自分の側面を列挙する

それではあなたが書いたリストを読み返し、暗記しよう。ここが瞑想の核心部分となる。あなたが選択した感情が起きているときの習慣的思考・行動パターンをよく自覚することがここでのゴールとなる。それに気づくたびに、それがどれほど自分を不幸にしてきたかに気づき、もうそれを選択しないと自分に言い聞かせることだ。このステップは、あなたがこれまで取ってきた無意識的行動を明らかにし、思考→感情、感情→思考の無限のサイクルから脱却し、自分の行動のコントロールを取り戻す手助けとなる。

このステップの実践は常に進化を伴う。つまり、あなたが一週間にわたり毎日じっくりと自己観察を続けた場合、あなたはおそらくリストを書き換え、手を加え続けることになるだろう。これはいいことだ。

これをするとき、あなたは無意識の中にあるコンピュータプログラムを内包するOS（オペレーティングシステム）にアクセスし、削除したいプログラムにスポットライトを当てている。あなたが最終的に目指すのは、これらの反応を熟知して、脳内で回路が発火すらしなくなるようにすることだ。こうして古いあなたを作っている神経回路の結束の一つひとつを解除していく。形成された神経回路のすべてが記憶だとすれば、あなたは事実上古いあなたの記憶を消去していくことになる。

次の一週間を通じてリストの見直しを続けてほしい。日を追うごとに、やめたい自分のイメージがよりよく見えてくるだろう。そしてやめたい自分のすべてについて暗記できたら、意識的に古い自分を切り離せるようになっていく。あなたが習慣的・自動的にとっている思考や反応を完全に把握したら、それらはもうあなたの目を盗んで出てくることはなくなるだろう。あなたはそれらが起動する前に、先手を打ってスポットライトを当てられるようになるからだ。そのときあなたは自由の身になっている。

このステップのゴールは、気づくことにある。

○●○

やり方はもうおわかりと思う。第6ステップを読み、記述課題をこなす。それができたら第3週の瞑想を始めよう。

第6ステップ　方向転換

方向転換というツールを使うとこんなことが起きる。無意識的な行動が起きる前に抑止できる。古いプログラムが起動しなくなり、あなたは生理的に変化する。あなたは古い神経回路の発火と結束を解除する。またあなたは古いパターンで遺伝子信号を送らなくなる。

もしあなたが主導権を手放すという過程で苦労しているのなら、このステップはあなたという習慣を断つためにあなたの手綱を取り戻す意識的で賢明な手段となるだろう。あなたの感情的反応の方向転換がうまくできるようになったとき、あなたは新しくバージョンアップしたあなた自身を創造する確かな足場を築いたことになる。

方向転換：チェンジゲーム

この週の瞑想をしているとき、前述のステップで心に浮かんだいくつかのシチュエーションで古い自分自身を見つけたら、自分に向かって（声に出して）「チェンジ（変われ）！」と言ってみよう。やり方は簡単だ。

1．無意識プログラムに従って考えたり感じたりしている自分を想像してみる。

……そして「チェンジ！」と言う。

2.（誰かと向き合っているとき、何かに直面しているときなどに）
古い行動パターンの轍にはまりそうになったとき。
……そして「チェンジ！」と言う。
3.日常のシーンの中で、
自分の理想とは異なる思考や行動を取りそうになったときをイメージしてみる。
……そして「チェンジ！」と言う。

頭に響く大音量の声

一つ前までのステップで学んだ通りに一日中監視の目を光らせていることができたら、あなたは次のツールで随時変更を起こせるようになる。日常の中で自己抑制的な思考や行動パターンが起動したのを見つけるや否や、声に出して「チェンジ！」と言おう。やっているうちにあなたの声は頭の中の新しい声、一番大きい声となっていく。それが方向転換を促す合図となる。

古いプログラムを何度も何度も遮っているうちに、あなたの努力は実り、古い人格を形成している神経ネットワークは弱体化していく。ヘブの学習則に従い、日常の中で古いあなたの人格につながる回路が解体される。同時にあなたは後世的に遺伝子に送っていた信号を送らなくなる。このステップによりあなたはさらに意識的に生きるようになる。それはあなたのなかに「意識的なコントロール」を育てる。

日常の中で誰かや何かと出合ったときに反射的に起きる感情的リアクションを抑止するとき、あなたは自己抑制的に働く古いあなたの思考と行動に舞い戻ろうとする力から自らを救う選択をしている。同様に、不意によぎった記憶や環境の中で何かちょっとした連想をきっかけに戻ってくる思考を意図的にコントロールする力を手に入れるとき、同じ現実を再生産し続ける古い運命から遠ざかっていくことになる。それはあなたの意識の中に設置されたアラーム機能となる。

気づき、古い思考と感情を方向転換させ、無意識に光を当てることができたとき、あなたはもう貴重なエネルギーを無駄に浪費しなくなっている。サバイバルモードで生きているうちは、身体に緊急態勢を取るよう指令を送り、体内のバランスを崩し、多量のエネルギーを動員させる。そのとき身体に充満する感情や思考は波動の低いエネルギーだ。あなたが先手を打って、サバイバルのエネルギーが使われる前にチェンジをすれば、古い自分が起動する前に気づいて方向転換するたびに、エネルギーを温存し、未来の創造に充てることができる。

連想記憶が反射的行動のトリガーとなる

自らの思考と行動に監視の目を光らせることは新しい人生を築く上で不可欠だ。このため連想記憶が、注意力のキープをどれほど困難にしてきたか知る必要がある。そして方向転換を繰り返し行うことが大いに役立つ。

本書ですでに解説したパブロフの犬の条件反射実験は、私たちが変わることの難しさを如実に示してくれた。ベルに反応してよだれを垂らすことを学習するという犬の反応を引き出す実験は、記憶の連想による条件反射の好例だ。

あなたの記憶の連想パターンの数々は無意識の領域にストックされている。記憶の連想は、外界のある状況が繰り返し起きたことにより身体が自動的に反応するようになり、それが自動的な行動パターンを発動するというものだ。五感のうち一つか二つが同じ状況を予感させると、顕在意識を介在させることなく身体が即座に反応する。その素早さは思考一つ、記憶一つでも作動するほどだ。

このように、私たちは毎日無数の記憶の連想をしながら生活していて、環境の中にあるラベル付きの目印のトリガーはいくらでもある。たとえばあなたがよく知っている人に街で出会ったとき、ほとんど何も考えることなく自動的に反応する。その人を見た瞬間に過去の経験とそれによって生まれた感情の記憶を連想し、それが自動反応のトリガーとなる。その相手に関する過去の記憶について考えた途端に、あなたの体内の化学物質の組成が変化する。その人物と言えばこうだという反復された記憶を無意識に覚え込ませた結果、自動プログラムが発動する。そしてパブロフの犬と同様に、あなたは無意識に生理的反応を示し始める。

身体が主導権を取り、過去の記憶に基づいた自動プログラムが作動するのだ。

このときあなたの身体があなたの主導権を握っている。あなたの無意識の身体＋意識があなたを支配しているため、あなたの意識は運転席を譲っている状態だ。こういうことがあっという間に起きるトリガーはどこにあるのだろうか？　このようなトリガーは外界のどこにでも、いやそこらじゅうに存在する。元になっているのはあなたが慣れ親しんだ環境のもろもろとあなたが築いた関係だ。それは過去の様々な時間と場所であなたが接してきた人々やモノ達とつながる、あなたの人生そのものだ。

自分を変えようとするプロセスの中で監視態勢を維持するのが非常に困難なのはこのためだ。誰かと会う、ある楽曲を聞く、ある場所を訪ねる、ある経験を思い出す、そして過去の記憶からあなたの身体は即座にスイッチが入る。そして出会った誰か、あるいは何かを定義する連想記憶が無意識のまま滝のようなリアクションを発動し、あなたは古いあなたに逆戻りしている。あなたは予測可能な、自動的な、あらかじめ記憶されたやり方で考え、行動し、感じている。あなたはあるものと出合うと、無意識に過去に出合ってよく知っているものと照らして再確認し、あなたは過去に生きる古い人格に戻っている。

パブロフが犬たちに餌を与えることなくベルを鳴らし続けると、犬たちはベルと餌の連想が維持できなくなるため、犬たちの自動的反応は薄れていく。言い換えると、餌を伴わないベルを聞く経験を繰り返すと、犬たちの神経感情的反応が弱体化する。犬たちにとってベルの音は何の連想も伴わない記憶となるため、犬たちはよだれを垂らさなくなる。

無意識になる前につかまえる

心の目を見開いて、あなたが（感情的に）古いあなたに戻るのを止めるというシーンを繰り返していくと、同じ（イメージの）刺激にさらされた結果として感情的条件反射が弱まっていく。古いあなたに引き戻そうとするモノたちに対してあなたがコンスタントに毅然たる態度で臨み、自らの自動反射の瞬間をとらえるようになると、あなたの顕在意識は日常的にあなたが無意識に滑り込んで行くところをキャッチできるようになる。そうしていくうちに、あなたの古いプログラムを起動してきたもろもろのきっかけは、犬たちにとっての「餌を伴わないベルの音」と同様になる。つまりあなたは過去にインプットされた人やモノによって起動された神経科学的あなたを作る、生理的反射を起こさなくなる。

こうして何度も何度も意識的に連想を断ち切っていくと、あなたをイラつかせる人物に関する思考や、元彼との過去のやり取りをめぐる感情があなたを支配することはなくなる。感情への中毒を断ち切ると、自動反射は起きなくなる。このステップでの意識的努力により、あなたがそれまで引っ張られてきた連想感情や連想思考のプロセスから自由になるのだ。ほとんどの場合でこれらの自動反射がノーチェックで登場できていたのは、あなたが古いあなたでいることに熱中していたからだ。

サバイバルモードの感情は、いつも同じ遺伝子ボタンを押して身体を極限状態に追い込むという意味であなたの身体の細胞にダメージを与えているということを、感情面ではなく論理的に理解することは重要だ。そこでこういう質問をしてみるといい。

「この感情、行動パターン、態度は自分を愛する行為だろうか？」

私は自分に「チェンジ！」と言うとき、続けて、「これは私を愛する行為ではない！　健康で、幸せで、自由でいることの恩恵は、古い自己破壊的パターンにはまって生きることの結果と比較にならないほど素晴らしい。私は古い自分を維持する感情信号で我が身を痛めつけるのはもう御免こうむりたい。エネルギーの無駄以外にない！」と言うことにしている。

瞑想ガイド

第3週の瞑想では、第5ステップの観察と注意喚起、そして第6ステップの方向転換を、これまでの瞑想のプロセスに加えて、全6ステップをこなしてみよう。第5ステップと第6ステップは最終的には一つのプロセスとして合体する。一日を過ごす中で、自己抑制的な思考や感情が起きたら、それを観察し、自動反射のように「チェンジ！」と声に出して言うか、あるいは頭の中に響く最もパワフルな声（古い声をかき消す声）としてそれを聞こう。それができたら、あなたは創造のプロセスの準備が整ったことになる。

●第1ステップ
いつものように導入を行う。
●第2～5ステップ
気づき、受容と宣言を行い、委ねたら、あなたを古いパターンに引き戻す特定の思考や行動に取り組む。古い無意識プログラムを完全に把握するまで自己観察を続ける。
●第6ステップ
瞑想の中で古いあなた自身を観察するとき、日常的に起きていたいくつかの古いシナリオを選んで「チェンジ！」と声に出して言う。

第13章 新しい未来のために新しい意識を創造する

第4週

第7ステップ　創造とリハーサル

第4週はこれまでの週と少し違った内容となる。

最初に第7ステップの解説を読み、筆記課題をこなす。次にあなたは創造についての知識について読み、メンタルリハーサルという手法を用いたハウツープロセスを学ぶ。そしてそのあとに続くメンタルリハーサル瞑想ガイドを読み、この新しい過程を覚える。

次に新しく学んだ手法を実践する。この週では毎日第1ステップから第7ステップまでの過程を行う。瞑想ガイドに従い、あなたが意識を集中させるべきテーマに集中し、新しいあなたと新しい未来を創造するための手法を繰り返し行う。

概略：新しいあなたを創造し、リハーサルする

最終ステップを始める前に話しておきたいのは、これまでのステップはすべて古いあなたの習慣を断ち切り、意識的かつ意欲的に新しい人生を再構築するためのスペースを確保することを目的に作られているということだ。ここまであなたが行ってきたのは、古いあなたを作っている神経細胞の結束を解除することだった。ここから先はあなたの新しい意識を作り、あなたの新しい未来の礎とする作業だ。

これまでのあなたの努力により、古いあなたを作ってきたいくつかのパターンがリセットされたことだろう。

古いあなたのいくつかの側面が消去された。あなたは昔ながらの思考、態度、感情のもととなっている無意識プログラムを白日の下にさらすことができた。メタ認知の訓練を通じてあなたは日常的に起きているパターンを観察し、古い人格の枠内に留めようとする脳の発火パターンを探し当てた。内省のスキルによりあなたは、脳細胞が同じ順序、パターン、組み合わせで発火する自動プログラムからあなたの自由意志による意識を切り離すことができた。

あなたはあなたの脳がこれまでどんな風に働いてきたかについて精査した。意識の定義が行動する脳であるならば、あなたは自己抑制的な意識を客観的に観察したことになる。

新しいあなたを創造する

古い意識を「失い」つつある今、新しい意識を作るときが来た。新しいあなたの「植樹」を始めよう。

毎日の瞑想、熟考、リハーサルはバージョンアップしたあなたという苗木を育てるガーデニングにたとえられる。新たに情報を取り入れ、歴史上の偉人について学び、あなたの新しい理想を打ち立てる過程は、種蒔きにも似ている。新しいアイデンティティーを再発明するとき、あなたが創造的であればある程あなたの未来の経験は多彩で豊かなものとなる。堅い意思と意識的注意力が、あなたのガーデンで育てる夢に必要な水と太陽の光だ。

あなたの新しい未来が現実になる前にそれを心から喜ぶという行為は、まだひ弱なあなたの未来の可能性が害虫や過酷な気候に負けないように覆いをかけ、フェンスを張り巡らすようなものだ。喜びのエネルギーは波動が高く、あなたの創造物にバリアを施す効果がある。これからなろうとするあなた自身にほれ込む行為はさながら魔法の肥料で可能性の樹と果実を育てるようなものだ。サバイバルを動機とする感情の周波数が低いため、そもそも害虫や雑草を引き寄せていたのだが、愛の持つ周波数は非常に高い。古いあなたを消去し、新しいあなたを育てる行為は大いなる変容のプロセスだ。

新しいあなたのリハーサル

次なる課題は、何度も何度も新しい意識を生む訓練を積み、新しいあなたに慣れることだ。

おわかりのように、ともに発火する神経細胞は結束し、繰り返すほどに長続きする記憶として定着する。あなたが特定の意識形成につながる思考の神経回路を発火させていると、それに類似した意識の再生産がどんどん容易になっていく。したがってあなたが毎日何度でも新しい理想のあなた自身のリハーサルを通じて特定の意識状態を経験していくうちに、それはあなたの習慣となり、より親しみのある意識となっていく。それはやがて自然かつ自動的にその意識へと移行する無意識プログラムとなっていく。

一つ前までのステップは、あなたの身体＋意識に刷り込まれた感情をリセットするプロセスだった。今から行うのは、あなたの身体を新しい意識に慣らし、遺伝子に新しい方法で信号を送るプロセスだ。

この最終ステップでのあなたの使命は、あなたの脳と身体の両方で新しい意識を定着させることにある。こうしてあなたは新しい意識に慣れ、意のままにその新しい意識を再現できるようになる。その意識でいることがあなたにとって極めて自然でたやすいことになる。新しい考え方を通じて新しい意識を暗記することが何より重要だ。さらに身体が新しい感情を記憶し、外界のどんな刺激によってもぐらつかなくなることも同じくらい重要だ。このときあなたは新しい未来を創造でき、その未来を生きる足場を確保したことになる。

リハーサルをすることとは、何もないところから新しいあなたを何度も繰り返し生み出すことにより、いつでも望むときに新しいあなたが発動できる方法を習得することを指す。

創造：新しいあなたを現実に生むための想像と発明

このステップを始めるにあたり、これからいくつかの自由回答式の質問に答えていただく。一つひとつの質問についてじっくり考える際、古い思考回路ではない考え方を採用してほしい。そしてこれまでの延長線上にはなかった新たな可能性を視野に入れて考えるという行為は前頭葉を活性化する。

ここでの思考プロセスが新しい意識を構築する。あなたはあなたの脳の神経回路を新しいやり方で発火させることにより新しいあなたの基盤を作り出している。あなたは新しい意識に取り換え始めている。

筆記タイム

以下の質問にゆっくり時間をかけて答えてみよう。その後で読み返し、分析し、あなたの回答によって開かれた可能性について考えてみよう。

〈前頭葉を活性化する質問集〉

- 私にとって最高の理想とは何だろう？
- ○○になったらどんな感じがするだろう？
- 歴史上で私が尊敬する人物は？　その理由は？
- 知り合いの中で○○な人、○○だと感じる人は？
- ○○のような考え方をするには何が必要だろう？
- 私が目指したいロールモデルは？
- もし私が○○だったら、どうなるだろう？
- 私がその人物だったとしたら、私は自分に何と声をかけるだろう？
- 私が変わったら、他人とどんな風に接するようになるだろう？
- いつでもこうありたいと自分に言い続けるキャラクターとは？

あなたの人格とは、あなたが考えること、行動すること、感じることの集積にほかならない。これに基づき、私はあなたがこれからどんな人でありたいかを具体的に決めるのに役立つような質問群を作ってみた。質問に答えを出したら、それについてよく考えることによりあなたは脳の神経回路に新たなインフラを作り、身体の遺伝子には新しい信号を送ることになることを忘れないでほしい（新しいあなたを心の中だけでキープするのが難しい場合は、あなたの答えを別の場所に書き出しておくといい）。

新しい私の考え方は？

●この新しい人物（私の理想像）はどんなことを考えているか？
●どんな考え方をより発展させたいだろう？
●新しい私の生きる姿勢とは？
●新しい私の何を信じたいだろう？
●もし私がその人物だったとしたら、何と声をかけるだろう？

新しい私の行動パターンは？

●新しい私はどんな行動を取るだろう？
●新しい私は何をしているだろう？

- そんな行動を取る自分を見たらどう感じるだろう？
- 新しい自己表現として、私はどんな話し方をするだろう？

新しい私の感情は？

- 新しい私はどんな人だろう？
- 新しい私はどんな気持ちでいるだろう？
- 新しい理想を生きるこの人物のエネルギーの質は？

瞑想を通じて新しいあなたを創造する際の課題は、毎日同じ意識をキープすること、昔の思考や感情とは違う神経回路を使うことだ。新しい意識の枠内に毎回留まっているうちに、自在にその意識に入ることが当たり前になっていくはずだ。さらに、あなたがその人物になりきっていると感じられるまで身体にその感情を覚え込ませなくてはならない。つまり瞑想が終わったとき、瞑想を始める前と同じ人でいてはならない。「今ここ」で変容が起きなくてはならず、あなたのエネルギーは瞑想の前と後で変化していなくてはならないのだ。瞑想を終えて立ちあがったときのあなたが、瞑想前と同じあなただったら、瞑想は何も起こしていない。あなたは前と同じ人物だ。

したがって、もしあなたが自分に対して「今日はやる気がしない。疲れ過ぎている。やることがあり過ぎる。忙しい。頭痛がする。私は母親そっくりだ。私には変われない。その前に食事をしよう。明日からやればいい。どうも居心地が悪い。テレビでニュースをやっているから見なくちゃ」などという心の声で前頭葉を満たすのであれば、それは昔と同じ人格でいるという証拠となる。

それらの身体が発する欲求を克服し、自分を変えるという強い意志と誠意を奮い立たせて進もう。その途上には古い自我が主導権を取り戻すために前述のような雑念や横やりを入れてくるということを肝に銘じておこう。古い自分が逆らうことを赦しつつ、常に今という瞬間、ここという場所に留まり、リラックスして新しい自分を再開すればいい。いずれ身体はあなたを主人として再び信用してくれるようになるだろう。

リハーサル：新しいあなたを記憶する

前項で熟慮の末答えを出したあなたが次にすることは、そのリハーサルだ。新しい理想を体現するあなたがどのように考え、行動し、感じるのかについて今一度イメージしよう。一つはっきりさせておきたいのは、これは機械的、あるいは厳格にとらえるべきものではないということ。これは創造的なプロセスなのでいろんな想像を巡らせ、その場のひらめきを信じて自由に進めてほしい。答えを無理に引き出そうとしてはいけない。瞑想の度に毎回同じ順序でたどるのも良くない。新しいあなた像のリハーサルにはいくらでも違ったアプローチがあっていい。

あなたにとって最も理想的な自己表現に思いを巡らせて、そういう自分はどんな行動を取るかを自分に言い聞かせる。その理想の人物はどんな言葉を発するだろうか。どんな風に歩くだろうか。彼はどんな風に呼吸し、どんな感情を抱くだろうか。他人にどんなことを言い、自分には何と言うだろう？　ここでのゴールは、その人物の意識状態を確立し、その理想になりきることだ。

ここでの仕事は、ピアノに触れることなく心の中で鍵盤の指使い練習のリハーサルをして、実際にピアノに触れて練習した人々と同じ神経回路の発達を実現したあの実験と同じものだ。毎日想像上のピアノを弾いてリハーサルをした人々は、実際のピアノの練習と同等の脳神経活動を達成した。彼らは思考だけで経験則を手に入れた。

心の中だけで指使いのリハーサル実験を行った人々には、身体にも顕著な変化が起きていた。ここでのステップは、毎日心の中でリハーサルをすることにより、時間を先取りして脳と身体を変えるエクササイズだ。

だからリハーサルを繰り返すことが重要で、あなたは毎日新しい自分になる練習をする。こうすることであなたの脳と身体は生物的に組成変化し、二度と古い人格の化学組成に戻ることなく未来の時を刻むようになっていく。身体と脳が変化したら、あなたが変化したことを示す証拠が物理的に起こり始める。

新しいあなたに熟達する

第7ステップの本項の課題は無意識にできるという熟達レベルへとジャンプすることだ。何かを無意識にできるということは、その対象に対して注意を向けることなくやってのけられるということだ。ちょうど免許取りたてのドライバーが熟練したドライバーへと進化するように。一つひとつの編み目について考えることなく編み物を続けるように。少し前のナイキのスローガンではないが、あなたは「ただそれをやっている」。

もしあなたがこの段階でワークに飽きてきたとしたら、それはなかなかいいサインだ。なぜならそれはこの新しい作業があなたにとってわかりきったありきたりの、自動的な作業へと変貌している証しだからだ。理想の自分という新しい情報を脳の神経回路に落とし込み、長期記憶にすることが、今あなたが取り組んでいる仕事なのだ。退屈さの壁を乗り越えて進む努力を怠ってはならない。なぜなら新しい理想の意識に入るたびに、新しいことに取り組むハードルがどんどん低くなっていくからだ。新しいあなたというニューモデルを記憶装置に刷り込み、それは無意識にも認知され、自然なあなたのありようとなっていく。そのまま練習を続ければ、その意識に入るために何を考える必要もなくなるだろう。あなたはそれに「なって」いくからだ。これをクリアするにはただ単純に練習あるのみだ。どのスポーツもそうであるように、トレーニングだけが上達の秘訣なのだ。

リハーサルを正しく続けていれば、今日は昨日よりたやすく、明日はさらにたやすくなっていく。なぜなら、あなたの脳にはすでに発火する神経回路のグループ結束が完了していて、ウォーミングアップができているからだ。あなたはまた新しい組成の化学物質を体内に巡らせていて、新しい遺伝子表現の選択もできている。総じてあなたの身体にあるべき状態が整っている。加えて言うなら、あなたは古いあなた自身につながっている脳の別の部分を黙らせ、活動を抑制できている。その結果、古いあなたに直結した感情はもうあなたの身体を昔のように刺激しなくなっている。

脳内の新しい神経回路を活性化させ、進化させるというメンタルリハーサルエクササイズとは、知識を学ぶ、指示に従う、注意力を発揮する、覚えたスキルを反復することに尽きる。学習とは新しい神経回路を結束させることだということはもうおわかりだろう。ここでの指導要領は新しい経験をするために身体にその方法を教え込むことだ。自分がしている一挙手一投足に最大限の注意力を向けることは脳のプログラムの書き換えに不可欠だ。それにはあなたが刺激に対して肉体的にも精神的にも１００パーセントの集中力で臨む必要がある。そして最後に反復することで発火と結束を盤石にして神経細胞間の長期的関係を確立する。これらはすべて新しい神経回路を育てて新しい意識を構築するために必要なことで、あなたはまさにそれを瞑想で実践しているのだ。ここで私が強調したいのは反復だ。

○●○

メンタルリハーサルの全容を示唆する、キャシーのこんな話がある。脳卒中によって脳の左半球にある言語中枢にダメージを受けたキャシーは、何カ月も言葉を発することができなかった。医師たちは企業トレーナーであるキャシーに、おそらく二度と言葉を話せないだろうと告げた。キャシーは私の著書の読者で、ワークショップを一度受講していたため、医師の衝撃的な診断を受け入れなかった。

ワークショップで学んだ知識を応用して、彼女は集中力を傾けて何度も何度も自分が観衆の面前で話をする様子をメンタルリハーサルした。彼女は毎日心の中でこのリハーサルを行った。数か月経った頃、彼女の脳と身体が変化した。脳の言語中枢が修復されて、話す能力を完全に取り戻したのだ！　キャシーは今も観衆の前で流暢に淀みなく、何の躊躇もなく話をしている。

本書を通じてあなたは新しい経験をするための地均しとなる重要な神経細胞の結束を築くことができた。理論的に学ぶこと、そしてその実践経験を積むことという両輪があなたの脳に進化をもたらすのだ。あなたは本書で不要な情報を削除し、新たに学ぶという変化のプロセスについて習得した。あなたの脳を変え、それを身体に覚え込ませるために精神的・物理的活動をする際に集中することが大切だということについても習得した。そして最終的にあなたの新しい理想のリハーサルを反復する努力こそが新しい意識と身体を定着させることについても学んだ。反復は長期記憶と新しい遺伝子の活動を日に日に容易にしていくフィクサーだ。このステップであなたは同じ意識を繰り返し再生する訓練を積み、その意識に簡単に入れるようにしていく。

ここで注目すべき鍵は頻度、集中力、そして期間だ。要するに、やればやるほどやりやすくなっていく。あなたの注意力と集中力が高ければ高いほどスムーズにその意識に入れるようになっていく。外界の刺激に気を散らされることなく新たな理想の思考と感情に長くとどまっていればいるほど、あなたはこの新しい意識を記憶できるだろう。このステップはあなたが起きている間じゅう、この新しい意識になりきるためだけに存在する。

新しい人格は新しい現実を生む

このステップのゴールはあなたが新しい人格、新しい意識状態を自分のものにすることだ。新しい人格になったということは、前のあなたとは別人になったということだ。あなたの考え、感情、行動に基づくあなたの古い人格は今あなたが経験している現実を作った。つまりあなたの人格とはあなたの個人的現実にほかならない。あなたの個人的現実はあなたの思考、感情、行動からできているということを思い出してほしい。これらすべてを新しい方法に差し替えるとき、あなたは新しい人格と新しい現実を同時に創出することになる。

新しい人格が新しい現実を作らないのはおかしい。つまりあなたが別人なら、違う人生になるのは至極当然のことだ。ある日突然アイデンティティーを変えたらあなたは別の人物となり、当然ながらあなたは別の人物として生きることになる。たとえばジョンという人物がある日スティーブに変わったら、ジョンの人生は変化する。ジョンは今やスティーブとして考え、行動し、感じているのだから。

もうひとつ例を挙げよう。

私が以前カリフォルニアで講義をしていたとき、ある女性が歩み寄ってきた。手を口に当てて思いつめた様子で怒ってこう言った。

「どうして私がサンタフェ（訳注：ニューメキシコ州）に住んでいないんでしょうか?!」

私は穏やかにこう答えた。

「だって今私に話しかけていた人はロサンゼルスに住んでいる人物です。サンタフェに住むであろう、そして実際にサンタフェに住んでいる人とは似ても似つかないからです」

量子的見地からみれば、新しい人格は創造のためのこれ以上ないスタート地点だ。新しいアイデンティティーは、同じことを繰り返し再生してきたあなたの人生の馴染み深い状況に固定されていない。したがって、そこは新しい運命を創出するには最適の場所となる。これまであなたが神に祈っても何一つ叶わなかった理由は、それが実現してほしいという明確な意図を持ってはいるものの、同時に古いあなた自身に結び付いた罪悪感、恥、悲しみ、無価値観、怒り、怖れといった波動の低い感情の中に溺れていたからだ。そのときのあなた思考や態度を支配していたのはあなたの否定的な感情だったのだ。

覚醒しているわずか５パーセントのあなたの顕在意識が、眠っている95パーセントの無意識の身体＋意識に戦いを挑んでいるようなものだ。思考がある方向を目指し、感情が真逆を向いていたら、目に見える成果は何一つ得られない。エネルギー的に言えば、このときあなたは現実を管理している目に見えないネットワークに向かって混乱した信号を発信している。もし仮にあなたが身体に染みついた罪悪感のため、罪悪感という意識状態に「なって」いたら、それに見合った外的状況、つまりもっと罪悪感を味わえるような状況を引き寄せることになる。あなたの顕在意識の努力は、感情を記憶したあなたの身体の意向に打ち勝てなかったのだ。

しかし新しい人格があれば、あなたはもう古い人格に縛られることなく考え、感じることができる。過去の記憶から解放され、身体と意識は完璧な信号を送れるようになっている。あなたの意識の視座は初めて、以前の風景よりワンランク上の、新たな地平線を見渡している。あなたは過去ではなく、未来を見ている。

古い人格のままでは新しい人格の現実を作ることはできない。あなたではない人物にならなくてはならない。あなたが新しい意識状態を作ったら、そのとき新しい運命を創造できる。

新たな運命を創造する

このステップのこの段階では、新しい意識として、人格として、新しい個人的現実を創造する。あなたが身体から解き放ったエネルギーは今、新しい未来を作る材料となる。

さて、何がお望みかな？　あなたの身体、あるいは人生の故障した部分のヒーリング？　誰かとの愛情あふれる関係、もっとやりがいのある仕事、新しい車、ローンの完済？　行き詰まった人生の障害を取り除く解決方法？　あなたの夢は本の執筆？　それとも子供たちを大学に入れること、あなた自身が入学すること、山に登ること、飛び方を学ぶ、依存症からの脱却？　これらすべての例において、あなたの脳はあなたが望むものを自動的にイメージできる。

波動が上がった意識と身体で、愛、喜び、自己実現、感謝の気持ちに包まれ、よりコヒーレントなエネルギー体をベースとして、新しい人格となったあなたが何を創造したいかを想像していくのだ。あなたがこれから経験したい未来の出来事を作り上げ、それを観察により物理的現実として引き寄せよう。分析をすることなく自由連想で夢想を始めよう。あなたの心に浮かんだ映像はあなたの新しい運命の波動的青写真となる。量子的観察者であるあなたは、あなたの意思どおりに物質界が動くように指令を出す。

実現させたいイメージの一つひとつをそれぞれ数秒の間、明確に心に描いたら、それを大いなる意志に委ねて量子場に向けて放つ。

量子物理学の観察者が電子を探そうとすると、確率の波動が崩壊し、素粒子と呼ばれる出来事となる（物質の物理的顕現）のと同じ原理で、あなたはそれよりずっと大きな規模での物理的顕現を行っている。あなたはあなたが解放したエネルギーの確率の波動を崩壊させ、あなたの未来に起きる新しい経験という出来事を顕現させる。あなたのエネルギーは今や未来の現実と結び付き、それはあなたのものだ。つまりあなたは未来の現実と結び付き、それがあなたの運命となる。

最後に、それがいつ、どのように、どこで、誰によって顕現するかについて考えようとしてはいけない。そういった詳細は、あなたよりずっと賢明な大いなる存在にすべてお任せしたほうがいい。ただそれはあなたにとって最も望ましい形で、しかも最も予測しなかった形で訪れるため、それが大いなる存在がもたらしたものだとはっきりわかるのだと理解しよう。その出来事はあなたの意図的な希望に沿って作られることを信じよう。

さて、あなたは大いなる存在との双方向コミュニケーションの道を開きつつある。大いなる存在はあなたが彼自身を真似て創造を始めたことを知っている。その存在はあなたに直接語りかけ、あなたに答えていることを目に見える形で示してくれることだろう。その存在は一体どうやってそんなことができるのだろうか？　大いなる存在はあなたの人生に尋常ならざる出来事を組織し、創造する。その現象が量子的意識からの直接的なメッセージなのだ。あなたは最上級の、愛情の塊のような超意識との絆を結んだのだ。

概論：メンタルリハーサル瞑想ガイド

いよいよ新しいあなたを再発明するときがきた。新しいあなたの自己表現となる新しい経験を引き起こす、新しい意識に移行しよう。新しい意識と身体を発動させることができたら、その意識をまた起動させる練習をしよう。新しい基準となる意識状態を再起動する練習は、新しい経験が起きるより前にあなたの脳と身体を生理的に変質させる。瞑想で新しい存在になると、新しい存在は新しい人格を、新しい人格は新しい個人的現実を創出する。波動の高いエネルギーを使い、そこからあなたは運命の量子的観察者としてあなたの個人的現実を生み出していく。この瞑想ガイドによるメンタルリハーサルは三つの部分に分かれているが、第4週の瞑想（付録Cの瞑想ガイド）に統合すると、各部分は切れ目のない一つのプロセスとなる。

メンタルリハーサル瞑想ガイド：新しいあなたを創造する

目を閉じて、意識の中から環境を消し、これからどんな人生を歩んでいきたいかを自由に創造してみよう。

ここでの課題は、新しい意識状態に入ることだ。新しい意識となり、新しい考え方で物事を考えてみよう。そうすることにより、あなたは過去にはなかった方法で遺伝子に信号を送り、あなたの身体を新しい意識と調和する感情エネルギーで満たしていく。思考を身体が経験しているかのように巡らせ、未来の現実を実際に生き始めよう。心を開放し、まだ起きていない未来の経験に心からの感謝をささげ、その経験が今ここで起きていると身体が確信するように導こう。

量子場にある可能性の中から一つ選び、それを意識の中で完全に実体験しよう。過去の感情に生きるのをやめ未来の感情のなかで生きることにより、身体が帯びているエネルギーの質を変えていこう。瞑想を終えたとき、瞑想を始めたときのあなたとは別人になっていなくてはならない。

目を開ける前に、あなたはこれからどんな人になっていくのかをおさらいするといい。新しい現実の中でどんな行動を取るのか、新しいあなたの具体的な計画を立てよう。新しいあなた自身を想像し、どんな風に他人に語り、自分には何と言うか、心に描いてみよう。その理想の人物になったとき、どんな感じがするか味わってみよう。あなたは全く新しい人に生まれ変わったと想像し、新しい活動、新しい考え方、新しい気分は喜び、インスピレーション、愛、勇気、感謝、力で満ち溢れている。

新しい理想のあなたについての思考があまりにもリアルなため、それは内的な経験となる。そのリアルな経験から得た感情をあなたは実体験する。こうしてあなたは思考→存在へと進化する。未来のあなたがどんな存在で、どんな考え方の持ち主かを忘れないようにしよう。

新しいあなたのリハーサル

ここでしばしリラックスしよう。そして今やったことを復習し、再創造、リハーサルをもう一度やってみよう。新しい意識に身を委ね、何度でも再創造できるか、いつでも同じ意識を再起動できるかチェックしよう。

新しい理想のあなたを立ち上げる作業は前回よりも楽にできるだろうか？　前回と同じ意識をゼロから再起動できるだろうか？　リニューアルしたあなたがどんな人なのか、意のままにいつでも楽々と再起動できるようにならなくてはならない。何度も反復練習するうちに、やり方が自然に身についていくだろう。新しいあなたの意識に入ったら、そのときの感情を暗記するようにしよう。そこはあなたがずっととどまりたい場所となる。

新たな運命を創造する

さて、物質界に働きかけるときがきた。高い波動を帯びた意識と身体で、あなたは未来に何を実現したいだろうか？

新しいあなたがひもとかれていくとき留意してほしいのは、新しい意識と身体が無敵なパワーを持つ絶対的な存在であり、喜びとインスピレーションに満ちていること。そういう映像を具現化し、確信を持って未来に望んだ出来事や物質を引き寄せる力があると信じよう。そんな未来がまさに自分の未来であるかのように密接なかかわりを持ち、それを期待し、祝福する以外に何の懸念も抱いてはいけない。否定的な予測を一切はさむことなく自由な発想の羽を広げてみよう。新しいあなたの自意識からたくさんのパワーを生み出そう。数秒の間、意識の中で実現したい事柄を明晰に思い浮かべたら、それを量子場に送り、その先は大いなる意志に委ねよう。そして実現したいもう一つの事柄についてイメージを結ぶ。これを繰り返していくことがあなたの新しい運命だ。その感情体験により、それが現実に起きているとあなたの身体が信じ込むまで、今ここで内面的に未来の現実を経験していこう。それが顕現する前に、心を開放して新しい人生の喜びを享受しよう。

あなたが関心を向けた矛先にエネルギーは集中するということを覚えておこう。身体に囚われていたエネルギーを解放したので、あなたには新しい未来を創るための原動力が備わっている。神聖さ、偉大さ、心からの感謝の気持ちで、自らのエネルギーで自分の人生を祝福し、自らの未来の量子的観察者となろう。新しい人格のエネルギーを通じて起きてほしい経験をイメージするとき、その映像があなたの運命の青写真となることを覚えておこう。あなたは物質界に、あなたの意思に従ってそれを顕現させるよう指令を出している。それが終わったら手放し、完璧なタイミングで顕現することを信じよう。

瞑想ガイド

第7ステップの解説を読み、課題をこなしたあなたは今、第4週の瞑想の準備が整った。第4週の瞑想を毎日行ってほしい。

〈役に立つヒント〉

瞑想ガイドに従っているうちに大変気分がよくなり、声に出してこんなことを自らに語り出すかもしれない。

「私はお金持ちだ。私は健康だ。私は天才だ」

なぜならあなたはそうリアルに感じるからだ。

それは素晴らしい感覚だ。それはあなたの意識と身体が同調していることを示す。あなたがどんな夢を見ているかを分析してはいけない。それをするとあなたは豊潤なアルファ領域を出て、ベータ域に行ってしまい、あなたを無意識と切り離してしまう。

ただ新しいあなたを創造し、それを評価せずにおこう。

瞑想継続のためのガイド

あなたはこれまで数週間をかけて、あなたが選んだ未来の自分に進化し、その自分を生きるための一生もののノウハウとなる瞑想訓練を学んできた。あなたはそのスキルを使って古いあなたの望ましくない部分を消去し、新しいあなたとそれに見合った運命を創造してきた。

この時点で人々は以下のような質問を抱く。

●瞑想のステップや瞑想のスキルをさらに向上させるにはどうすればいいですか？

●このやり方をマスターしたら、同じ方法でずっと続けなくてはならないのですか？

●これまでフォーカスしてきた変えたい自分の一面にあとどれくらいの期間取り組めばいいですか？

●「玉ねぎの皮むき」のプロセスで、次の皮をむくタイミングをどうやって知るのですか？

●このプロセスで次にどの古い自分を変えるべきか、どのように決めればいいですか？

●このプロセスを使って同時に一つ以上の古い自分の側面に取り組むことはできますか？

瞑想プロセスを自分のものにする

毎日すべてのステップをこなしているうちに、七つのステップだったものがだんだんシンプルでスムーズな一つの流れに見えてくる。あなたが過去に熟達したすべてのスキル同様、毎日瞑想をすればするほどほど熟達していくだろう。

瞑想ガイドと導入テクニックについては、たとえばあなたが自転車の乗り方を覚える際の補助輪のようなものだととらえればいい。このプロセスを学ぶ過程で役立ったのなら、必要と感じているうちは使い続けるといい。しかしこのプロセスにすっかり慣れて、自分のものにできたと感じられ、録音に従うことが鬱陶しく感じられたらやめればいい。

ひと皮むいて、またむいて

あなたの瞑想法を定期的に見直しすることは自然な成り行きで、それがあるべき姿だ。なぜならしばらく瞑想をした後のあなたは、瞑想を始めたときのあなたではなくなっているからだ。毎日欠かさず瞑想をしていると、あなたの意識状態は進化を続け、変えたい古いあなたの部分が次々と明らかになっていく。

次のテーマにいつ、どんなペースで移行するべきかはあなたにしかわからない。次の章でお話しするように、あなたの進化が決まるのは瞑想の成果だけではなく、あなたの日常の大事な部分にどんな変化を起こしていくかにかかっている。しかし大体において、人格の一つの部分について四〜六週間にわたり毎日取り組んでいると、次はあなたのどの部分を変えたいかが自然にわかるようになる。およそ一か月ごとに自分を振り返り、見直しをするといいだろう。日常を観察し、あなたが何を創造しているか、うまくできているか振り返ってみよう。第3部の質問に立ち戻り、今のあなたなら違った答えを出すかどうか見るのもいい。あなたの身体にどんな感情が宿っているかを観察し、あなたはどんな存在になっているか、そして以前消去した部分が復活してはいないかなどをよく見てほしい。以前取り組んだ部分が完全になくなっていると思えるとき、別の望ましくない感情、意識、習慣が目立ってきていないかに注目しよう。

もしそうなったら、新たに目立ってきた望ましくない部分を次なるテーマとして、また一から瞑想のプロセスを始めるといいだろう。あるいは、いま取り組んでいるものが収束するのを待たずに新たに追加してもかまわない。瞑想の基本的な手法をマスターしたら、リセットしたい感情を統合して複数の部分に同時に取り組んでいけるようになる。練習をたくさん積んできたので、私は今全人格の改革を包括的に時系列的ではない概念として取り組んでいる。

もちろんあなたが創造したい新たな運命の要素もつられて変化する。新しい人間関係や仕事があなたのもとにやってきたとき、そこで満足することにはならないだろう。定期的に違った経験がほしくなり、瞑想の内容にバリエーションを持たせていくことだろう。いつ何をどうしたいか、それはあなたの直感が知っている。

理解をさらに深めよう

私のウェブサイト www.drjoedispenza.com をまだ訪問していないのなら、ぜひお勧めしたい。

新たなインスピレーションがほしくなったとき、あなたの思考を再プログラミングし、自己破壊的習慣をリセットしてあなたを抜本的に刷新し、パワーアップするための実用的なツールやテクニックがサイト内でたくさん見つかるだろう。

この次のステップはこんなことだろうか。

- 私の処女作であり、本書の副読本でもある"Evolve Your Brain"（前掲）を読む。今やあなたもご存じのことと思うが、知識は経験の先駆けとなる。この本は脳の構造について解説し、思考と感情がどのように脳に記憶され、あなたの人生を変えるだけでなく、あなたがなりたい人格へと変身するための理解を深めてくれるだろう。
- 私が世界各地で展開している「あなたという習慣を断つ」ためのワークショップの一つ、二つ、あるいは全部に参加する。
- 私のウェブサイトにあるライブテレクラスとそれに付随する質疑応答に参加する。
- 私のウェブサイトで紹介しているＤＶＤやオーディオＣＤを通じて知識のベースを拡充する。

第14章
実演と透明化　新しい現実を生きる

変化を実現したとき、あなたは環境に反応する生き方よりずっと大きな自然の摂理を記憶したことになる。それは身体、環境、時間とかかわりなくあなたのエネルギーを高波動のまま安定させ、新しい現実に意識をとどめる。あなたの人生を歩み始めるとき、あなたはどんな気分だろうか？　家族と接するとき、仕事に向かうとき、あなたの子供たちと接するとき、そして昼食を取るときにも新しいあなたのありようを心にとどめておこう。バージョンアップされたあなたの意識をキープできるだろうか？　あなたが創り出したエネルギーと同じ質の人生を生きられるなら、あなたの世界に何か新しいことが起こり始めるだろう。それが宇宙の法則というものだ。あなたの行動パターンが意思と合致するとき、あなたの行動が思考と重なるとき、あなたが別人になっているとき、あなたは時間を超越している。そうなればあなたのいる環境はもうあなたの考えや感情をコントロールできない。あなたの考えや感情が環境をコントロールしている。それが偉大なる意志であり、ずっと以前からそれはあなたとともにあったものだ……。

外から見たあなたの姿が内面のあなたと一致するとき、あなたは過去の呪縛から解放されている。そしてすべてのエネルギーが解放されるとき、その自由の副産物は喜びだ。

実演：新しいあなたとして生き始める

あなたの体内の神経化学的状態に秩序と整合性があり、外界の混沌とした刺激があなたという存在のありように何の影響力も持たないとき、あなたの意識と身体には調和した協働態勢ができている。このときあなたは新しい存在になっている。新しい意識状態、つまり新たな人格を記憶することにより、あなたの世界、そしてあなたの個人的現実は、あなたの内面の変化を反映したものに変化する。対外的な自己表現が内面と同じになったとき、あなたは新たな運命に向かっている。

あなたの日常に起きる変化に際し、身体を元の意識に逆戻りさせることなくキープできるだろうか？　感情は無意識の記憶システムに貯蔵されているため、あなたが留意すべきなのは、外的環境の何かがあなたを古い現実に引き戻すことがないよう、常に意識して身体を新しい意識と調和させておくことだ。目の前の現実の何物にも気を散らされないほど強く新しい人格を暗記し、その人物になりきることに意識を集中させなくてはならない。

瞑想を正しく行えば、瞑想を終えた後のあなたは思考→存在へと進化していることを覚えておいてほしい。新しい意識状態を持つ存在になれば、その存在としての行動や思考が自然に起きてくるようになる。

実演とは、一日中なりきること

ざっくりと言うなら実演することとは、あなたの願いがすでに叶ったかのように生きることを指す。ワンランク上の期待とワクワク感に満たされ、新しい人生を喜んで生きることだ。それはあなたが新しい理想を生み出したときと同じ意識と身体の状態をずっとキープするようにと自分に言い続けることだ。瞑想中に新しい人格を作っておきながら、残りの一日を古い人格に戻って過ごしてはいけない。それではまるで完璧なヘルシーフードを朝食に摂り、あとは一日中ジャンクフードを食べているようなものだ。

新しい経験が現実に起きるためには、目指すゴールと整合性のある行動を取る必要がある。思考と行動を一致させなくてはならない。新しい意識状態と調和する選択を下し続けなくてはならない。新しい人格を実演することとは、心の中で繰り返してきたリハーサルの本番を演じることを指し、意識が学習した知識を身体で実践することにほかならない。

したがってあなたの人生に変化の兆しが現れるためには、自分が作った新しいエネルギーで生き続けなくてはならない。つまりあなたが宇宙に新しい、予想外の方法で答えてほしいなら、あなたの人生をコントロールしている意識とエネルギーは、瞑想で作った新しい理想と同じ意識とエネルギーでなくてはならない。そうなっているときあなたは時空を超えた領域で自らが作ったエネルギーと不可分に結びつき、その態勢でのみ新しい出来事が引き寄せられてくる。

自己の二つの要素が一致するとき、今という人生を生きるあなたは瞑想で作った自分像と同じあなただ。あなたは量子場に潜在的可能性として生み出した未来のあなたになりきっている。瞑想で作った新しい自分像と、あなたがなりきっている未来の自分が全く同じ電磁的特徴を持つとき、あなたはあなたの新しい運命に統合される。今という瞬間に、あなたが夢見る未来のあなたと物理的に一体化するとき、新しい現実がどれほどの豊かさをもたらしてくれるかを経験することになる。大いなる秩序からの返答は必ずやってくる。

フィードバックを楽しみに待つ

あなたが人生のなかで経験するフィードバックは、創造プロセスで作った意識とエネルギーを実演プロセスの意識とエネルギーに合致させたことの帰結にほかならない。あなたが実演した舞台の上で、あなたが創造した存在がそこに生きているのだ。あなたは物理的現在という瞬間にいなくてはならない。こうしてバージョンアップされた意識と身体で一日中過ごすことができたら、何かそれまでにはなかったような出来事が起こり始めるだろう。

どのようなフィードバックを受け取ることになるのか？　ほんの一例を挙げれば共時性、機会、偶然の一致、フロー（流れ）、努力を伴わない変化、健康の増進、洞察力、顕現、神秘体験、新しい人間関係といった兆しを探してほしい。新しいフィードバックを受け取るたびに、もっと同じことをやりたいと切望するようになるだろう。

あなたの内面の努力に呼応して、外界でフィードバックが起きるようになると、あなたはごく自然に内面の活動と外界で起きることを結びつけて考えるようになっていく。これはあなたにとって、そしてあなたの人生にとって記念すべき瞬間と言える。それは基本的にあなたが今や量子の法則に従って生きていることの証左だ。あなたが経験するフィードバックは、あなたの意識と感情という内面の活動がそのまま投影された結果であるということに驚くだろう。

あなたが暗黙の世界で行ったことと明白な形で外界に現れることを関連付けるようになると、外界の変化を引き起こした理由となる行為に注意を払うことを覚え、それを反復するようになる。内面の世界とそれを反映する外界をつなぐとき、あなたは原因が結果を生むニュートン物理学の世界ではなく、結果を引き起こす量子の物理原理に生きている。あなたは現実を創造している。

こんなチェック項目に答えてみよう。あなたは瞑想中に作った内面の自分像と同じ人格で外的環境を生きられるだろうか？　あなたは過去の人格、記憶、連想のきっかけだらけの現在の外的環境を超越することができるだろうか？　以前と同じ状況に直面しても、今までのパターンとは異なるリアクションができるだろうか？　目の前の現実よりも先の未来にあなたの身体の照準を合わせ、意識を調節できるだろうか？

瞑想する理由はそこにある。自分の人生を生きながら、別の人物になっていく。

新しいあなたの実演計画をあなたの人生方程式に落とし込む

日中は常にエネルギーを新しいあなたのレベルでキープするよう自分に言い聞かせて過ごそう。覚醒時間に展開する様々なシチュエーションで、同じ意識を崩さずにいるためのコツを教えよう。あなたの人生のキャンバスに小さな張り紙をして、常にそれを意識するようにしてみよう。

たとえば……、

朝シャワーを浴びるとき、あなたの人生に起きているいくつかの恩恵に感謝をささげよう。オフィスに向かう車中でもキープしなくてはならないので、運転している間じゅうルンルン気分でいよう。上司と直面するとき、どんな風に接するのが理想の私っぽいだろうか？　昼食休憩時にはあなたがどんな人になりたいのかを具体的にイメージする時間を作っておこう。夜帰宅して子供たちと接する際は、上機嫌でエネルギーにあふれ、彼らと心を通わせよう。ベッドで眠りにつく前には自分がどんな人物なのかを再確認する時間を作ろう。

最終確認質問集

これらの質問は一日の終わりにどれだけ新しい自分像で過ごせたかをチェックするための簡単な方法だ。

- 今日の自分はうまくできたか？
- 理想の自分でいられない時間がどこかにあったか？　それはなぜ起きたか？
- 誰がどこで古い自分を起動したか？
- どこで無意識モードが復活したか？
- 再びそれが起きたとき、次回はどう対処すれば克服できるか？

夜寝る前に、その日のどこかで理想の自分を見失ったかどうかを振り返るのはいい習慣だ。日常のどの場所できっかけを拾い、無意識モードが発動するかを見つけることができたら、こんな簡単な質問をしてみよう。

「この状況がまた起きたとき、同じ轍を踏まないためにどうすればいいだろう？」

「それが再び湧き起ったとき、どんな知識や信条を当てはめれば抑制できるだろう?」

思考力をある程度働かせて対処の仕方を決めることができれば、あなたはそれを克服するための新しいメンタルリハーサルを通じて、自らの資質をさらに磨きあげることになる。その過程であなたは脳に新しい神経ネットワークを構築し、未来に起きるかもしれない事態に備えている。このちょっとしたひと手間は、新しいあなたの改良モデルの質的向上に貢献してくれるだろう。そのコツは朝、あるいは就寝前の瞑想のメニューに加えるといい。

透明化:内面から外面へ

あなたが透明化すると、外から見たあなたがそのまま内面のあなたとなり、あなたの内面の思考や感情は外的環境に投影される。この状態を達成できると、あなたの人生とあなたの意識は同意語となる。これはあなた自身とあなたが外界に作り上げたすべてのものとの関係の最終段階だ。これが意味するのは、すべての面においてあなたの人生はあなたの意識の投影となっているということ。量子物理学が示すように、もし環境が意識の延長線上にあるのなら、ここであなたの人生はあなたの新しい意識状態に合わせて再構成することになる。

透明であることとは真の意味で力を授かることであり、自己変革という夢が現実になったことを指す。経験から知恵を得て、あなたは外的環境とあなた自身の過去の現実を超越する。

透明化が実現したかどうかを示す明らかな兆候は、あなたがあまり物事を分析したり批評したりしなくなるということ。透明化を果たした人はそういう考え方を好まないものだ。なぜならこの手の考え方は人の意識を「今ここ」の瞬間から遠ざけるからだ。透明化が実現したときの副産物は喜び、湧き上がるエネルギー、自由な表現なので、エゴに結び付くような思考や感情はあなたの意識状態の波動を落としてしまうのだ。

その瞬間がやってくる……。

あなたの日常に新たな、素晴らしい出来事が起こり始めると、あなたの意識がそれらを現実にしたという自覚とともに、畏怖の念、驚き、悟りとも呼べるような覚醒感覚が降りてくる。有頂天の歓喜の中であなたはそれまでの人生のすべてを振り返り、そのすべてを全面的に肯定するだろう。すべてを実現したあなたのその視座から過去を振り返ると、過去の経験一つひとつの必然性が見えるため、それらについて今や後悔や挫折の念はない。それらの経験のどれ一つが欠けても、今の理想のあなたに到達できなかったとあなたは悟るのだ。

あなたのたゆまぬ努力の結果、大いなる存在のもつ意識があなたの覚醒意識と同等になったとき、あなたは大いなる意識が持つ性質を帯びるようになる。あなたは自然体で神々しい存在になる。それがあなたの真の姿だ。それがあなたの素のままの意識状態だ。

同様に、目に見えない生命の創造主があなたを通じて働くようになるにつれ、あなたはかつて経験したことがないほど今の自分のありようが自分らしいと感じられるようになるだろう。過去の様々なトラウマはあなたの心に深い傷跡を作り、本来のあなたからほど遠い意識状態に追いやっていた。あなたは複雑化し、二極化し、分離して不合理で、予測可能だった。意識と身体の波動を確実に落としていくサバイバルモードのリセットを行ったとき、あなたは波動の高い電磁表現を取り戻し、その高い周波数は今あなたを高揚させている。そして大いなる存在があなたの中に入ってくる部屋の扉のカギを開け、あなたは自らを解放した。

ついにあなたは大いなる存在となり、大いなる存在はあなたになった。あなた方は不可分の存在だ。あなたは愛という名のコヒーレントなエネルギーを感じている。内面にあるそれが、無条件の愛を外界に顕現させている。

○●○

大いなる存在とつながりその泉の水を飲むようになると、本当の意味でのパラドックスを経験するかもしれない。あなたは自分自身に心からの充足感を経験するため、それ以上もう何もほしくなくなるという現象がじゅうぶんに起こりうる。このパラドックスは到達すべき究極の悟りの境地だと私には思える。

欲求や願望とは、何か、誰か、あるいは場所や時間が不足しているからこそ起きるものなのだ。大いなる意識と完全に一体化していたとき、私は何も考えることができなかった。そこにただいるだけでこの上なく幸せだからだ。私はすでに完璧に満ち足りていたため、その至福の境地から出なくてはならないようなものには何の価値も見出せなかった。

創造主の境地に到達した際の皮肉な現象として、あなたにはもう何も必要なものがないと思うようになる。空虚感や不足感から何かを求めていた主体となる意識がすでに消失し、すべてを手に入れた意識に入れ替わってしまったからだ。その結果、あなたはただ調和と愛とコヒーレンスの感覚の中にいつまでもとどまっていることだけを求めるようになる。

これが真の意味での無償の愛の入口だと私は考える。自由とは、生命に対する愛と畏敬の念を感じ、自分の外の世界から何も必要としないこと。外的要素に影響されるものはすでに存在しない。それは非常にコヒーレントなため、その意識から他人を批判したり、外界の出来事に感情的な反応をしたりするのは自分を損なう行為だと感じられるのだ。そのような行為により、自らとつながっている大いなる存在が離れていってしまうからだ。私たちは自らの行為を通じて大いなる存在を表現するようになる。それは人間から神なる存在への移行とも言える。その行動は人というよりは神がするような行動になる。より愛情深く、思慮深く、パワフルで寛大で、より意図的になり、親切で健全だ。それが神の意識だ。

びっくりするようなことはまだ起きる。幸福と喜びを感じているとき、あなたはあまりに満ち足りているため、その経験を誰かと共有したくなってくる。至福の感情はどのように共有するだろうか？　あなたは他人に何かを差し出すだろう。あなたはこんな風に考える。

「私は最高にいい気分なので、あなたにも同じ至福の気分を味わってほしい。だからこれをプレゼントするよ！」

こうしてあなたは他人に贈り物をするようになり、あなたの心からの欲求から贈られたものを人々が受け取るようになる。そこにあなたのエゴはない。そんな世界を想像してみてほしい。

しかし、完全に満ち足りた意識から新しい現実を生み出すとき、あなたは自らが望んだものが何であれ、それと不可分である意識から創造しているということを理解しなくてはならない。あなたは自らの創造物と完全に一体化している。そしてあなたがごく自然にその意識状態に滑り込み、古いあなたに結び付くすべてを忘れるとき、あなたはこの上なく元気になり、あなたが創造しているものはあなたのものだということを悟るだろう。それはテニスでボールを打ち返すとき、ラケットのスイートスポットに当てている感覚、縦列駐車をするとき、ミラーを一切見ていないのに歩道にぴったり横づけできたときのような感覚だ。これ以上ないくらいの「正解」感、本能的にできてしまう感覚だ。

○●○

私は毎日の瞑想を以下のように終えるが、これをあなたにもお勧めしたい。

目を閉じて、あなたの内面、そしてあなたの周り中に叡智があふれていることを感じよう。それは本当にそこに存在すると信じよう。この知的な意識体があなたを見守っている。あなたが何を意図しているかをじっと見ている。その存在とは時空を超えた創造主だということを覚えておこう。

あなたは今、身体が求め、エゴに囚われた意識が求める渇望を克服する旅路の終わりを迎えようとしている。もしこの叡智あふれる意識体がリアルに存在するのなら、あなたがその大いなる意識体とつながったことを示すサインを外界にもたらしてくれるよう依頼しよう。

創造主にこんな風に語りかけよう。

「今日私が創造主であるあなたを真似て何かを創造できたのなら、私の世界にフィードバックとして何らかの信号を送ってください。それを見て私は、あなたが私の努力を見守っていると受け止めるでしょう。

私が思いも寄らない形でそれを届けてくれるなら、私は夢から目覚め、間違いなくあなたからもたらされたものだと確信するでしょう。そしてまた明日も同じことをしたくなるでしょう」

量子の章で論じたことをもう一度思い出してほしい。もしフィードバックがあなたの予想通り、あるいは想定内の形でやってきたら、それは少しも新しいことではない。目新しいものや予想外のものがやってきたとき、実はあなたの魂の奥底では始めから知っていたと感じるからと言って、それを馴染みのあることだと捉えたくなる誘惑に負けないでほしい。新しい人生にやってくる出来事そのものにではなく、その顕現の仕方にこそあなたは驚き、不意を突かれるのだ。

驚きを経験するときあなたは夢から目覚め、あなたに起きたことの奇抜さにあなたは全身全霊で夢中になる。あなたは通常の気分より高い周波数の高揚した気分になる。

「何の疑いもさしはさむ余地がない」とは、それがあまりにもかっこよく最高に楽しいことだから、あなたの試みが奏功していると確信できることだ。この奇想天外な出来事は他の誰にもなしえないことであり、大いなる意識からあなたにもたらされたに違いないと、うれしく思うだろう。

究極の実験

大いなる意識は今やあなたに返事をするようになり、あなたの内面での活動が外界に影響を及ぼしていることを知っている。あなたは今や大いなる意識と完全に絆を結んだ。それが確認できたとき、あなたは次の日もまた同じことをしたくなるだろう。要するにあなたは新しい経験が生み出す感情をエネルギー源にして、次の経験を創造できるようになる。あなたはさながら自らの人生を実験台にして、自らの努力の結果を計測する科学者、あるいは探究者のようだ。

人生の目的はよりよく生きるためでも神を喜ばすことでもなく、美しさ、人気、あるいは成功を極めることでもない。私たちが生きる目的は、大いなる叡智が流れ込んでくるのをブロックしている外面《そとづら》や表看板を取り除き、自らを媒介にして大いなる意識を表現することにある。創造に向けられた私たちの努力を通じて力を授かり、より崇高な問いかけを通じて必然的にさらに豊かな運命を生きるよう導かれることにある。最悪のシナリオを想定する代わりに奇跡を期待し、この無限大の力が私たちをサポートしてくれているかのように生きること。常識を超越した発想で、この目に見えない力を使って何を達成しようかと考え、拡大発展的可能性が私たちの限界を超えていけるように心を解放すること。大いなる意識がもっともっと自らの存在を通じて外界に表現していけるようにすることだ。

たとえばあなたが自ら癒やしのパワーを発揮して何らかの病気や弊害を完全に克服したとすれば、次なるステップはごく自然に進化して、こんな疑問を抱くことになる。

「こんな風に誰かを簡単に癒やすことはできないだろうか？　それがもしできたら、大切な人のヒーリングを遠隔操作でできないだろうか？」

こうしてあなたが相手の物理的組成を変化させる方法をマスターすると、今度はこんな疑問を抱くようになる。

「何もないところから何かを創造できるんじゃないか？」

可能性はいったいどこまで続いていくだろうか？　この冒険に終着点は存在しない。私たちを制限しているのは、自らを疑問視すること、正しいと信じる知識のみであり、それは意識と感情をどれだけ解放できるかにかかっている。

おわりに

神聖なる自分を生きる

人類とその本質について私たちが信じるに至った最大の嘘は、私たちは物理的現実によって定義されたもの以外の何物でもない、次元も生命エネルギーもなく、神とはつながっていないという考えだ。しかし今のあなたなら神は私たちの中に、そしてあらゆるところに偏在していることがわかると私は信じている。自分の本当のアイデンティティーの真実から目を背けることは、自らを奴隷化するに留まらず、私たちは意味のない一直線上の人生を歩む不自由な存在だと言っているようなものだ。

私たちには物理的世界以外に生きる場所も次元もないという見解、私たちは自らの運命をコントロールできないという見解は真実とかけ離れていて、本書を手にしたあなたには決して取り入れてほしくない。あなたは本書でいくらかの知識を身につけてパワーアップし、ここでのワークを通じてあなたの本当の姿を見られるようになったと私は願ってやまない。

あなたはあなたの現実を創造する多次元的存在だ。あなたがその概念をあなたの法則として受け入れ、新しい信条とするべく私は本書を書いてきた。〝あなたという習慣を断つ〟ことの意味とは、あなたの現行の自意識を失い、新たな意識を創出することだ。

しかしあなたが完全に古い、馴染み深い意識や人生を捨て、新しい意識で人生を歩もうとするとき、この二つの世界の狭間で自分の知っていたことすべてが失われたと感じる瞬間があり、何もないその世界に怖れをなして元の馴染み深い世界に急ぎ戻ってしまう人は少なくない。その不確実性の領域、未知の場所こそが異端主義者や神秘主義者、聖者たちが肥沃な大地と呼んでいるところなのだ。

予測不能の領域の住人になることとは、あらゆる潜在的可能性をすべて手に入れることにほかならない。この何もない空間に慣れ、そこに気持ちよく住めるだろうか？　もしできるなら、あなたは偉大なる創造力の中核、〝我は存在なり〟の境地にあると言える。

生物学的、エネルギー的、物理的、感情的、化学的、神経学的、そして遺伝子的に自らを変化させること、そして競争、奮闘、成功、名声、物理的美しさ、セクシーさ、所有物、現世的権力などが私たちの人生のすべてであり、すべての解決策となるという考え方を無意識に取り入れて生きるのをやめることとは、世俗につながる鎖を断ち切ることを意味する。いわゆる人生の究極の成功を得るためのレシピというものが、長い間その解決策や真の幸福を自らの外に求めてきたことに私は恐れを感じる。本当の解決策や喜びはいつだって心の内面にしか見つからないものだ。

それでは本当の自分はどこでどうやって探せばいいだろうか？　外的環境と折り合っていくための仮面《ペルソナ》を作り、自分を騙すか？　あるいは自分の内面に、外的現実と同じくらいリアルな存在を見つけてそれに倣い、ユニークなアイデンティティーを創出し、その存在を模した意識状態を作っていくか？

その通り！　それは私たち人類一人ひとりにもともと備わっている、無限大の情報や知恵の源であり、個人的かつ普遍的存在だ。それはコヒーレントなエネルギーの塊のような意識体で、それが私たちの中を通り抜けるとき、それは愛と呼ぶ以外に形容できないものだ。扉が開かれるとき、その波動には崇高な情報が織り込まれていて、私たちはそれにより換骨奪胎の変化を遂げる。それは私が生きる糧として学び得た経験そのものだ。

選択するだけで、いつでもそこにアクセスできることをあなたに知っていてほしいと私は願う。あなたが物質主義者として生きる場合、あなたは物質に内在する困難に遭遇するだろう。なぜかって？　現実主義者は現実を物質的に定義しようとする。もし彼らが見たり味わったり匂ったり触ったり聞いたりできないとき、それは存在しないことになるだろう？　この二重性は人々を惑わせ、幻影に生きるよう仕向ける巧妙な罠となっている。人々はただ外的現実にしか注意を払わない。外的現実は究極的に肉体の快楽をもたらしカオスを引き起こす。そうなれば内面に向かうことは難しすぎてもはや不可能に見える。

あなたが関心を向けた矛先にあなたのエネルギーが集まってくる。あなたがすべての関心の矛先を外的な物質界に向けるとすれば、あなたは持てるエネルギーのすべてを物質界に投下していることになる。逆に、あなたの注意力をあなたの内面の深淵部に振り向けて掘り起こすことにより、あなたのエネルギーはあなたの現実世界を拡大していく。あなたが自分の意識をどこに振り向けるかは、全くあなた次第だ。自らの訓練を通じて無限大のパワーをうまく使いこなすことはあなたに与えられた贈り物と言える。あなたが思考と関心を向けたものが何であれ、それはあなたの現実として顕現する。

思考がリアルだということを信じなくなったとき、あなたは物質主義に逆戻りし、するべきことをしなくなる。おそらくは感情的依存の対象や習慣を見つけ、刹那的喜びや開放感を得て、あらゆる可能性を否定的に捉えるようになるだろう。

ここにジレンマがある。意識の中で創出した未来の現実はまだ五感で検知しうるフィードバックを生じさせない。量子モデルにより、私たちの感覚は創造の過程の最終段階だとされている。このため、多くの人々は物質主義を宇宙の法則として受け入れ、無意識モードに舞い戻ってしまうのだ。

あなたに知っていてほしいのは、すべての物質もまた、時空を超えた非物質の目に見えない領域から生まれたということだ。端的に言えば、この世界に種を蒔くと、ときが経てばそれは実を結ぶということ。潜在性の世界であなたが夢を完璧に描き、それを意識して感じて夢を体験できるなら、それはすでに実現したことを意味する。だからただ身を委ねればいい。

それはあなたの現実世界に芽を出し、成長する。それが宇宙の法則だ。

しかしプロセス全体の中で最も難しいポイントは、大切な自分自身のために時間を見つけ、あるいは作り、実際にやってみるということにある。

その通り。私たちはみな神なる創造主だ。インスピレーションを得て、また知識欲に駆られたときに何をするかにかかっている。しかしあなたも私も習慣の動物だ。私たちはすべてにおいて習慣を作る。私たちは知識→経験→知恵へと進化させる三つの脳を持っている。内面で学習したことを反復して経験するとき、私たちは身体を訓練して意識にとって代わらせることができる。これが習慣の定義だ。

そこで問題になるのは、私たちは自らの真の偉大さを制限するような習慣を築いてきたことだ。非常に強い中毒性のあるサバイバル感情は、限定的な環境で生きることを是とし、私たちの故郷である力の源泉から私たちを分断し、私たちもまた創造主だったことを忘れさせる。実際ストレスと共鳴する意識状態こそが、私たちが感情に振り回され、周波数の低いエネルギーで生き、怖れを動機としたたくさんの信条の奴隷となるという現象の元凶となっている。それらのいわゆる「普通の」心理状態は、ほとんどの人々に正常で最もありふれた意識として受け入れられている。こっちのほうが本当は「変性意識状態」なのだ。

不安、絶望、フラストレーション、怒り、罪悪感、苦痛、心配、悲しみ……、何十億という人々が毎日のように表しているこれらの感情こそが、大多数の人口が真の自分自身を見失い、心のバランスを崩している元凶なのだということをここで今一度強調しておきたい。そして瞑想中に純粋で神秘的な時間に到達した変性意識は人類本来の「自然な」意識状態であり、日頃からこの意識を標準値として生きるべきなのかもしれない。私はこの考え方を私の真実ととらえている。

眠りから覚醒し、真実の生きた見本として生きるときがやってきた。この真実を理解するだけではまだ完結しない。あなたの日常のすべての分野においてそれを実際に生き、物質界で実演してみせ、信じるものを掲げてみよう。その真実という理想をあなたと私が自らの一部として取り込み、それを習慣とするとき、それは私たちの本質の一部となっていく。

私たちは何でも習慣化する習性を持っているのだから、真の偉大さ、思いやり、天才的知能、創意工夫、力、愛、気づき、寛大さ、癒やし、量子的顕現、そして神聖さを私たちの新習慣にしてしまおうではないか？　自らの人格と決め込んで記憶して身にまとっている幾重にも重なった感情の層を脱ぎ捨て、真実とみなして力を注いできた了見の狭い限界的な思考パターンをリセットし、現実と自分の本質に関する誤った信条や認識を捨て去り、私たちの進化をことごとくつぶしてきた自己破壊的神経回路を克服し、私たちが本当は何なのかを見えなくしてきたもろもろの態度を改めて、自らの真実の姿を見つけに行こう。

人を覆っている幾多の層の中には、見出されるのを待っている善良なる自己というものがある。それが、危機に脅かされていないときの私たちの姿だ。危機とは喪失への恐れ、周り中の人を喜ばせようとすること、手段を選ばず成功して一番になろうとあくせくすること、過去を悔やむこと、劣等感・絶望感にさいなまれること、そして強欲になることなど、数え上げればきりがない。それらの危機を乗り越え、無限の力を持つ私たちの前に立ちはだかる障害を取り除くとき、私たちがそこにあること、行動することは自らのみならず、人類全体にとって有益なものとなる。

したがって、あなたが断つべき最大の習慣はあなたでいること。あなたが創出するべき最良の習慣は、あなたを通じて神聖な存在を出現させることだ。そのときこそあなたはあなたの本質と個性を生きる人になる。神聖なる自己の体現だ。

付録A

「身体の部分」導入法（第1週）

さて、あなたの唇のある場所に意識を向け、あなたの唇が占めている空間(1)を感じることができますか？

次に、あなたの顎のある場所を感じ、あなたの顎全体が占めている空間を意識することができますか？

あなたの頬のある場所に意識を向け、あなたの両方の頬が占めている空間の密度を感じることができますか？

あなたの鼻のある場所を感じてみましょう。あなたの鼻全体が占めている空間を意識することができますか？

あなたの目のある場所を感じ、あなたの目が占めている空間を意識することができますか？

あなたのおでこ全体が占めている空間に意識を向けてください。あなたのおでこ全体がある空間を感じられますか？

あなたの顔全体が占める空間を感じましょう。空間の中であなたの顔全体が占める空間の密度に気づきましょう。

あなたの両耳のある場所に意識を向け、あなたの両耳が占めている空間を感じてみてください。

それではあなたの頭全体のある場所を意識して、あなたの頭全体が占めている空間を感じてみましょう。

あなたの首筋のある場所を意識してください。あなたの首全体が占める空間の密度を感じてみてください。

あなたの両肩から胸にかけての身体のある場所を感じてください。あなたの胸、肋骨、心臓、肺、そして肩甲骨、背中全体と広がる身体の部分が占めている空間を意識してみましょう。

あなたの意識を今度は二の腕に向けていきましょう。両腕が占めている空間、そして腕の重さを感じましょう。あなたの肩から腕、肘、手首、手のひらのある空間の密度を意識しましょう。あなたの両腕全体が占める空間の重さを感じてみてください。

次はみぞおちからお腹にかけての身体のある部分を意識してみましょう。腹部、わき腹、肋骨の下部から脊椎下部、背中までが占める空間の大きさを感じましょう。

次に意識を下半身に向けていきます。下半身が占めている空間を感じましょう。腰、鼠罫部、太股、あなたの両膝が占める空間の密度、ふくらはぎの重さを感じてください。あなたの足首、足のつま先までが占める空間、両足全体が占める空間を感じましょう。

ここで、あなたの身体全体が占めている空間の大きさを感じてみましょう。あなたの身体の空間の密度がわかりますか?

次に、あなたの身体の周辺の空間を意識してください。あなたの身体を取り巻いている空間の大きさを感じることができますか?そしてその空間を取り巻いている周辺の空間を意識してみましょう。

あなたがいる部屋全体の空間を意識してみましょう。この部屋が占めている空間を包み込んでいる大きな空間を感じることができますか?

さて、その大きな空間を内包しているさらに大きな空間を感じてください。そしてその空間の外にあるさらに大きな空間を意識してみましょう。

付録B
「水位上昇」導入法（第1週）

この導入法で行うのは、意識のすべてを身体に委ね、温かいお湯を感じて身体の細胞をリラックスさせること、そしてこの液体の中に完全に溶け込んで行くことだ。姿勢は椅子に腰かけ、両足を床につける。両手は膝の上に置く。

この部屋に少しずつお湯が流れ込んでくる様子を想像してみましょう。

ひたひたとお湯が床を満たし、あなたは足元にお湯を感じます。お湯は足首の高さに達しました。お湯の温度を両足に感じましょう。

お湯の水位を少しずつ上げていきます。足首からふくらはぎを浸し、膝のすぐ下のあたりまで上昇していきます。足の先からひざ下までの足がお湯の中に浸かりました。その重さを感じてみましょう。

温かいお湯は膝に達し、太股のあたりまで来ました。お湯の温度を感じてリラックスさせていきましょう。太股がすっかりお湯に浸かり、あなたの両手が温かいお湯に浸っていきます。あなたの手首から肘に向かって、お湯の水位が上がっていくのを感じましょう。

心地よいお湯があなたの腰全体を包み込み、鼠蹊部、腿の内側を浸していくのを感じてください。

水位があなたのウエストのあたりに達し、両腕の肘までが温かいお湯に浸かっています。

温かいお湯がみぞおちまで届きました。腕も半分浸かりました。

あなたの肋骨のあたりにまで達したお湯に浸かっている身体の部分の重さ、そして密度を感じてみましょう。

お湯の水位をあなたの胸のあたり、そして肩甲骨のあたりにもお湯が上がってきたことを感じましょう。

温かいお湯の水位はあなたの肩を包み込み、首に達しました。お湯にすっかり浸かっている首から下のあなたの身体の重さ、身体の密度を感じてみましょう。

お湯の水面があご、首筋を上っていきます。心地よいお湯は緩やかに上昇し、あなたの唇の高さまで来ました。後頭部にもお湯を感じてください。お湯が上唇を過ぎ、鼻に達しました。リラックスしてお湯に身を委ねましょう。水位は目のすぐ下にまで来ています。

水位はあなたの目に達しました。お湯に浸かっている身体が温まり、リラックスしているのを感じてください。お湯は今、あなたのおでこを浸し始めました。水位はどんどん上昇し、頭の水に浸かっていない面積が小さくなっていくのを感じましょう。そしてお湯はついに身体全体をすっぽりと包みこみました。

この温かく心地よいお湯に身体全体を委ね、大きな液体で満たされた空間のなかで体重がなくなった感覚を味わいましょう。お湯で満たされた空間でリラックスする身体を感じ、身体の密度を感じます。

あなたの身体の占める空間、そしてあなたの身体の周囲にあるお湯の体積に意識を向けてください。部屋全体を満たした液体の塊の大きさに意識を拡げていきます。温かいお湯で満たされたこの部屋が占めている空間に意識を向けましょう。しばらくあなたの身体が心地よいお湯の中でゆらゆらと漂う感覚を楽しみましょう。

付録C

瞑想ガイド　すべてを統合する（第2～4週）

この瞑想の前に、付録Aの「身体の部分」瞑想法、付録Bの「水位上昇」瞑想法、あるいはそれ以外に知っている、または独自に作った導入法を使うことができる。

目を閉じて二、三回深呼吸をして心と身体をリラックスさせる。息を吸うときは鼻から、吐くときは口から出す。ひと呼吸を長くゆっくり行い、規則正しい呼吸を整える。規則正しいリズムで息を吸ったり吐いたりして、今という瞬間に意識を集中させていく。

今という瞬間に入ったとき、あなたは可能性の世界に入っている。

あなたの内部に、あなたを心から愛し、あなたに命をくれたパワフルで聡明な存在がいる。あなたの意思がその存在の意思と合致し、あなたの意識とその存在の意識が合致し、その存在があなたを愛するのと同じくらいあなたが自らの人生を愛するとき、その存在は常にあなたに応えてくれる。その存在はあなたの内面で動き、あなたの周辺で活動する。あなたの努力の結果と、あなたの日常には目に見える証拠が起こり始める。

環境を超越し、あなたの日常の状況を超越し、身体が記憶している様々な感情を超越し、身体を超越した思考を巡らせ、時間を超越することとは、神なる存在の着衣をぐっと掴んで引き寄せることを意味する。

つまりあなたの運命は大いなる意識の顕現であり、大いなる意識との共同作業となる。それにはあなた自身をじゅうぶんに愛することに尽きる。

【第2週】

●気づき

過去の感情を保ったまま新しい未来を創造することはできない。あなたがリセットしたい感情は何だったろうか? その感情で満たされた時の身体の感覚を記憶しておこう。そしてその感情に導かれて湧き起る意識状態を思い出そう。

●受容

あなたの内なる存在の力を借りるときが来た。その存在に自己紹介をして、あなたのどこを変えたいかを伝えてみよう。あなたがそれまでどんな人だったか、それまで何を隠してきたかについてその存在の前で認めよう。これは想像ではなくリアルだ。その存在は初めからあなたのことをよく知っている。そしてあなたを断罪することもない。それはただあなたを愛している。

その存在にこんな風に語りかけよう。

「私の内面と周辺に偏在する普遍的意識よ。私はこれまで○○だった。私はこの自己抑制的な意識状態から完全に抜け出し、変わりたい」

●宣言

ここでは癒着した意識と身体を引き離し、建前の自分と本音の自分の間のギャップを埋め、トラップされていたエネルギーを解放する。(あなたを過去と現在のすべてのもの、場所、人に結びつけている)慣れ親しんだ感情を身体から取り除く。そのときエネルギーが解放される。リセットしたい感情を声に出して言い、あなたの身体、そして環境から追い出してほしい。今、声に出して。

●委ねる

変えたい意識状態を大いなる意識に委ね、あなたに最もふさわしい形で解決してもらえるよう頼んでみよう。すべての答えを持っている大いなる権威に対し、あなたの主導権を手放せるだろうか？この無限大の意識にすべてを委ね、この叡智が絶対的に実在することを理解しよう。その存在はあなたの自由意志を尊重しているのだ。その存在はあなたが助けを求めたときにだけ手を差し伸べる。全知全能の叡智にあなたの限定的意識を委ねよう。ただ単に扉を開け、明け渡し、完全に自分の意思を放棄しよう。そしてあなたの弱さを持っていってもらおう。

「無限大の意識よ。私は○○をあなたに委ねます。これを私の中から取り除き、この感情を大いなる知恵へと変えてください。過去の鎖から私を解放してください」

さて、この大いなる意識があなたに染みついた感情を取り除いているとわかったときに感じるような気持ちになってみよう。

【第3週】

●観察と注意喚起

ここではあなたを古いあなた自身へと引き戻すいかなる思考、行動パターン、習慣も、一つも見逃さないようにしよう。そのためにはあなたの無意識の意識状態を確認しておこう。選択した感情が起きたとき、あなたはどんなことを考えてきただろうか？自分自身にどんなことを言っただろうか？古い現実をあなたの現実として受け入れるのをもうやめようと決心した時の言葉はどんな声だっただろうか？そのときの思考を観察してみよう。

無意識プログラムからあなた自身を切り離していく。古い行動パターンを見つけよう。話し方のトーンに気づく。無意識モードでどんなことをしてきたかに気づき、もう二度とあなたに気づかれないまま無意識プログラムが作動しないようにしよう。

主観的な意識を客観的に観察し、無意識プログラムを観察するとき、あなたはすでにそのプログラムではなくなっている。ここでのゴールは気づくこと。どんな考え方をしたくないか、どんな態度を取りたくないか、どんな感情を抱きたくないか、自分自身に話して聞かせよう。古い人格のすべてについて把握し、ただ観察を続けよう。強い意図を持ち、あなたはもうその人格でいたくないという選択をしよう。あなたの決心のエネルギーを深く心に刻んでおこう。

●方向転換

さて、「チェンジゲーム」の時間だ。あなたの日常の中で、古い感情がよみがえりやすい三つのシーンを心に描いてみよう。心に浮かんだら声に出して「チェンジ!」と言おう。

最初に朝あなたがシャワーを浴びてから、一日を始める準備をするところをイメージしよう。すると突然あの感情がむくむくと湧き上がってきた。それに気づいた瞬間、あなたは「チェンジ!」と言う。そう、あなたは感情をチェンジしたのだ。その感情とともに生きるのはあなたを愛する行為ではない。古い遺伝子に同じ信号を送り続けるのは無意味だ。ともに発火しない神経回路はもう結束もしなくなる。あなたは自分の脳をコントロールしている。

次に、昼間の自分の姿をイメージしてほしい。あなたは車を運転している。そして突然、あなたに古い思考を引き出す古い感情が心に浮かんできた。あなたはどうする?

そう、「チェンジ!」その気分を変えるんだ。

健康で、幸せでいることのメリットは、古い自分の生き方と比較にならないほど素晴らしい。ちなみにあの感情を抱いて生きてきた日々があなたにプラスだったことなどない。あなたが古いあなたから新しいあなたへとチェンジするたびに、ともに発火しなくなった神経細胞は結束しなくなり、遺伝子に古い信号を送らなくなるということをあなたは知っている。

ここでもう一度チェンジゲームをやってほしい。あなたは夜ベッドで眠りにつくところだ。ベッドに入り布団をかぶったとき、あの感情がひたひたとよみがえり、あなたを古い人格に引き戻そうとした。そこであなたは何と言う？　そう「チェンジ!」だ。ともに発火しない神経細胞同士は、もう結束しなくなる。あなたの遺伝子に古い信号を送ってきたあのパターンはあなたに何のメリットももたらさない。こんなことをする意味はどこにもない。コントロールするんだ。

【第4週】

●創造

さて、あなたにできる最大限の自己表現とはどんなことだろうか？　あなたにとっての理想の人物は何を考えどんな行動を起こすだろう？　その人物はどんなライフスタイルを持っているだろう？　その人物はどんな風に愛するだろうか？　その偉大な人物になったらどんな感じがするだろうか……？

その人の意識状態を作ってみよう。あなたのエネルギーの質を変え、全く新しいあなた特有の電磁信号を発信するときがきた。発信するエネルギーが変われば、あなたの人生が変わる。思考を経験に変え、経験に結び付いたワクワク感情を作り出そう。そうすればあなたの身体は、その素晴らしい未来がすでに起きていると勘違いするだろう……。

それまで使われていなかった遺伝子に新しい仕事を与えよう。起きてほしい出来事が起きる前に、身体にワクワク感情を満たしていこう。あなたの新しい理想の未来に恋をしよう。心を開放し、あなたの身体を新しい意識に調和させよう……。

あなたの内面の体験をあなたの通常の気分に、その気分を気質に、そして最終的にあなたの人格になるまで維持しよう……。

新しい意識状態に移行しよう……。その人になってどんな気持ちがするだろう？ 瞑想を始める前のあなたは、瞑想を終えたときのあなたと同じであってはいけない。新たな現実に対する感謝を心底から感じると、あなたの身体はそれがすでに起きていると受け止めて変わり始める。身体はあなたがすでに理想の人物になったととらえる……。

その人になりきろう……。

エネルギーがみなぎり、自由で、無限の可能性を持ち、クリエイティブで、天才的で、神々しい。それが今のあなただ……。

それが実感できたら、その感覚を暗記しよう。その感じを覚えておこう。これが本当のあなただ……。

さて、その感覚を量子場に解き放ち、すべてを委ねよう。あとはお任せしよう……。

●リハーサル

それでは、あのピアノの指使い練習だけで脳と身体を変えた人々のように、リハーサルをしよう。ここでもう一回、ゼロから新しい人格を起動できるだろうか……？

新しい意識状態を脳細胞に発火・結束させ、それに見合った感情を身体に思い出させよう。新しい意識状態と身体の状態に馴染んでいこう。あなたにできる最大の自己表現はどんなことだろうか？ 再びこの人物になりきって思考を巡らしてみよう……。

新しいあなたは自分に何と言うだろう。どんな歩き方をするだろう？ どんな風に呼吸し、身体を動かし、どんな生き方を選び、どんな気持ちで生きているだろう？ この新しいあなた自身の感情をリアルに作り出し、それを感じることで新しい意識状態に入っていこう……。

ここで再びあなたのエネルギーを変え、その人物になったときの感覚を暗記しよう。ハートの領域を拡大していこう……。

再び目を開けたとき、あなたはどんな人になっていたいだろう？ あなたは今新たな遺伝子に新しいやり方で信号を送っている。パワーがみなぎってくるのを実感してほしい。新しい意識状態に入ろう。その意識状態があなたの新しい人格を作る。新しい人格はあなたの新しい個人的現実を作る……。


ここからあなたは自らの運命を切り開いていく。量子の観察者として、波動の高い意識と身体から物質界に向けて今、新しい現実を生み出すよう指令を出そう。あなたは不滅の存在。パワフルでインスピレーションが泉のように湧いてくる、喜びに包まれた存在だ……。

この新しい意識状態から、あなたが経験したい出来事を具体的に描いてみよう。そしてそれを未来の青写真にしよう。その未来の現実を観察し、可能性の波動を崩壊させて素粒子化させ、あなたの経験と呼ばれる出来事に結晶させよう。未来のビジョンを見て、現実化の指令を出し、心にイメージをキープし、次の未来ビジョンに移ろう……。

あなたのエネルギーをその未来の運命と不可分に結びつけよう。その未来のビジョンはあなたのもとへたどり着かなくてはならない。なぜならそれはあなたのエネルギーが作ったものだからだ。大いなる意志にあなたの運命を委ね、理想の未来を確信を持って創造しよう。それは必ず実現すると信じよう。実現すると知っておこう……。

分析は厳禁だ。それがどこからどのようにやってくるか考えてはいけない。結果を引き寄せるのはあなたの埒外にある。あなたの担当は起きてほしい経験の青写真を創造することで、その詳細は大いなる意識に任せてほしい。観察者として自らの未来を観察するとき、するべきことはただその未来を自らのエネルギーで祝福することだけだ……。

感謝の心でいっぱいになり、新しい意識と身体を未来の運命と一体化させよう。新しい人生に感謝の気持ちを捧げよう……。

あなたの人生に起きてほしいことが次々に起きたら感じるであろう気持ちで自分を満たしてみよう。感謝の気持ちで生きることとは、受容の態勢を整えて生きることにほかならない。あなたの願いはすでに叶えられたという気持ちで過ごしてみよう……。

そして最後に、あなたの内面にいる神なる存在に向かい、あなたの日常にその証拠を示してくれるように依頼しよう。たとえば今日あなたが、観察者として人生経験を現実に変えてきた大いなる意識を真似て、コンタクトを取ることができたなら、きっとその存在はあなたの日常に何らかのサインを見せてくれるだろう。大いなる存在はリアルに実在し、今やあなたはその存在と双方向コミュニケーションができるようになったと知ろう。量子場からやってくるそのサインは、あなたが予想だにしない形で訪れ、あなたはそれを驚きとともに受け止め、それが宇宙の遺志によりもたらされたことを信じて疑わず、あなたはやみつきになり、もう一度同じ試みをやりたくなる……、この一連の流れが起きるように宇宙意識に依頼しよう。大いなる意志に、サインを送るように依頼しよう……。

さて、ここで意識の対象を新しい環境、新しい時間軸にある新しい身体に戻していこう。準備ができたら脳波をベータ域に戻していこう。それができたら目を開けよう。

謝辞

（本書で論じたもの以外で）私たちの夢を実現させるのは、私たちの周りにいて私たちと同じビジョンを共有し、私たちと似通った目的を掲げ、ごく単純なことにも手を差し伸べてくれる、誠実で無私の精神の塊のような人々の存在だ。私が創造のプロセスを実行する間、私は素晴らしく有能な人々に恵まれるという幸運を授かった。その方々をここにご紹介し、敬意を表したい。

第一に、数え切れない方法で私をサポートして下さったヘイハウスの人々に感謝の意を表したい。リード・トレーシー、ステーシー・スミス、シャノン・リトレル、クリスティ・サリナス、私を信頼し、見込んで下さり本当にありがとう。

次にヘイハウスのプロジェクト編集者、アレックス・フリーモンの真摯なフィードバック、励まし、そして専門能力に感謝したい。思慮深く親切にしてくださったことに感謝します。ゲーリー・ブロゼク、エレン・フォンタナ、あなた方なりのやり方で貢献していただきありがとう。

私と再びこの〝旅〟に同行してくれた私の個人的編集者サラJ・スタインバーグにも感謝したい。今回私たちはともにまた成長した。やさしく親切で献身的なあなたの魂に幸あれ。

あなたは私の宝物だ。

楽々とカバーデザインを仕上げてくれたジョン・ディスペンザ、ありがとう。あなたがするとどんなことも簡単に見えてくる。有能なローラ・シューマン、本書の美しい図版とアートを作ってくれてありがとう。忍耐強く、無私の精神でスキルを発揮してカバーアートに貢献してくれたボブ・スチュアートにも感謝したい。

千頭の象でお手玉ができる、いつでも必ずそばにいてくれた私の驚くべき個人的アシスタント、ポーラ・マイヤー、ありがとう。あなたの集中力と繊細さに感謝します。また残りのエンセファロンチームメンバーにも心からありがとう。クリス・リチャードの配慮あふれる協力、ベス&スティーブ・ウルフソン、二人が私の仕事に合わせてくれたことに感謝します。クリスティーナ・アズピリキュータ、あなたの細部に行き届いたプロデューサーとしての能力に、スコット・エルコリアーニ、いつでも秀逸でいてくれたことに、ありがとう。

私のクリニックのスタッフたちにも謝辞を述べたい。月に負けないぐらい大きなハートの持ち主で、いろんな面において私とともに成長してくれたオフィスマネージャーのデイナ・リーチェル、ありがとう。それ以外の私のチームメンバーのドクター・マーヴィン・クニキヨ、エレーナ・クローソン、ダニエル・ホール、ジェニー・ペレス、エイミー・シェファー、ブルース・アームストロング、エルマ・リーマン、ありがとう。

どこからか私の理論を知るに至り、支持してそれを自らの人生に応用してくださった世界中の人々にも感謝したい。何度も反復して意識を可能性へと上昇させてくれてありがとう。

本書の序文をご執筆頂いたダニエル・アーメン医師にも感謝をささげたい。

私に強く明晰で愛情深く、決意を持つことを教えてくれた私の母フラン・ディスペンザ。ママありがとう。

そして私の子供たち、世界中で講演をしながらまた新たな本の執筆をするための場所と時間をくれて無償の愛を教えてくれた君たちにいくら感謝しても足りません。無私の精神でいつでも多様なサポートをしてくれたその徳あふれる献身にありがとう。

最後に、本書は愛するロバータ・ブリティンガムに捧げたい。あなたは今も私が出会った中で最も驚嘆すべき人物だ。私の光となってくれてありがとう。あなたは優雅さ、高貴さ、愛が詰まった美しい女性だ。

著者について

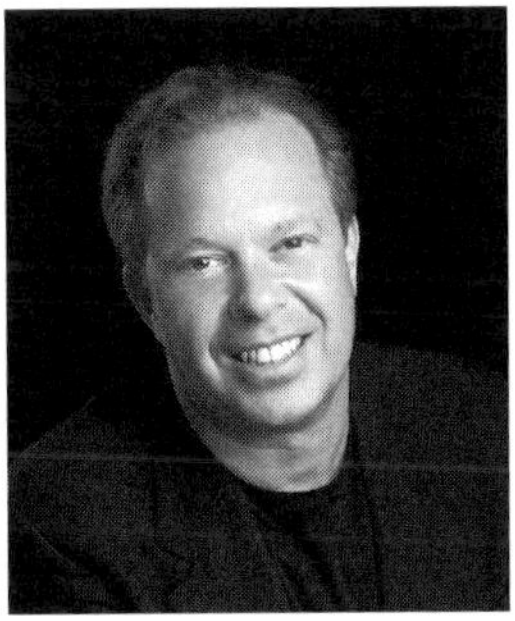

ジョー・ディスペンザ

カイロプラクティック博士
ラトガーズ大学で生化学を学び、神経化学分野を専門とした理学士号を取得。ジョージア州アトランタのライフ大学で極めて優秀な成績を収め、カイロプラクティックの博士号を取得。

ジョー博士の大学卒業後の研究テーマは神経学、神経科学、脳機能、化学、細胞生物学、記憶形成、老い、寿命など。カイロプラクティック検査員協会の名誉理事。ライフ大学で医師・患者の関係において優れた臨床技能により臨床熟練者表彰を受ける。国際的カイロプラクティック・オナー・ソサエティ、パイ・トー・デルタ会員。

過去十二年にわたりジョー博士は六大陸、二四か国以上で講演を行い、何千という人々に人の脳の役割と機能、そして思考を化学的に解明された神経科学的原理に基づいて思考を再プログラミングする方法について教えてきた。その結果たくさんの人々が自己破壊的な習慣を取り除くことにより未来の目標やビジョンを達成する方法を学んだ。シンプルでパワフルな指導法は、真の人間の潜在能力と最新の神経可塑性に関する科学理論とを結ぶ橋を生み出した。ジョー博士は、新しい考え方や、信条を変えることにより物理的に脳の神経回路を変更できると解説する。彼の理論は、この惑星に住む人類一人ひとりには潜在的偉大さや右舷の能力が備わっているという確信の上に構築されている。

ジョー博士の処女作、"Evolve Your Brain: The Science of Changing Your Mind"（前掲）では、思考や意識を脳、心、身体と結び付け、変化の生物学を模索する作品となっている。つまり本当に意識が変われば、脳に物理的変化が現れるということだ。

脳と身体の密接な関係に関する科学記事数本の著者として、ジョー博士は脳化学と神経生理学が物理的健康や病気に果たす役割について解説している。彼の"Evolve Your Brain"(前掲)の最新リリースDVDでは、人の脳には思考をマスターすることにより現実に影響を与えるように制御できる方法について扱っている。彼は教育的かつインスピレーション満載のCDシリーズを出しているが、その中で最も多く寄せられる質問のいくつかに答えている。自然寛解に関する研究で、ジョー博士はいわゆる奇跡のヒーリングを体験した人々に共通するものを見つけ、それは彼らがみな自らの意識を変えることにより自らの健康状態を変えたということだと示している。

"What the Bleep Do We Know!?"（前掲）という受賞映画作品に登場する科学者、研究者、教師の一人として、ジョー博士はその後のディレクターズカット版、追加作品の量子版DVDセット"What the Bleep !? Down the Rabbit Hole"、更にはドキュメンタリードラマ"The People VS. The State of Illusion"にも登場している。雑誌「エクスプローラ!」の編集委員も務める。

ジョー博士は旅行や執筆をしている以外の時間にはワシントン州オリンピア付近にあるカイロプラクティッククリニックで患者の治療にあたっている。

注釈

はじめに

(1) ニールス・ボーア "On the constitution of atoms and molecules" *Philosophical Magazine*,26:1-24(1913)。素粒子レベルの世界の細部に本当にこだわるのなら、原子の質量（ざっと1オングストロームまたは直径 10^{-10} メートル）は原子核（約1フェムトメートルまたは直径 10^{-15} メートル）より約15桁分大きい。つまり原子はざっと 99.9999999999999 パーセントが空洞ということだ。原子核を包む原子雲がほとんどの原子領域を占めるが、この雲はほとんど空洞でその中にある電子もそもそも極めて小さい。高密度の原子核が原子の質量のほとんどを占めている。原子核と比較した電子の相対的な大きさはSUVのなかのピーナッツ一粒のようなもので、電子雲はそのSUVに対してワシントン州ほどの大きさになる。

第1章

(1) たとえばアミット・ゴスワミの "*Self Aware Universe*"（New York: Jeremy P. Tarcher, 1993）参照。また、コペンハーゲン解釈を作ったニールス・ボーア、ワーナー・ハイゼンベルグ、ウォルフガング・パウリその他が言うように「現実とは観察された現象のすべてと一致する」（つまり観察されない現実は存在しない）。ウィル・キーピン「デヴィッド・ボーム」http://www.vision.net.au/~apaterson/science/david_bohm.htm 参照。

(2) レオナルド・リーボヴィチ "Effects of remote, retroactive intercessory prayer on outcomes in patients with bloodstream infection: randomized controlled trial" *BMJ*（*British Medical Journal*）, vol.323:1450-1451 (22 December 2001)

(3) ローリン・マクラティ、マイク・アトキンソン、デーナ・トマジーノ "Modulation of DNA conformation by heat-focused intention" カリフォルニア州ボルダークリークハートマス研究所、ハートマスリサーチセンター出版# 03-008（2003）

(4) "*Christ Returns:Speaks His Truth*"（Bloomington, IN: AuthorHouse, 2007）

第２章

(1) D.O. ヘブ *“The Organization of Behavior: A Neuropsychological theory”*(Mahwah, NJ: Lawrence Erlbaum Associates, Inc., 2002)

(2) A. パスカル・レオーネ他 “Modulation of muscle responses evoked by transcranial magnetic stimulation during the acquisition of new fine motor skills”*Journal of Neuropysiology,* vol.74（3）：1037-1045（1995）

第３章

(1) マリアン・ゼゲディ - マスザク “Mysteries of the Mind: Your Unconscious is making your everyday decisions” *U.S.News & World Report*（28 February 2005)、 ジョン G. カパス “Professional Hypnotsm Manual”（Knoxville, TN: Panorama Publihing Company, 1999）も参照。私がこの概念に初めて触れたのは 1981 年にヒプノシスモチベーション研究所でジョン・カパスに催眠療法を学んだときに遡る。当時彼は、意識の 90 パーセントが無意識と言っていた。近年科学者は 95 パーセントだと概算している。いずれにしても大半であることに違いはない。

(2) ロバートＭ・サポルスキー *“Why Zebras Don't Get Ulcers”*（New York: Henry Holt and Company, 2004)。サポルスキーはストレスとそれが脳と身体に及ぼす影響に関する研究の第一人者。ジョー・ディスペンザ *“Evolve Your Brain: The Science of Changing Your Mind”*（Deerfield Beach, Fl: Health Communications Inc., 2007）も参照。また感情面の中毒については、ラムサ・スクール・オブ・エンライトメント(RSE)で教えている概念（JZK Publishing　http://www.ramtha.com、http://jzkpublishing.com）参照。

(3) ドーソン・チャーチ *“The Genie in Your Genes : Epigenetic Medicine and the New Biology of Intention”*（Santa Rosa, CA: Elite Books, 2007）

(4) ブルース・リプトン *“The Biology of Belief”*（Carlsbad, CA: Hay House, 2009、邦訳『「思考」のすごい力：心はいかにして細胞をコントロールするか』PHP 研究所）

(5) マイケル・ラビノフ *"Ending the Tobacco Holocaust"* (Santa Rosa, CA: Elite Books, 2007)

(6) ドーソン・チャーチ "The Genie in Your Genes: Epigenetic Medicine and the New Biology of Intention" (前掲)

(7) 村上和雄『生命《いのち》の暗号—あなたの遺伝子が目覚めるとき』サンマーク出版 (*"The Divine Code of Life: Awaken Your Genes and Discover Hidden Talents"* Hillsboro, OR: Beyond Words Publishing, 2006)

(8) G・ユー、K.J.コール"Strength increases from the motor program : comparison of training with maximal voluntary and imagined muscle contractions"*Journal of Neurophysiology*,vol.67 (5) :1114-1123 (1992)

(9) フィリップ・コーエン "Mental gymnastics increase bicep strength"*New Scientist* (21 November 2001)

第4章

(1) ジョー・ディスペンザ *"Evolve Your Brain"* (前掲)

(2) ダニエル・ゴールマン *"Emotional Intelligence"* (New York: Bantam Books,1995、邦訳『EQ ～こころの知能指数』講談社)、ダニエル・ゴールマン、ダライ・ラマ *"Destructive Emotions : How Can We Overcome Them?"* (New York : Bantam Books,2004、邦訳『なぜ人は破壊的な感情を持つのか』アーティストハウスパブリッシャーズ)

第5章

(1) イツァク・ベントフ *"Stalking the Wild Pendulum: On the Mechanics of consciousness"* (Rochester,VT : Destiny Books, 1988、邦訳『ベントフ氏の超意識の物理学入門』日本教文社)、ラムサ *"A Beginner's Guide to Creating Reality"* (Yelm, wA:JZK Publishing, 2005、邦訳『ラムサの教え:ラムサの科学への招待』ホームポジション / 星雲社) 参照。現実の量子モデルでは、どんな物質も非物質も固有の波動で振動している波動状情報である。そうであるなら、波動が低

いほどその物質の密度が濃くなるというのは理に適っている。ストレス感情は私たちの波動を下げ、より物質的になり、エネルギー性が低くなる。

(2) B. アラン・ウォーラス "*The Attention Revolution: Unlocking the Power of the Focused Mind*"（Boston: Wisdom Publications, Inc., 2006）

(3) イアン・ロバートソン "*Mind Sculpture: Untapped Potential*"（NewYork: Bantam Books, 2000)、アンドリュー・ニューバーグ、ユージーン・ダギリ、ヴィンス・ローズ "*Why God Won't Go Away : Brain Science and the Biology of Belief*" (New York: Ballantine Books, 2001、邦訳『脳はいかにして〈神〉を見るか：宗教体験のブレイン・サイエンス』PHP エディターズ・グループ)

(4) 2008 年 10 月、カリフォルニア州ボルダークリーク、ハートマス研究所リサーチディレクターのロリン・マクラティとの会話（身体から心臓を経由して脳に至るエネルギー伝達に関する彼の研究について）より。ロリン・マクラティ他 "The Coherent Heart: heart-brain interactions, psychophysiological coherence, and the emergence of system-wide order" *Integral Review*, vol.5(2) (December 2009)も参照。

第 6 章

(1) ジョー・ディスペンザ "Evolve Your Brain"（前掲）

第 8 章

(1) ジェームズ・エヴァンス、アンドリュー・アバーベイン "*Introduction to Quantum EEG and Neurofeedback*" (San Diego: Academic Press,1999) 内リマ・レイボー "Medical Applications of NeuroFeedback"、ブルース・リプトン博士 "*The Biology of Belief*" (前掲) も参照。

(2) レ・フェミ、ジム・ロビンズ "*The Open-Focus Brain: Harnessing the Power of Attention to Heal Mind and Body*"（Boston:Trumpeter Books, 2007）

(3) ジョン G・カパス "*Professional Hypnotism Manual*" (Knoxville,TN : Panorama Publishing Company, 1999)

(4) マイケル・マーフィー、スティーヴン・ノドヴァン "*The Physical and psychological effects of Meditation: A Review of Contemporary Research with a Comprehensive Bibliography1931-1996 2nd edition*" (Petaluma,CA:Institute of Noetic Sciences,1997)

(5) アントワン・ルッツ他 "Long-term meditators self-induce high-amplitude gamma synchrony during mental practice"*PNAS（Proceedings of the National Academy of Science）*,vol.101（46）: 16369-16373（16, November 2004)。この他2008年4月にミネソタ州ロチェスターのメイヨークリニックで開かれた「意識と人生」会議で、リチャード・ダヴィッドソンと素晴らしい会話をした。

第10章

(1) レ・フェミ、ジム・ロビンズ "*The Open-Focus Brain: Harnessing the Power of Attention to Heal Mind and Body*"（Boston: Trumpeter Books, 2007）

付録A

(1)「身体の部分」瞑想法で、空間という言葉を何度も繰り返すのには理由がある。被験者が誘導瞑想を受けている間、脳波計（EEG）のモニタリングをしたところ、被験者が自分の身体の部分が占める空間を意識し、その空間の体積に意識を向けるよう誘導されたとき、被験者の脳波がアルファ波域に移行した。このような言葉の選択と誘導は被験者の脳波パターンに瞬時に目に見える変化を及ぼす。レ・フェミ、ジム・ロビンズ "The Open-Focus Brain: Harnessing the Power of Attention to Heal Mind and Body"（前掲）を参照。

◆著　者…………………………………………………………………

ジョー・ディスペンザ　Dr. Joe Dispenza

カイロプラクティック博士。"Evolve Your Brain" 著者。ラトガーズ大学で生化学を学ぶ。神経化学分野を専門とした理学士号を取得。ジョージア州アトランタのライフ大学でカイロプラクティックの博士号を取得。"What the Bleep Do We Know!?"（日本語字幕版「超次元の成功法則～私たちは一体全体何を知っているというの !?」）という受賞映画作品に登場する科学者、研究者、教師の一人として、ジョー博士は六大陸で講演を行い、人の脳機能について教えてきた。

ホームページ https://www.drjoedispenza.com/

◆訳　者…………………………………………………………………

東川 恭子　Kyoko Cynthia Higashikawa

翻訳家。ヒプノセラピスト。

ハワイ大学卒業、ボストン大学大学院国際関係学部修了。メタフィジカル・スピリチュアル分野の探究を経て、2014 年東京、吉祥寺にヒプノヒーリングサロンを開設。最先端の脳科学をベースにしたヒプノセラピー&コーチングを行う傍ら、催眠による心身の治療、潜在意識活用法の普及に努めている。

翻訳書は『前世ソウルリーディング―あなたの魂はどこから来たのか』『[魂の願い]新月のソウルメイキング』『改訂新版［魂の目的］ソウルナビゲーション あなたは何をするために生まれてきたのか―』(徳間書店)、『超自然になる ― どうやって通常を超えた能力を目覚めさせるか』『DMT―精神（スピリット）の分子 ―臨死と神秘体験の生物学についての革命的な研究―』(ナチュラルスピリット)、『あなたはプラシーボ 思考を物質に変える』(めるくまーる) など多数。

米国催眠士協会会員。米国催眠療法協会会員。

ホームページ https://hypnoscience-lab.com/

脳科学が教える新しい自分になる方法

あなたという習慣を断つ

●

2015年7月7日　初版発行
2023年10月2日　第6刷発行

著／ジョー・ディスペンザ
訳／東川恭子

装幀・デザイン／大山万里子
編集・DTP／長船里美

発行者／今井博揮
発行所／株式会社 ナチュラルスピリット
〒101-0051 東京都千代田区神田神保町3-2 高橋ビル2階
TEL 03-6450-5938　FAX 03-6450-5978
info@naturalspirit.co.jp
https://www.naturalspirit.co.jp/

印刷所／モリモト印刷株式会社

© 2015 Printed in Japan
ISBN978-4-86451-168-1 C0011
落丁・乱丁の場合はお取り替えいたします。
定価はカバーに表示してあります。